JESÚS [...] heal [...] de su infancia conoció la utilización de remedios caseros y naturales en su entorno familiar, ya que su madre le trató una dolencia común mediante cebolla asada y miel. Este hecho dejó en él una profunda huella e incentivó su temprana vocación por la práctica de la naturopatía. Ya adolescente, continuó su interés por este ámbito del conocimiento. La repentina muerte de su padre y la necesidad económica de ayudar en casa le obligaron a dejar los estudios y a empezar a trabajar como aprendiz de tornero. Sin embargo, motivado por su sueño de ser médico naturista siguió estudiando. Se doctoró en Naturopatía, Iridología y Acupuntura y Moxibustión, por la Asociación Francesa de Iridología Renovada y la Academia Canadiense de Iridología en Escondido, California.

Ha viajado por América Central y del Sur, Canadá y el norte de África, Oriente Medio y toda Europa, intentando recoger el saber y las costumbres de la medicina popular transmitida durante siglos de generación en generación.

JUAN MUGARZA ZALDUMBIDE nació en Bilbao, Vizcaya. Su inquietud por conocer al máximo las propiedades de la botánica medicinal le ha llevado a realizar los recetarios más útiles, cuya base la componen las plantas medicinales que sirven de ayuda y complemento a la medicina moderna.

Durante treinta y siete años, el autor ha viajado por diferentes zonas de Europa, Asia, África y América con el propósito de estudiar y verificar las fórmulas medicinales elaboradas con plantas, sus aplicaciones y contraindicaciones. Juan Mugarza ha firmado diversas publicaciones y escritos centrados en el apasionante mundo de la naturopatía; asimismo, ha participado en numerosas conferencias y exposiciones sobre el tema. Ha colaborado con el naturópata navarro Txumari Alfaro en los programas de televisión *La botica de la abuela* y *La botica de Txumari*, así como en el libro *Afrodisíacos*.

1.ª edición: junio 2012

© Txumari Alfaro, 2008
© Ediciones B, S. A., 2012
   para el sello B de Bolsillo
   Consell de Cent, 425-427 - 08009 Barcelona (España)
   www.edicionesb.com

Printed in Spain
ISBN: 978-84-9872-670-1
Depósito legal: B. 15.224-2012

Impreso por NEGRO GRAPHIC, S.L.
Comte de Salvatierra, 3-5, despacho 309
08006 BARCELONA

La belleza entra por la boca

TXUMARI ALFARO

· SUMARIO ·

Prólogo   9
EL CUIDADO DE LA PIEL: CUTIS
  Y CUERPO   13
Cremas faciales limpiadoras.   15
Exfoliación cutánea   16
El *peeling*   17
Las arrugas.   19
Lociones antiarrugas.   20
Zumos de frutas antiarrugas   25
Pomadas antiarrugas   31
Las mascarillas faciales   35
Composición de las mascarillas faciales   36
Las esencias   37
Pulpa antiarrugas (emplasto)   37
Las cremas   57
Los vinagres antiarrugas de frutas, plantas
  y miel   61
La miel 141
Mascarillas. 152
Los aceites antiarrugas 173
Leches hidratantes 238
Tisanas para uso cosmético 245
Infusiones limpiadoras del cutis y el cuello 248
Los baños. 281
Aguas de colonia según formularios caseros . . . 300

Jabones para uso cosmético cutáneo 314
Las dietas más importantes 323

EL CABELLO 327
Caída del cabello (alopecia), conservación,
cabello graso y caspa 335
La depilación del vello 391
Remedios para cejas y pestañas 396

LAS MANOS............................. 399
Lociones para las manos 401

LAS UÑAS.............................. 405
Remedios caseros para el tratamiento
de las cutículas......................... 407
Remedios caseros para el tratamiento
de las uñas 409

LOS SENOS 423
Revitalizantes de los senos.
Flacidez y caída del pecho 425
Para las grietas del pecho 434
Infusiones para las grietas de los pezones
y piel circundante 437

OTROS REMEDIOS 441

RECETAS ANTIGUAS DE COSMÉTICA 459

APÉNDICES............................. 531
Plantas 533
Vitaminas.............................. 536
Alimentos dietéticos...................... 543
Dietas 547

· PRÓLOGO ·

Hace unos cuantos años cayó en mis manos un libro cuyo título, traducido del inglés, sería algo así como «Lo que ellos no quieren que sepas». En uno de sus apartados aconsejaba: «Una crema que no puedas tomarla por la boca no te la pongas en la piel.» Posteriormente leí un informe de unos científicos ingleses que habían sido denunciados por una potente multinacional de cosméticos por divulgar que las pieles mejor conservadas del planeta eran en primer lugar las de los esquimales y, en segundo, las de las monjas de clausura.

La explicación que daban era convincente: enfrentados a temperaturas de hasta 30° bajo cero, los esquimales tenían que aplicarse a modo de vaselina una grasa extraída de las focas para que la piel no se les quemase, cuartease y agrietase con el intenso frío y el viento al que estaban continuamente expuestos. Esto tan simple hacía que tuvieran la piel mejor conservada.

En cuanto a las monjas de clausura, el motivo era aún más sencillo si cabe: al estar enclaustradas, su piel no estaba expuesta a agentes contaminantes y factores de envejecimiento prematuro, como el humo del tabaco, la polución, el sol… Así preservaban el cutis y lo mantenían joven.

Dudo mucho que ambos colectivos hayan utilizado alguna vez cremas con semen de ballena, partículas de oro, caviar, extractos de ácidos frutales y derivados de vitaminas encapsulados en liposomas o presentados en envases minúsculos, a un precio elevadísimo y en ocasiones escandaloso, cuando se pregunta al respecto a los expertos, farmacéuticos, biólogos, bioquímicos, cosmetólogos, etc.

En este libro, las cremas y mascarillas para la piel, nutritivas, hidratantes y enriquecedoras son todas… comestibles. Ahí es donde he querido jugar teniendo en cuenta que también la alimentación embellece. ¿No hay acaso alimentos que suben el colesterol, la tensión, el ácido úrico o nos hinchan? ¿Y no hay también alimentos que bajan el colesterol, el ácido úrico, la tensión y nos deshinchan como la sandía o el apio, por ejemplo? Del mismo modo hay alimentos que embellecen la piel, como la levadura de cerveza, la papaya, la col o el pepino, no solamente aplicados externamente, sino también ingeridos. La leche, sin embargo, es uno de los peores enemigos de la piel por sus ácidos grasos y la intolerancia a la lactosa, causa frecuente de acné, eczema, dermatitis, picores, descamación, alergias… La leche es un alimento más bien reservado para los bebés hasta que tienen dientes. (Sin embargo, los humanos somos los únicos animales que tomamos leche después del destete.) Hay alimentos que nos oxidan y envejecen y no aportan más que enfermedad, como algunos congelados, enlatados y envasados. También el abuso de alimentos de origen animal nos oxida. Otros, sin embargo, nos aportan vida y juventud, como los cereales integrales, las legumbres y los vegetales frescos de cultivo biológico. Estos alimentos pueden germinar y dar vida. Por eso son los alimentos más completos y que más vida nos aportan. Tengamos presente, entonces, por la boca no solo entran la belleza y la salud, sino también la enfermedad, si no cuidamos lo que tomamos. Cuántas veces, cuando uno se siente un poco enfermo o simplemente con mal cuerpo, los demás suelen notarlo enseguida en la piel y nos dicen: «¡Qué mala cara tienes!»

Porque la belleza es salud. Y entra por la boca. Y además se irradia. Qué maravilla esas personas llenas de salud y felicidad que siempre lo ven todo bello: porque la belleza también está en los ojos con que se mira.

Este libro te va a revelar fórmulas y recetas que posiblemente conocieron y utilizaron las más bellas mujeres de la historia: Cleopatra, Nefertiti, Jézabel, Lucrecia Borgia, María Valeria.

Precisamente, uno de los tratamientos favoritos de Cleopatra eran las mascarillas, muy recomendadas para tener una piel joven, tersa y sin arrugas. Porque la belleza ha estado siempre ligada a la juventud y una de las mayores inquietudes del hombre ha sido y será pretender detener el paso del tiempo. Pero no hay que cuidarse solo la piel del rostro o el cuello. A veces las mujeres «se olvidan» de la edad que tienen, pero sobre todo se olvidan de que es en el escote donde primero se nota que empiezan a envejecer y ahí es donde realmente se adivina la edad que tienen. Hay que mimar esa zona tanto como se hace con la piel de la cara o el cuello.

Aunque, para mantenerte bella por más tiempo, no cuides solo el aspecto externo… Cuida tu cuerpo en general y dale los mejores alimentos, para que trabaje de la mejor manera posible durante el mayor tiempo posible, porque la alimentación es la principal fuente de juventud, belleza y salud.

Quiérete mucho y mima tu cuerpo por dentro y por fuera: el espejo te devolverá lo mejor que hay en ti.

TXUMARI ALFARO

· EL CUIDADO DE LA PIEL: CUTIS Y CUERPO ·

Cremas faciales limpiadoras

1. Los cosméticos, contaminantes externos y otros productos agreden la piel día a día.
2. La piel de cara y cuello debe ser tratada con productos preferiblemente naturales que ayuden a eliminar esas sustancias agresivas en su totalidad, sin dejar rastro alguno, y aporten así protección y vitalidad.
3. Las cremas limpiadoras constituyen un tratamiento regenerador y el hecho de utilizarlas no debe convertirse en un esfuerzo por nuestra piel.
4. Se recomienda aplicar estas cremas extendiéndolas en sentido ascendente (partiendo del cuello, hacia el nacimiento del cabello) y con suaves movimientos circulares, para emulsionar (dispersar un líquido o fluido en otro no mezclable con el primero) la suciedad y el maquillaje.

Leches limpiadoras suaves de acción hidratante

1. Estas leches limpiadoras e hidratantes se emplean como remedio casero para la limpieza cutánea de las impurezas que pueda tener la piel, evitando así la excesiva sequedad cutánea y protegiéndola de espinillas.
2. Se trata de remedios caseros que protegen la piel, con muy buenos resultados, en muchas mujeres de las zonas rurales.
3. Fáciles de hacer, salen baratas y son aptas para todas las pieles.

Exfoliación cutánea

1. La exfoliación es un procedimiento que frena el envejecimiento de la piel (cutis) y estimula la circulación sanguínea cutánea, al mismo tiempo que desecha las células muertas (descamación de la piel) y renueva o regenera las células.

2. A partir de los 30 años, la exfoliación se debe practicar una vez cada 7-10 días en la piel de cara y cuello; en el cuerpo, cada 15-22 días. Es fundamental para la regeneración celular debido al envejecimiento biológico; sobre todo, al cambio biológico que tiene lugar cuando la mujer entra en la fase menopáusica.

3. Los productos exfoliantes por excelencia son: algas, aceites, esencias, extractos de arroz y aceites de almendras dulces o de girasol y aguas, en algunos casos minerales.

4. Con la exfoliación, la piel absorbe mejor los productos cosméticos, tanto los naturales como los industriales; después, se aconseja aplicar una mascarilla hidratante o revitalizante (según algunos, esto es lo mejor).

5. Un exceso de exfoliación es perjudicial para la piel, pues las células que mantienen la humedad en la epidermis pueden resultar dañadas.

6. Todo el mundo debería hacerse una exfoliación corporal de vez en cuando para ayudar a la descamación de las células muertas. Puede ser una vez cada 2-3 meses; y si se hace cada mes, mejor, pues contribuye a que se reactive la circulación sanguínea y se regeneren y revitalicen las células.

7. Las mujeres y los hombres de piel fina, sensible o

madura no deben realizar las exfoliaciones con gránulos de arroz u otros.

8. Según algunas recetas caseras de exfoliación, esta se puede efectuar 2 o 3 veces por semana, siempre y cuando se empleen zumo y pulpas de frutos y frutas.

9. Es muy importante que, cada 1-2 meses de exfoliación, se cambien los ingredientes de las frutas o frutos, así como de las esencias y aceites, para que la regeneración o revitalización de las células sea más segura y no se produzca una adicción de la piel a estas sustancias, que se puede llegar a dar en determinados casos.

El *peeling*

1. El *peeling* comprende todos aquellos procedimientos que tratan de eliminar la capa superficial de la epidermis, la cual contiene células muertas o impurezas.

2. Deja la piel suave, facilita la transpiración y le proporciona mejor color.

3. Reduce las arrugas, ayuda a eliminar manchas y pequeñas cicatrices.

4. Los poros no se obstruyen, no se forman puntos negros y las células respiran mejor. Y las cremas cosméticas de belleza tanto caseras como industriales penetran mejor en la piel.

5. Este tipo de cremas para *peeling* deben aplicarse con mucho cuidado, ya que, si bien dejan la piel tersa y suave, también la vuelven más frágil.

6. Por lo anterior, se recomienda aplicar abundantes mascarillas revitalizantes.

Limpieza de cutis

1. La piel es una de las partes más activas de nuestro cuerpo.
2. A través de ella se efectúa gran parte de la respiración y eliminación de toxinas.
3. En la piel, el recambio de células es constante. Sudamos y producimos grasa que nos protege, recibimos contaminantes externos. Bajo estas condiciones, resulta imprescindible mantenerla a punto y limpiarla con cierta frecuencia.
4. Las células muertas y descamadas que encontramos en la superficie deben ser eliminadas para evitar la aparición de brillos, infecciones, etc.
5. Hay que tener en cuenta que muchos productos propician la muerte y pérdida de las células cutáneas expuestas (de cara, cuello, brazos, manos y piernas), a lo que debemos unir la contaminación atmosférica, las radiaciones solares, etc.
6. Todo el mundo debería realizar una pequeña limpieza de cutis al día, antes de acostarse; y con mayor frecuencia si se emplean ciertos cosméticos o el ambiente laboral es muy agresivo debido a la existencia de partículas de polvo, humo o gotas de líquido en suspensión.
7. Las células de la piel se renuevan con gran frecuencia de forma natural. En algunos casos, lo hacen cada 2-3 días. Por ello, en la superficie encontramos constantemente células muertas y descamadas.

Las arrugas

Las arrugas son pliegues que se forman en la piel, generalmente por efecto de la edad. Con el paso del tiempo y la acción de ciertos factores agresores internos y externos, las capas más profundas de la piel se alteran y mueren para dar paso a esos pliegues que denominamos «arrugas». Los factores externos que tanto deterioran la piel son la prolongada exposición al sol, sobre todo en verano (las personas que más morenas se ponen al sol, tanto en la playa como en la montaña), el abuso de maquillajes, las radiaciones (por ejemplo, los rayos UVA), las exposiciones prolongadas al viento, el consumo excesivo de tabaco y bebidas alcohólicas, etc. Entre los factores internos se cuentan la mala digestión, la mala alimentación, el insomnio y la producción en nuestras células de radicales libres (algo así como la «basura celular»), que deben ser neutralizados y eliminados, porque una producción masiva de radicales libres destruye las células y favorece la aparición de arrugas cutáneas (precisamente lo que sucede tras una prolongada exposición al sol).

Una vez que aparecen las arrugas, ya no se pueden borrar de la cara; lo que sí se puede es retrasar su aparición. Y esto se consigue aplicando lociones antiarrugas, fórmulas naturales a base de plantas medicinales que contribuyen a que la piel se regenere.

Lociones antiarrugas

1. Para aplicar estas lociones, primero se empapan en un trozo de algodón con el que se humedece el cutis y se dejan actuar unos minutos sobre la cara relajada.
2. Acto seguido, se realiza una buena frotación de la piel con movimientos ascendentes.
3. Estas lociones se aplican 2-3 días por semana, los cuales se pueden intercalar (un día sí y otro no).
4. Tras aplicar la loción, no se debe poner ningún maquillaje sobre la cara, para que así la piel se oxigene bien.
5. Estas lociones antiarrugas también se aplican 1-2 veces por semana; pero solo cuando se empiecen a notar pliegues en la piel.

> *Loción antiarrugas de limón y miel*
Ingredientes:
· *1 limón*
· *miel*

Elaboración:
Echar el zumo de limón en un vaso, añadir la miel y disolver hasta que quede listo para su aplicación.

Uso:
Aplicamos la loción sobre las arrugas del cutis por la mañana y por la noche, antes de acostarnos. Repetimos la operación todos los días durante un tiempo.

> *Loción antiarrugas de hojas de avellano*

Ingredientes:

· *1 l de agua*
· *100 g de hojas frescas de avellano troceadas o, en su defecto, 30 g de las secas*

Elaboración:
Poner las hojas en un recipiente con agua hirviendo durante 5 minutos, después retirar del fuego y dejar reposar durante 5 minutos, filtrar a una botella, ¡y lista para ser aplicada!

Uso:
El tratamiento consiste en lavarse la cara con la loción tibia todos los días durante un tiempo.

> *Loción antiarrugas de saúco*

Ingredientes:

· *250 ml de agua (un vaso grande)*
· *15 g de flores secas de saúco o 30 g de las frescas*
· *5 g de pétalos de rosa roja seca o 10 g si es fresca*

Elaboración:
Poner el agua a hervir y echar las flores en un frasco. Verter el agua hirviendo sobre las flores, tapar y dejar reposar durante 30 minutos. Después filtrar por prensado, ¡y lista para ser aplicada!

Uso:
El tratamiento consiste en aplicar sobre las arrugas del cutis un trozo de algodón embebido en la loción. Repetir la operación por la mañana y por la noche, antes de acostarse, durante unos días.

> *Loción antiarrugas de flor de tilo*
Ingredientes:
· *12 cucharadas de agua hirviendo*
· *3 cucharadas soperas de flor seca de tilo (o, en su defecto, 4 bolsitas de tila de venta en herbolarios, farmacias, etc.)*

Elaboración:
Poner en un frasco las flores de tilo y verter sobre ellas agua hirviendo, tapar y dejar reposar 30 minutos; después filtrar por prensado a un frasquito, guardar en la nevera, ¡y lista para ser aplicada!

Uso:
El tratamiento consiste en aplicar sobre las arrugas del cutis un trozo de algodón empapado en esta loción 1-2 veces al día. Esta operación se realiza por la mañana y por la noche, antes de acostarse, o solo por la noche.

> Loción antiarrugas de limón y perejil

Ingredientes:
- 200 ml de agua (un vaso grande)
- 10 g de perejil fresco (trocear las hojas y el tallo de unas ramitas)
- 1 rodaja de limón

Elaboración:
Echar en el vaso de agua el perejil y la rodaja de limón y, por la noche antes de acostarse, dejarlo reposar hasta la mañana siguiente; a continuación, preparar un poco de algodón para aplicar la loción (se suele exprimir la rodaja con la mano).

Uso:
El tratamiento consiste en aplicar el algodón empapado de loción sobre las arrugas del cutis y dejarla secar. Realizar esta operación al levantarse por la mañana. Ayuda a neutralizar los radicales libres.

> Loción antiarrugas de naranja y mandarina

Ingredientes:
- 200 ml de agua (un vaso grande)
- 29 g de piel de mandarina (media mandarina)
- 19 g de piel de naranja (un trozo)

Elaboración:
Echar en el vaso de agua las pieles (o pellejos) de la mandarina y la naranja troceadas. Dejar reposar toda la noche.

Uso:
A la mañana siguiente, se aplica sobre las arrugas con ayuda de un algodón y cada día se repite la operación por la mañana y por la noche, antes de acostarse. Hay quien solo lo hace por la mañana. Se recomienda prolongar el tratamiento varios días. El líquido se reparte en 2 vasos para elaborar la loción por la mañana y por la noche.

> *Loción antiarrugas de saúco y perejil*
Ingredientes:
· *250 ml de agua (un vaso grande) hirviendo*
· *10 g de flores secas de saúco o, en su defecto, 25 g de las frescas*
· *10 g de perejil fresco (entre 4 y 6 ramitas troceadas)*

Elaboración:
Poner el agua a hervir en un recipiente y echar el saúco y el perejil en un vaso o taza o frasco, donde luego se verterá el agua hirviendo. Tapar y dejar en maceración durante 30 minutos, después colar por prensado en un botellín, ¡y lista para ser usada!

Uso:
El tratamiento consiste en aplicar la loción con un algodón sobre las arrugas del cutis y luego dejar que se seque.

Zumos de frutas antiarrugas

> **Zumo antiarrugas de piña y limón**

Ingredientes:
· *4 cucharadas soperas de zumo de piña*
· *2 cucharadas de zumo de limón*

Elaboración:
Mezclar bien ambos zumos, ¡y listo para su uso!

Uso:
Aplicar sobre las arrugas del cutis con una torunda de algodón empapada en el zumo. Realizar esta operación por la mañana o bien por la noche, antes de acostarse.

> **Zumo antiarrugas de lima, naranja y miel de azahar**

Ingredientes:
· *4 cucharadas soperas de zumo de lima*
· *4 cucharadas de zumo de naranja*
· *1 cucharada de miel de azahar*

Elaboración:
Mezclar bien todos los ingredientes y verter la mezcla en un frasquito que queda listo para ser aplicado. Guardar en la nevera.

Uso:
Aplicar la loción sobre las arrugas del cutis 2 veces al día, una por la mañana y otra por la noche. También se puede realizar la aplicación una sola vez, pero por la noche antes de acostarse.

> **Zumo antiarrugas de cebolla de azucena y miel de espliego**

Ingredientes:
· *3 cucharadas soperas del zumo de una cebolla de azucena*
· *3 cucharadas soperas de miel de espliego*

Elaboración:
Mezclar bien ambos ingredientes y verter la mezcla en un frasquito que se debe conservar en la nevera, lista para ser aplicada.

Uso:
El tratamiento consiste en aplicar la loción sobre las arrugas del cutis 1-2 veces al día, por la mañana o por la noche, antes de acostarse.

> **Zumo antiarrugas de pepino**
  (opcional con miel)

Ingredientes:
· *4 cucharadas de zumo de pepino*
· *2 cucharadas de miel de azahar (si se quiere hacer con miel)*

Elaboración:
En caso de emplear la miel, mezclar ambos ingredientes y verter la mezcla en un frasquito que se guardará en la nevera.

Uso:
El tratamiento consiste en aplicar el zumo sobre las arrugas del cutis con una torunda de algodón por la mañana y por la noche, antes de acostarse.

> **Zumo antiarrugas de piña y miel de azahar**

Ingredientes:
· *10 cucharadas de zumo de piña*
· *2 cucharadas soperas de miel de azahar*

Elaboración:
Extraer el zumo de la piña limpia y mezclar con la miel, procurando que la mezcla quede homogénea. A continuación verter en un frasco y guardar en la nevera, listo para su aplicación.

Uso:
El tratamiento consiste en aplicar el zumo con una torunda de algodón bien empapada 2 veces al día, una por la mañana y otra por la noche, antes de acostarse. Si se realiza solo una aplicación, mejor hacerlo antes de acostarse por la noche.

> Zumo antiarrugas de fresa
Ingredientes:
· *10 cucharadas soperas de zumo de fresas*

Elaboración:
Extraer el zumo con ayuda de una batidora o machacando las fresas maduras y guardar en frío dentro de un frasquito, listo para su uso.

Uso:
El tratamiento consiste en aplicar este zumo con una torunda de algodón sobre las arrugas del cutis 2 veces al día, una por la mañana y otra por la noche, antes de acostarse.

> Zumo antiarrugas de tomate
(opcional con miel)
Ingredientes:
· *10 cucharadas soperas de zumo de tomate*
· *2 cucharadas soperas de miel de romero (opcional)*

Elaboración:
Extraer el zumo del tomate con ayuda de una batidora o un exprimidor (en caso de emplear la miel, mezclarla con el zumo). Verter en un frasquito y guardar en la nevera, listo para su uso.

Uso:
El tratamiento consiste en aplicar una torunda de algodón empapada en zumo sobre las arrugas del cutis. Esta aplicación se debe realizar una vez al día por la mañana o bien por la noche, antes de acostarse.

> *Zumo antiarrugas de frambuesa*
Ingredientes:
· *10 cucharadas soperas de zumo de frambuesa*

Elaboración:
Extrae el zumo de frambuesa con ayuda de una batidora o por prensado (machacadas).

Uso:
El tratamiento consiste en aplicar una torunda de algodón empapada en zumo sobre las arrugas del cutis una vez al día, bien por la mañana o bien por la noche, antes de acostarse.

> *Zumo antiarrugas de limón y agua de rosas*

Ingredientes:
· *5 cucharadas soperas de zumo de limón*
· *5 cucharadas soperas de agua de rosas*
  (se venden en las farmacias y herboristerías)

Elaboración:
Mezclar bien ambos ingredientes y verterlos en un frasquito que guardaremos en la nevera, listo para su uso.

Uso:
El tratamiento consiste en aplicar una torunda de algodón empapada en zumo sobre las arrugas del cutis 2 veces al día (aunque hay quien lo hace solo una vez, por la noche antes de acostarse).

> *Zumo antiarrugas (rejuvenecedor de la piel) de granada*

Ingredientes:
· *12 cucharadas soperas de zumo de granada*

Elaboración:
Extraer el zumo con ayuda de una batidora o un exprimidor (machacando la pulpa), verter en un frasquito y guardar en la nevera, listo para su uso.

Uso:
El tratamiento consiste en aplicar el zumo con una torunda de algodón 2 veces al día sobre las arrugas del cutis, por la mañana y por la noche, antes de acostarse.

Pomadas antiarrugas

> *Pomada antiarrugas de malva y mantequilla*
Ingredientes:
· *75 g de hojas frescas de malva, muy picadas*
· *100 g de mantequilla (si es salada mejor)*

Elaboración:
Poner en un recipiente las hojas picadas con un poco de agua, la suficiente para que se puedan cocer las hojas. En un tarro aparte, calentar la mantequilla al baño María para que se derrita y, una vez derretida, agregar las hojas de malva cocidas, remover bien y sacar del fuego para verter la mezcla en un frasco de boca ancha. Dejar enfriar y guardar en la nevera, lista para su uso.

Uso:
El tratamiento consiste en aplicar esta pomada con un suave masaje sobre las arrugas del cutis 1-2 veces al día. Al cabo de 30 minutos, retirar la pomada con agua tibia.

> *Pomada antiarrugas de esencia de limón*
> *y mantequilla*

Ingredientes:
· *200 g de mantequilla*
· *40 gotas de esencia de limón*

Elaboración:
Poner en un frasco la mantequilla troceada, calentarla al baño María (no colocar directamente sobre el fuego, porque pierde calidad). Una vez diluida la mantequilla, retirar el frasco del baño María y, mientras se deja enfriar poco a poco, agregar las gotas de esencia, remover bien y cerrar el frasco, que se guardará en la nevera, lista para su uso.

Uso:
Aplicar la pomada, dando un suave masaje en las partes afectadas, y aclarar con agua tibia. Aplicar este tratamiento entre 20 y 25 minutos 2 veces al día, mañana y noche.

> *Pomada antiarrugas de cebolla,*
> *miel y cera virgen*

Ingredientes:
· *30 g de cebolla (tres cucharadas soperas)*
· *30 g de miel de azahar (una cucharada sopera)*
· *30 g de cera virgen amarilla (hay quien usa la cera blanca, pero es mejor la amarilla)*

Elaboración:
Extraer el zumo de la cebolla con ayuda de una batidora o mediante prensado (machacar), fundir la cera al baño María en un frasquito (hay quien lo hace en un recipiente, a fuego medio). Una vez fundida, agregar el zumo y la miel, remover bien y dejar enfriar, cerrar el frasco, ¡y lista para ser usada!

Uso:
El tratamiento consiste en aplicar la pomada realizando frotaciones sobre las arrugas del cutis una vez al día, por la mañana.

> Pomada antiarrugas de granada y mantequilla
Ingredientes:
· *20 g de zumo de granada (dos cucharadas soperas)*
· *30 g de mantequilla*

Elaboración:
Fundir la mantequilla en un recipiente a fuego muy lento si no se quiere hacer al baño María. Una vez fundida la mantequilla, dejar que se enfríe un poco y agregar el zumo de granada, remover muy bien y dejar enfriar. Remover una y otra vez según vaya cogiendo cuerpo para que el zumo se vaya homogeneizando con la mantequilla. Después cerrar el frasco y guardar en la nevera, lista para su uso.

Uso:

El tratamiento consiste en aplicar esta pomada sobre las arrugas del cutis 1-2 veces al día, por la mañana y por la noche antes de acostarse. Si solo se realiza una aplicación, esta debe ser por la mañana (hay quien dice que por la noche). Se dice que mejor por la mañana porque, por la noche, la piel respira mejor limpia. Otros, en cambio, dicen que es preferible por la noche, pues así la piel se recupera mejor. Lo que sí se aconseja es no aplicar las cremas y pomadas durante más de 10-15 minutos y retirarlas después con agua tibia.

Las mascarillas faciales

1. Las mascarillas faciales son aliados de la piel de cara y cuello, pues gracias a ellas se eliminan los residuos cosméticos contaminantes de la atmósfera y pequeñas lesiones en la cara o desechos que se hayan ido acumulando en el cutis.
2. La aplicación de estas mascarillas debería realizarse, por lo menos, 2-3 veces por semana si la piel está seca y agrietada.
3. La mascarilla se debe aplicar al menos una vez por semana en el cutis normal como tónico y reconstituyente auxiliar de la circulación sanguínea en la piel y, a la vez, como regenerador.
4. Las mascarillas, tanto caseras a base de productos naturales como industriales, se deben aplicar preferentemente por la noche, porque las hay que requieren tiempo para actuar sobre la piel.
5. Las mascarillas a base de productos naturales pensadas para cada clase de piel son, en función de cada momento de aplicación, las más eficaces, prácticas y baratas, a la vez que fáciles de preparar.
6. Al aplicar cualquier clase de mascarilla, se deben proteger los ojos con algodón empapado en agua fría. También se emplean paños humedecidos en forma de disco. En las mascarillas faciales, se debe proteger especialmente la piel de debajo de los ojos.

Composición de las mascarillas faciales

1. Son uno de los elementos fundamentales para la conservación de la piel en estado regenerativo, sobre todo cuando se reseca y agrieta, produciendo pliegues cutáneos en la cara (arrugas). Existen diversas clases de mascarillas preparadas con distintos productos: lácteos y vegetales, frutas, frutos, aceites, huevos, miel, levaduras, harinas, arcilla, bórax...

2. Generalmente, las mascarillas llevan entre 2 y 7 productos.

3. Las mezclas SIEMPRE DEBEN SER DEL DÍA.

4. Las mascarillas faciales se elaboran tanto para mujeres como para hombres; y desde muy jóvenes hasta edad avanzada.

5. Estas mascarillas son nutritivas, sedantes y eliminan las espinillas; también actúan como exfoliadoras en la limpieza de la piel muerta.

6. Hidratan y suavizan el cutis cuando se aplican bien sobre las arrugas, con los productos convenientes en cada caso.

7. Las mascarillas faciales, según la necesidad de la piel, si tiene arrugas incipientes o ya formadas, se aplican 1-2 veces por semana, y se dejan actuar entre 20 y 30 minutos o algo más; sin embargo, cuando lleva ingredientes como bergamota, lima, limón, mandarina, naranja, kiwi y tomate, 20 minutos son más que suficientes.

Las esencias

1. Cuando las lociones, pulpas, pomadas, mascarillas, aceites y mieles contengan esencias, se debe hacer una prueba por si hay rechazo a alguna de las esencias.

2. Esta prueba se hace vertiendo en el antebrazo una gota de la esencia que se va a usar para la receta y, transcurridas un par de horas o más, veremos cómo reacciona la piel; si se pone roja, es que la esencia ha sido rechazada y, por lo tanto, esta no se debe emplear y sí aplicar la pulpa sin ella o bien probar con otra de las esencias del recetario.

Pulpa antiarrugas (emplasto)

1. Estas pulpas antiarrugas en forma de mascarilla se aplican con suavidad sobre las partes afectadas de la piel, se dejan actuar durante unos minutos (entre 10 y 25 minutos) y después se lavan con agua tibia.

2. No se deben aplicar las mascarillas el mismo día que los emplastos (pulpa).

3. La aplicación de los emplastos se realiza también 2-3 días a la semana (se puede intercalar, un día sí y otro no).

4. La pulpa de fruta también se puede aplicar sola, sin las gotas de esencia ni la miel.

5. Es mejor que la pulpa machacada de frutas, frutos, bulbos y raíces lleve la esencia adecuada para ayudar más a la recuperación y regeneración de la piel afectada por las arrugas. Está comprobado que si no se produce re-

chazo a alguna de las esencias, las partes afectadas por las arrugas se recuperan más rápidamente.

6. La pulpa que lleva miel es muy beneficiosa para la piel, y a la vez sirve como humectante (pues la pulpa se adhiere mejor sobre la piel).

> **Pulpa antiarrugas de albaricoque con esencia de rosa y miel de milflores**

Ingredientes:
· *5 albaricoques maduros (solo la pulpa)*
· *2 gotas de esencia de rosa*
· *1 cucharada sopera de miel*

Elaboración:
Poner en un frasco la pulpa machacada, agregar las gotas de esencia y la miel, removerlo todo bien hasta que quede hecho una pasta, lista para ser aplicada. Conservar en la nevera.

Uso:
El tratamiento consiste en aplicar con suavidad la pulpa preparada sobre las arrugas de cara y cuello 2 veces al día. Se deja actuar entre 15 y 20 minutos y después se lava con agua tibia. Estas aplicaciones se realizan una por la mañana y otra por la noche, antes de acostarse, o una sola vez, generalmente por la noche, aunque es mejor realizar las 2 aplicaciones.

> **Pulpa antiarrugas de melocotón con esencia de zanahoria y miel de milflores**

Ingredientes:
- 100 g de pulpa de melocotón maduro machacado o triturado
- 3 gotas de esencia de zanahoria
- 2 cucharadas soperas de miel de milflores

Elaboración:
Poner en un frasco la pulpa machacada con las gotas de esencia y la miel, remover bien hasta que quede hecho una pasta, lista para ser aplicada. Conservar en la nevera, con el frasco bien cerrado.

Uso:
El tratamiento consiste en aplicar suavemente la pulpa preparada sobre las arrugas de cara y cuello 1-2 veces al día. Estas aplicaciones se deben realizar una por la mañana y otra por la noche, antes de acostarse, o solo una vez, por la noche. Dejar actuar entre 15 y 20 minutos, luego eliminar con agua tibia.

> **Pulpa antiarrugas de melón con esencia de espliego y miel de milflores**

Ingredientes:
- 100 g de pulpa de melón mediano maduro, machacada
- 3 gotas de esencia de espliego
- 2 cucharadas soperas de miel de milflores

Elaboración:
Poner en un frasco la pulpa machacada con las go-tas de esencia y la miel, removerlo todo muy bien hasta que quede hecho una pasta, cerrar el frasco, ¡y lista para ser aplicada! Conservar en la nevera.

Uso:
El tratamiento consiste en aplicar suavemente la pulpa preparada sobre las arrugas de cara y cuello 2 veces al día. Dejar actuar entre 15 y 20 minutos y luego eliminar con agua tibia. Se debe aplicar este remedio por la mañana y por la noche, antes de acostarse.

> Pulpa antiarrugas de granada con limón y miel de azahar

Ingredientes:
- *1 granada pequeña madura (solo la pulpa)*
- *1 limón maduro pequeño (solo la pulpa de medio limón)*
- *1 cucharada de miel de milflores*

Elaboración:
Echar en un frasco la pulpa de la granada y el limón trituradas, agregar la miel y remover bien hasta que se forme una pasta, lista para ser aplicada.

Uso:
El tratamiento consiste en aplicar suavemente esta pulpa sobre las arrugas del cutis 2 veces al día, por

la mañana y por la noche, antes de acostarse. Dejar actuar entre 15 y 20 minutos, y a continuación lavar la cara con agua tibia.

> Pulpa antiarrugas de fresa, limón y miel

Ingredientes:
· *10 fresas limpias (solo la pulpa)*
· *1 limón pequeño maduro (solo la pulpa de medio limón)*
· *1 cucharada sopera de miel de milflores*

Elaboración:
Poner en un frasco las pulpas de fresa y limón, machacarlas y agregar la miel. Remover bien hasta que se convierta en una pasta lista para ser aplicada.

Uso:
El tratamiento consiste en aplicar suavemente la pulpa preparada sobre las arrugas de cara y cuello 2-3 días por semana 2 veces al día, mañana y noche antes de acostarse. Dejar actuar durante 15 minutos y después lavar con agua tibia.

> Pulpa antiarrugas de fresón, miel y esencia de rosas

Ingredientes:
· *100 g de fresones limpios y triturados o machacados*

· 2 cucharadas de miel de milflores
· 2 gotas de esencia de rosas

Elaboración:
Poner en un frasco la pulpa, la esencia y la miel y remover bien hasta que quede hecha una pasta, lista para ser aplicada. Conservar en la nevera.

Uso:
El tratamiento consiste en aplicar suavemente la pulpa preparada sobre las arrugas de cara y cuello 2-3 días por semana 2 veces al día, una por la mañana y otra por la noche. Dejar actuar entre 15 y 20 minutos y lavar con agua tibia.

> **Pulpa antiarrugas de aguacate, esencia de limón y miel**

Ingredientes:
· 1 aguacate pequeño (la pulpa), entre 2 y 3 cucharadas de pulpa
· 1 gota de esencia de limón (se le puede poner una gota más)
· 1 cucharada de miel de azahar

Elaboración:
Poner en un frasquito la pulpa, añadir la esencia y la miel, remover bien y, una vez hecha la pasta, queda lista para ser aplicada. Conservar en la nevera.

Uso:

El tratamiento consiste en aplicar suavemente la pulpa sobre las arrugas del cutis 2 veces al día, una por la mañana y la otra por la noche, antes de acostarse. Dejar actuar entre 15 y 20 minutos y después lavar la cara con agua tibia.

Estas aplicaciones se deben hacer, por lo menos, 2-3 días a la semana. Después de este tratamiento de emplasto facial de pulpa de fruta, no se debe usar maquillaje.

> *Pulpa antiarrugas de limón, esencia de pachulí y miel*

Ingredientes:

· *1 limón maduro, pelado (la pulpa)*
· *1 gota de esencia de pachulí (puede ponerse otra más)*
· *1 cucharada de miel de milflores*

Elaboración:

Poner en un frasco la pulpa bien troceada, agregarle la gota de esencia y la miel, remover bien hasta que quede una pasta. Hecha la pasta, cerrar el frasco y guardar en la nevera, lista para ser aplicada.

Uso:

El tratamiento consiste en aplicar suavemente la pulpa preparada sobre las arrugas del cutis 2-3 veces al día, mañana y noche. Dejar actuar entre

15 y 20 minutos, y a continuación lavar la cara con agua tibia.

> Pulpa antiarrugas de plátano, miel y yogur

Ingredientes:
- *1 plátano pequeño maduro (la pulpa)*
- *1 cucharada de yogur*
- *2 cucharadas de miel*

Elaboración:
Poner en un frasco la pulpa de plátano troceada, el yogur y la miel y batirlo todo bien hasta convertirlo en una pasta, lista para ser aplicada. Conservar en la nevera.

Uso:
El tratamiento consiste en aplicar suavemente esta pulpa de fruta sobre las arrugas del cutis 2 veces al día, mañana y noche, antes de acostarse, por lo menos 2-3 veces por semana. Dejar actuar entre 15 y 20 minutos y después lavar la cara con agua tibia.

> Pulpa de piña con esencia de sándalo y miel

Ingredientes:
- *1 rodaja de piña medio madura, pelada (solo la pulpa)*
- *1 gota de esencia de sándalo*
- *1 cucharada de miel de milflores*

Elaboración:
En un frasco echar la pulpa machacada o triturada de la piña, agregar la esencia y la miel, removerlo todo bien hasta hacer una pasta, cerrar el frasco, ¡y lista para ser aplicada! Conservar en la nevera.

Uso:
El tratamiento consiste en aplicar suavemente esta pulpa preparada sobre las arrugas de cara y cuello 1-2 veces al día, mañana y noche antes de acostarse. Dejar actuar durante 15 minutos y después lavar con agua tibia.

> **Pulpa antiarrugas de papaya con esencia de lavanda y miel**

Ingredientes:
· *100 g de pulpa de papaya madura pelada, machacada*
· *3 gotas de esencia de lavanda*
· *1 cucharada de miel de azahar o milflores*

Elaboración:
Poner en un frasco la pulpa de papaya machacada o triturada con las gotas de esencia y la miel, removerlo todo muy bien hasta hacer una pasta, cerrar el frasco, ¡y lista para ser aplicada! Conservar en la nevera.

Uso:
El tratamiento consiste en aplicar suavemente la pulpa preparada sobre las arrugas de cara y cuello 1-2 veces al día, por la mañana y por la noche antes de acostarse. Dejar actuar entre 15 y 20 minutos y después lavar con agua tibia.

> **Pulpa antiarrugas de manzana con esencia de limón y miel**

Ingredientes:
- *100 g de pulpa de manzana (reineta o golden), pelada*
- *3 gotas de esencia de limón*
- *2 cucharadas de miel de milflores*

Elaboración:
Poner en un frasco la pulpa machacada o triturada de manzana con las gotas de esencia y miel. Removerlo todo muy bien hasta hacer una pasta, cerrar bien el frasco, ¡y lista para ser aplicada! Conservar en la nevera.

Uso:
El tratamiento consiste en aplicar suavemente la pulpa preparada sobre las arrugas de cara y cuello 2-3 días por semana, 1-2 veces al día, mañana y noche antes de acostarse. Dejar actuar entre unos 15 y 20 minutos, después lavar con agua tibia.

> *Pulpa antiarrugas de raíz de zanahoria con esencia de zanahoria o de rosa y miel*

Ingredientes:

· *100 g de raíz de zanahoria fresca limpia, rallada y machacada (hay quien la cuece ligeramente para reducirla a puré, pero es mejor sin cocer)*
· *2-4 gotas de esencia de zanahoria o de rosa*
· *2 cucharadas de miel de milflores*

Elaboración:

Poner en un frasco la pulpa de la zanahoria (o, si se quiere, la pulpa de la zanahoria ligeramente cocida), las gotas de esencia y la miel, y a continuación removerlo todo muy bien hasta formar una pasta, lista para ser aplicada. Cerrar bien el frasco y guardarlo en la nevera.

Uso:

El tratamiento consiste en aplicar suavemente la pasta preparada sobre las arrugas de cutis y cuello 1-2 veces al día, por la mañana y por la noche, antes de acostarse; si solo se realiza una vez, se aplicará preferiblemente por la noche, antes de acostarse. Dejar actuar entre unos 15 y 20 minutos y luego eliminar lavando con agua tibia

> *Pulpa antiarrugas de pepino con esencia
> de zanahoria o de incienso y miel*

Ingredientes:
· *1 pepino fresco pequeño pelado (solo la pulpa,
  unos 100 g, machacada o triturada)*
· *2-4 gotas de esencia de zanahoria o de incienso*
· *2 cucharadas de miel de milflores*

Elaboración:
*Poner en un frasco la pulpa de pepino machaca-
da con las esencias y la miel, removerlo todo muy
bien hasta hacer que quede una pasta lista para ser
aplicada. Cerrar el frasco y guardar en la nevera.*

Uso:
*El tratamiento consiste en aplicar suavemente la pul-
pa preparada sobre las arrugas de cara y cuello 1-2
veces al día, por la mañana y por la noche, antes de
acostarse, o solo una vez, por la noche. Luego dejar
actuar entre 15-20 minutos y lavar con agua tibia.*

> *Pulpa antiarrugas de tomate con esencia
> de limón o de lima y miel*

Ingredientes:
· *1 tomate mediano (solo la pulpa machacada
  o triturada)*
· *3 gotas de esencia de limón o de lima (hay quien
  emplea el zumo de un limón pequeño maduro)*
· *2 cucharadas de miel de azahar o milflores*

Elaboración:
Poner en un frasco la pulpa machacada de tomate, con las esencias de limón o de lima y la miel.
Removerlo todo bien hasta hacer que quede una
pasta, lista para ser aplicada. Cerrar bien el frasco
y guardar en la nevera.

Uso:
El tratamiento consiste en aplicar suavemente la
pulpa preparada sobre las arrugas de cara y cuello
1-2 veces al día por la mañana y por la noche, antes de acostar; o solo una vez, por la noche antes de
acostarse. Dejar actuar entre unos 15 y 20 minutos
y lavar después con agua tibia.

> **Pulpa antiarrugas de mandarina
con esencia de rosa y miel**
Ingredientes:
· 1 mandarina pelada (su pulpa machacada)
· 1 gota de esencia de rosa
· 1 cucharada de miel de azahar o de milflores

Elaboración:
Echar en un frasco la pulpa de la mandarina machacada y la gota de esencia de rosa y la miel, removerlo todo bien hasta hacer que quede una pasta
lista para ser aplicada, cerrar el frasco y conservar
en la nevera.

Uso:
El tratamiento consiste en aplicar suavemente esta pasta sobre las arrugas de cara y cuello 2 veces al día, una por la mañana y otra por la noche. Dejar actuar entre 15 y 20 minutos, y a continuación lavar con agua tibia.

> Pulpa antiarrugas de naranja con esencia de espliego y miel

Ingredientes:
· *1 naranja pequeña pelada*
  (solo la pulpa machacada)
· *2 gotas de esencia de espliego*
· *1 cucharada de miel de milflores*

Elaboración:
Poner en un frasco la pulpa de naranja machacada con las gotas de esencia y la miel. Removerlo todo bien hasta que quede hecho una pasta, lista para ser aplicada. Cerrar el frasco y guardar en la nevera.

Uso:
El tratamiento consiste en aplicar suavemente la pasta de pulpa sobre las arrugas del cutis 2 veces al día, por la mañana y por la noche antes de acostarse, procurando que la piel afectada quede bien cubierta. Dejar actuar entre 15 y 20 minutos, y después lavar con agua tibia.

> Pulpa antiarrugas de pomelo con esencia de incienso y miel

Ingredientes:
- 1/2 pomelo pelado (solo la pulpa machacada)
- 3 gotas de esencia de incienso
- 2 cucharadas de miel de azahar o milflores

Elaboración:
Poner en un frasco la pulpa machacada del pomelo, las gotas de esencia y la miel, y a continuación remover bien hasta hacer que todo quede hecho una pasta, lista para ser aplicada. Guardar en la nevera con el frasco bien cerrado.

Uso:
El tratamiento consiste en aplicar suavemente la pulpa preparada sobre las arrugas de cara y cuello 2 veces al día, una por la mañana y otra por la noche, antes de acostarse. Dejar actuar entre 15 y 20 minutos, y después lavar con agua tibia para eliminar toda la pulpa de la cara.

> Pulpa antiarrugas de guayacol con esencia de incienso o de limón y miel

Ingredientes:
- 1 guayacol pelado (solo la pulpa machacada o triturada)
- 3 gotas de esencia de incienso o de limón
- 2 cucharadas de miel de milflores

Elaboración:
Poner en un frasco la pulpa machacada, las gotas de esencia y la miel. Removerlo todo muy bien hasta hacer que quede una pasta, lista para ser aplicada. Cerrar el frasco y guardar en la nevera.

Uso:
El tratamiento consiste en aplicar suavemente la pulpa preparada sobre las arrugas de cara y cuello 1-2 veces al día, por la mañana y por la noche antes de acostarse; o solo una vez, por la noche antes de acostarse. Dejar actuar entre 15 y 20 minutos, después lavar con agua tibia.

> *Pulpa antiarrugas de lima con esencia de rosa o de palmarrosa y miel*

Ingredientes:
· *1 lima pelada (solo la pulpa machacada)*
· *2 gotas de esencia de rosa o de palmarrosa*
· *1 cucharada de miel de azahar o milflores*

Elaboración:
Mezclar en un frasco la pulpa de la lima con las gotas de esencia y la miel. Removerlo todo bien, hasta hacer que quede una pasta, lista para ser aplicada. Cerrar bien el frasco y guardar en la nevera.

Uso:
El tratamiento consiste en aplicar suavemente la pulpa sobre las arrugas de cara y cuello 1-2 veces a la semana, por la mañana y por la noche, antes de acostarse. Dejar actuar entre unos 15 y 20 minutos. Después, lavar con agua tibia.

> *Pulpa antiarrugas de bergamota con esencia de manzanilla o de espliego y miel*

Ingredientes:
· *1 bergamota pelada, extraída la pulpa (solo pulpa machacada)*
· *2-3 gotas de esencia de manzanilla o espliego*
· *1-2 cucharadas de miel de azahar o milflores*

Elaboración:
Mezclar en un frasco la pulpa machacada de la bergamota, las gotas de esencia y la miel. Remover bien hasta hacer que quede una pasta, lista para ser aplicada. Cerrar el frasco y guardar en la nevera.

Uso:
El tratamiento consiste en aplicar suavemente esta pulpa preparada sobre las arrugas de cara y cuello 1-2 veces al día, por la mañana y por la noche, o solo una vez por la noche, antes de acostarse. Dejar actuar entre 15 y 20 minutos. Después lavar con agua tibia.

> *Pulpa antiarrugas de caqui con esencia*
  de jazmín o de geranio (opcional con miel)

Ingredientes:
· *100 g de pulpa de caqui machacada sin la piel*
· *3 gotas de esencia de jazmín o geranio*
· *2 cucharadas de miel de milflores (opcional)*

Elaboración:
Mezclar en un frasco la pulpa machacada del caqui con las gotas de esencia y la miel (opcional). Removerlo todo muy bien hasta hacer que quede una pasta, lista para ser aplicada. Cerrar bien el frasco y guardar en la nevera.

Uso:
El tratamiento consiste en aplicar suavemente la pulpa preparada sobre las arrugas de cara y cuello 1-2 veces al día 2-3 veces por semana, mañana y noche antes de acostarse, o solo una vez, por la noche. Dejar actuar entre 15 y 20 minutos, y después lavar con agua tibia.

> *Pulpa antiarrugas de mango*
  con esencia de naranja y miel

Ingredientes:
· *100 g de pulpa machacada de mango pelado*
· *3 gotas de esencia de naranja*
· *2 cucharadas de miel de azahar o milflores*

Elaboración:
Mezclar en un frasco la pulpa machacada con las gotas de esencia y la miel. Removerlo todo muy bien hasta hacer que quede una pasta, lista para ser aplicada. Cerrar el frasco y guardarlo en la nevera.

Uso:
El tratamiento consiste en aplicar suavemente la pulpa preparada sobre las arrugas de cara y cuello 1-2 veces al día, por la mañana y por la noche antes de acostarse, o solo una vez, por la noche. Dejar actuar entre unos 15 y 20 minutos, y después lavar con agua tibia.

> **Pulpa antiarrugas de kiwi con esencia de fresa o de limón y miel**
Ingredientes:
· *1 kiwi pequeño pelado*
  (solo la pulpa machacada)
· *2 gotas de esencia de fresa o limón*
· *1 cucharada de miel de azahar o milflores*

Elaboración:
Poner en un frasco la pulpa machacada, las gotas de esencia y la miel. Removerlo todo muy bien hasta hacer que quede una pasta, lista para ser aplicada. Guardar el frasco en la nevera, bien cerrado.

Uso:
El tratamiento consiste en aplicar suavemente la pasta de pulpa sobre las arrugas de cara y cuello 1-2 veces al día, mañana y noche antes de acostarse, o solo una vez, por la noche antes de acostarse. Dejar actuar entre unos 15 y 20 minutos, y después lavar con agua tibia. Se recomienda realizar este tratamiento 3-4 veces cada 2 semanas, o bien 2 veces por semana.

> **Pulpa antiarrugas de uva con esencia de limón o de lima y miel**

Ingredientes:
· *100 g de pulpa de uva machacada o triturada*
· *2-3 gotas de esencia de limón o de lima*
· *2 cucharadas de miel de milflores*

Elaboración:
Mezclar en un frasco la pulpa de uva machacada con las gotas de esencia y la miel. Removerlo todo bien hasta que se haga una pasta y quede lista para ser aplicada. Cerrar bien el frasco y guardarlo en la nevera.

Uso:
El tratamiento consiste en aplicar suavemente la pulpa preparada sobre las arrugas de cara y cuello 2 veces al día, por la mañana y por la noche, antes de acostarse. Dejar actuar entre unos 15 y 20 minutos, y después lavar con agua tibia.

Las cremas

Estas se aplican sobre las arrugas 2-3 veces por semana, en días intercalados (un día sí y otro no). Al hacerlo, debemos procurar que la piel esté bien limpia y dejar actuar estas cremas sobre la piel del rostro o del cuello entre 20 y 25 minutos (a veces, según la piel, basta con solo unos 15 minutos). Después hay que lavar y aclarar muy bien con agua caliente y, si se quiere, secar con una toalla.

> *Crema antiarrugas de lavanda*
Ingredientes:
· *100 g de aceite de almendra o de oliva puro de primera presión en frío*
· *25 g de cera amarilla o blanca*
· *50 gotas de esencia de lavanda*

Elaboración:
Poner la cera en un frasco al baño María para que se funda. Una vez fundida, agregar el aceite (o incluso el aceite y la cera juntos). Después hay que retirarlo del baño María y, cuando empieza a solidificarse por los bordes, agregar las gotas de esencia, remover bien y verter en otro frasco, el cual hay que poner en agua helada para que se enfríe más rápidamente y se solidifique. (También se puede prescindir del agua helada y colocar el frasco en un lugar fresco, pero es preferible enfriarlo en el agua helada, porque así se reduce la evaporación de la esencia.) Una vez solidificada la crema, ya se puede aplicar.

Uso:
El tratamiento consiste en aplicar suavemente la cre-
ma sobre las arrugas de la cara 1-2 veces al día, ma-
ñana y noche antes de acostarse. Se deja actuar unos
20 minutos y después se elimina con un poco de agua
tibia. Si la operación se realiza una sola vez, mejor
por la mañana. (Hay quien desaconseja aplicarla por
la noche, alegando que entonces es preferible aplicar
una loción acuosa con zumo de lima o limón.)

> Crema antiarrugas de limón y espliego

Ingredientes:
· *100 ml de aceite de almendras o girasol*
· *25 g de cera amarilla o cera blanca rallada*
· *25 gotas de esencia de limón*
· *25 gotas de esencia de espliego*

Elaboración:
Poner el aceite y la cera en un frasco, al baño Ma-
ría; una vez fundida la cera, retirar el frasco del
baño María y, cuando empieza a solidificarse por
los bordes, agregar las esencias, remover bien y
sumergir el frasco en agua helada para que se soli-
difique más rápidamente. A continuación se cierra
el frasco, que queda listo para su aplicación.

Uso:
El tratamiento consiste en aplicar suavemente la
crema sobre las arrugas de la cara 1-2 veces al día,

mañana y noche antes de acostarse. Si la operación se realiza solo una vez, mejor por la mañana. Después de cada aplicación, en que la crema se deja actuar entre 15 y 20 minutos, lavar la cara con agua tibia.

> **Crema antiarrugas de hinojo, salvia, geranio y espliego**

Ingredientes:
- 100 g de aceite de almendra o de oliva puro de 0,4°
- 25 g de cera amarilla o blanca rallada
- 20 gotas de esencia de hinojo
- 20 gotas de esencia de salvia
- 15 gotas de esencia de geranio
- 15 gotas de esencia de espliego

Elaboración:
Poner en un frasco el aceite y la cera al baño María. Una vez diluida la cera, retirar el frasco del baño María; cuando la mezcla ya comienza a solidificarse por los bordes, agregar las esencias y remover bien. A continuación verter en otro frasquito y poner en agua helada para que solidifique más rápidamente. Cerrar el frasco y la crema queda lista para ser aplicada.

Uso:
El tratamiento consiste en aplicar suavemente esta crema sobre las arrugas del cutis 1-2 veces al día,

mañana y noche antes de acostarse, o solo por la mañana. En cada aplicación, dejar que la crema actúe entre 15 y 20 minutos. Después lavar con agua tibia.

> Crema antiarrugas de fresa y limón

Ingredientes:
· 100 ml de aceite de almendra o de oliva virgen de primera presión en frío de menos de 1º
· 25 g de cera amarilla o blanca rallada
· 30 gotas de esencia de fresa
· 20 gotas de esencia de limón

Elaboración:
Poner en un frasco el aceite y la cera (de abeja) al baño María. Una vez derretida la cera, retirar del baño María y, cuando la mezcla empiece a solidificarse por los bordes, agregar las esencias, remover bien y verter en un frasquito que se sumergirá en agua helada, para que se solidifique enseguida. Guardar el frasco en la nevera y la crema queda lista para ser aplicada.

Uso:
Esta crema se aplica suavemente sobre las arrugas del cutis 1-2 veces al día; si es solo una vez, mejor por la mañana, y si son dos, por la mañana y por la noche, antes de acostarse. Dejar actuar durante 20 minutos y después lavar la cara con agua tibia.

Los vinagres antiarrugas de frutas, plantas y miel

1. Estos vinagres se suelen elaborar con el vinagre base de manzana o sidra, diversas frutas, plantas y diferentes tipos de miel.
2. El vinagre de sidra (manzana), se puede emplear perfectamente en el tratamiento de las pieles grasas, secas y normales como regenerador y estimulante de la circulación sanguínea de la piel.
3. Generalmente, se emplea una parte de vinagre por 3 de agua, pero también se hace a partes iguales de agua y vinagre.
4. Las aplicaciones se hacen 1-2 veces por semana, aunque es igualmente bueno hacerlas una vez a la semana, como tónico para la piel seca.
5. También se puede emplear el vinagre de vino blanco, pero este es un poco más ácido y, aunque este vinagre es de uso medicinal, se ha cambiado a uso cosmético por el vinagre de manzana. Es un buen remedio auxiliar para combatir y mejorar la piel envejecida y seca.

Los vinagres antiarrugas con esencia

1. Estos vinagres también se pueden considerar medicinales por estimular el riego sanguíneo, ya que ayudan a tener una piel sana.
2. Estos vinagres esenciales suelen llevar un máximo de 3 esencias en la mezcla, pero los que más se emplean son los de una o dos esencias.
3. El vinagre que se suele utilizar es el de sidra (man-

zana), aunque a veces también es bueno emplear el vinagre de vino blanco.

4. Las mezclas se realizan según la cantidad de líquido. El recetario indica que, por cada medio litro de vinagre, se empleen entre cinco y diez gotas.

5. Una vez preparados los vinagres esenciales, estos se usan en lociones y masajes faciales, para baños y limpiezas cutáneas corporales.

6. En casos de piel muy reseca, el vinagre esencial para las arrugas de cara y cuello se elabora con una parte de vinagre y tres partes de agua.

7. También se hacen preparaciones muy suaves mezclando nueve partes de agua y una del vinagre esencial.

Vinagre antiarrugas con miel y esencias

1. Se puede emplear tanto el vinagre de sidra (manzana) como el de vino blanco para la piel seca y para combatir el comienzo de las arrugas.

2. Generalmente, la preparación de este vinagre de sidra (manzana) se puede hacer de varias formas, y una de ellas es mezclando 2 partes de vinagre y una de miel (o 2 partes de vinagre y 2 de miel); por ejemplo: 100 ml de vinagre y 50 g de miel y 6 gotas de esencia. También se puede hacer sin agregar la esencia, pero mejor que se añada la esencia a la mezcla.

3. Es un buen regenerador de la piel que, a la vez, conserva su salud y belleza.

Preparación casera de vinagres cosméticos con plantas

**1. Vinagre de sidra (manzana)
con acedera (rumex acetosa)**

Ingredientes:
· *500 ml de vinagre de sidra (manzana)*
· *40 g de hojas de acedera frescas troceadas
o 20 g de hojas secas*

Elaboración:
Poner el vinagre con las hojas en un frasco que cerraremos bien y dejar en maceración durante 15 días, agitando el frasco todos los días o por lo menos cada 2 días. Pasado dicho tiempo, se filtra a una botella por prensado y está listo para ser utilizado.

Uso:
Se emplea para purificar y como desinfectante de las impurezas de la piel grasa. También en baños y lociones.

**2. Vinagre de sidra (manzana)
con apio (apium graveolens)**

Ingredientes:
· *500 ml de vinagre de sidra (manzana)*
· *50 g de hojas de apio frescas troceadas
o 15 g de las secas*

Elaboración:
Poner el vinagre y las hojas en un frasco que cerraremos bien y dejar en maceración durante 15 días, agitando el frasco cada 2-3 días. Después filtrar por prensado a una botella y listo para ser aplicado.

Uso:
Se emplea en baños y lociones, como desodorante y purificador de la piel, sobre todo en las pieles enfermizas que suelen tener bastantes granos.

3. Vinagre de sidra (manzana) con albaricoque (*prunus armeniaca*)

Ingredientes:
· 500 ml de vinagre de sidra (manzana)
· 100 g de frutos limpios y troceados (sin la semilla)

Elaboración:
Poner el vinagre y los frutos en un frasco que cerraremos bien y dejar en maceración durante 15 días. A continuación, filtrar con cuidado a una botella y listo para ser aplicado.

Uso:
Este vinagre se usa para aliviar y regenerar la piel enfermiza, es un buen revitalizante de las células dermocutáneas. Se emplea en baños y lociones faciales, pero también se aplica sobre las plantas de los pies como calmante y regenerador de las células muertas.

4. Vinagre de sidra (manzana)
con arándano (*vaccinium mirtillus*)

Ingredientes:
· *500 ml de vinagre de sidra (manzana)*
· *50 g de fruto limpio y machacado de arándano*

Elaboración:
Poner el vinagre y los frutos en un frasco que cerraremos y dejaremos en maceración durante 2-3 semanas. Después filtrar la mezcla a una botella y listo para ser aplicado.

Uso:
Este vinagre se emplea como purificador de la piel, elimina los granos y es buen regenerador de las células dérmicas.

5. Vinagre de sidra (manzana)
con alquimila alpina (*alchemilla alpina*)

Ingredientes:
· *500 ml de vinagre de sidra (manzana)*
· *50 g de planta fresca troceada o, en su defecto, 15 g de planta seca*

Elaboración:
Poner el vinagre y la planta en un frasco que cerraremos bien, y dejaremos en maceración durante 15 días. Se filtra después por prensado a una botella y queda listo para ser usado.

Uso:
Este vinagre se emplea como regenerador de la piel seca y limpiador de las impurezas cutáneas, sobre todo en la piel enfermiza. Se usa en baños y compresas tanto faciales como corporales.

6. Vinagre de sidra (manzana) con menta (menta piperita) y eucalipto (eucalyptus globulus)

Ingredientes:
· *500 ml de vinagre de sidra (manzana)*
· *25 g de hojas frescas de menta piperita*
  o 10 g de las secas
· *25 g de hojas frescas de eucalipto*
  o 10 g de las secas, troceadas

Elaboración:
Poner el vinagre con las plantas en un frasco que cerraremos bien, dejar en maceración durante 2 semanas y filtrar después a una botella, listo para ser usado.

Uso:
Se emplea en baños y lociones para desinfectar las pieles enfermas y, a la vez, activa las capas celulares.

7. Vinagre de sidra (manzana) con mirto (myrtus communis) y eucalipto (eucalyptus globulus)

Ingredientes:

· *500 ml de vinagre de sidra (manzana)*
· *15 g de hojas secas de mirto troceadas*
· *15 g de hojas secas de eucalipto troceadas*

Elaboración:
Poner el vinagre y las plantas en un frasco que cerraremos bien. Dejar en maceración durante 15 días, agitando el frasco cada 2-3 días. Después filtrar a una botella, listo para ser usado.

Uso:
Se emplea como desinfectante de la piel enfermiza y, a la vez, como limpiador del cutis (descamaciones muertas).

8. Vinagre de sidra (manzana) con laurel (laurus nobilis)

Ingredientes:

· *500 ml de vinagre de sidra (manzana)*
· *30 g de hojas secas de laurel troceadas*

Elaboración:
Poner el vinagre y las hojas en un frasco que cerraremos bien y dejaremos en maceración durante 15 días. Se agita el frasco cada 2-3 días, se filtra a una botella y queda listo para ser usado.

Uso:
Se emplea en baños corporales y lociones faciales para tonificar la piel débil y activar la circulación sanguínea de las arterias. A la vez, limpia el exceso de grasa en la piel y actúa como antiséptico, dando buen resultado con los granos y sarpullidos que en ocasiones salen.

Nota:
Se puede considerar uno de los mejores vinagres cosméticos para el riego sanguíneo de las arterias, y un poderoso tonificante de la piel.

9. Vinagre de sidra (manzana) con lima (lima aurantifolia)

Ingredientes:
· *500 ml de vinagre de sidra (manzana)*
· *4 limas cortadas en finas rodajas (entre unos 170 y 190 g de fruto sin piel)*

Elaboración:
Meter el vinagre y el fruto cortado en finas rodajas dentro de un frasco que cerraremos y dejaremos en maceración durante 2 semanas. Después se filtra a una botella, ¡y listo para su uso!

Uso:
Se emplea en baños corporales y lociones faciales contra granos y sarpullidos, como antiséptico y pu-

rificador de la piel, sobre todo de la piel débil y enfermiza.

Nota:
Hay quien disuelve el zumo de una lima en 250 ml de vinagre de sidra, se remueve bien la mezcla y queda lista para ser aplicada.

10. Vinagre de sidra (manzana) con limón (citrus limonium)

Ingredientes:
· *500 ml de vinagre de sidra (manzana)*
· *50 g de la piel de un limón maduro*

Elaboración:
Poner el vinagre y la piel troceada del limón en un frasco que cerraremos bien y dejaremos en maceración durante 15 días, agitando de vez en cuando. Después filtrar a una botella y listo para ser aplicado.

Uso:
También se emplea en baños o lociones faciales solo el zumo de un limón pequeño maduro, con 200 ml de vinagre de sidra, para usar el mismo día. En los baños corporales es muy importante masajear el cuerpo con el vinagre preparado.

11. *Vinagre de sidra (manzana)*
con naranja (**citrus aurantium var**)

Ingredientes:
· *500 ml de vinagre de sidra (manzana)*
· *2 naranjas medianas (200 g) cortadas en rodajas finas*

Elaboración:
Poner el vinagre y la naranja cortada en rodajas en un frasco que cerraremos bien y dejar en maceración durante 15 días, agitando el frasco de vez en cuando. Filtrar después a una botella y listo para ser usado.

Uso:
Se emplea como antiséptico de la piel enferma y como purificador de la piel grasa, que vuelve más limpia y equilibrada.

Nota:
También se emplea su zumo en la siguiente fórmula para lociones faciales: 3 cucharadas de zumo, 1 cucharada sopera de vinagre de sidra (manzana) y 10 cucharadas soperas de agua. Bien mezclada, sirve para eliminar los granos de la cara y dar claridad a la piel.

12. Vinagre de sidra (manzana) con *lavanda* (lavandula spica)

Ingredientes:
· *500 ml de vinagre de sidra (manzana)*
· *40 g de hojas y flores frescas de lavanda o 10 g de las secas*

Elaboración:
Poner el vinagre, las flores y las hojas de la lavanda en un frasco que cerraremos bien y dejaremos en maceración durante 15 días, agitando cada 2-3 días. Se filtra a una botella, ¡y listo para ser usado!

Uso:
Se emplea como purificador de la piel con exceso de grasa. Y también como antiséptico de las pieles con heridas, granos y sarpullidos. Se usa en los baños corporales, así como faciales, de piel enfermiza y en aplicaciones de fomentos sobre el cutis graso.

13. Vinagre de sidra (manzana) con *mandarina* (citrus reticulata)

Ingredientes:
· *500 ml de vinagre de sidra (manzana)*
· *2 mandarinas cortadas en láminas (con la piel)*

Elaboración:
Poner el vinagre y las rodajas de mandarina en un frasco que cerraremos bien. Dejar en maceración

durante 2 semanas y agitar de vez en cuando. Fil-
trar a una botella y listo para ser utilizado.

Uso:
Se aplica sobre la piel grasa, para la eliminación
de granos y sarpullidos, al tiempo que constituye
un buen purificador de la piel. Se usa en baños
corporales y en lociones faciales.

Nota:
También se emplea otra fórmula como refrescan-
te de la piel y a la vez activador, que es la siguiente:
dejar en maceración durante 2 semanas 250 ml de
vinagre de sidra (manzana) y 100 g de piel de man-
darina. Agitar de vez en cuando y filtrar. Si se quie-
re, se le añaden unas 10 gotas de esencia de aza-
har, y queda listo para ser aplicado en las lociones
faciales del cutis. La dosis recomendada es una cu-
charada de este vinagre rebajada con 10 cucha-
radas de agua fría.

14. Vinagre de sidra (manzana) con espliego (lavandula angustifolia)

Ingredientes:
· *500 ml de vinagre de sidra (manzana)*
· *50 g de hojas y flores frescas de espliego*
  o 15 g de las secas

Elaboración:
Echar el vinagre y el espliego en un frasco que cerraremos bien y dejaremos en maceración durante 15 días, agitando cada 2-3 días. Se filtra a una botella, ¡y listo para ser aplicado!

Uso:
Se emplea sobre la piel normal y sobre la que tiene exceso de grasa como purificador y a la vez antiséptico, para curar las heridas y eliminar granos y sarpullidos de las pieles enfermizas. Se usa en baños corporales y lociones faciales.

15. Vinagre de sidra (manzana) con manzanilla común (matricaria chamomilla)

Ingredientes:
· *500 ml de vinagre de sidra (manzana)*
· *30 g de flores frescas de manzanilla común o 10 g de las secas*

Elaboración:
Poner el vinagre y las flores en un frasco que cerraremos bien y dejar en maceración durante 15 días. Agitar cada 2 días, filtrar a una botella y listo para ser aplicado.

Uso:
Se emplea para combatir las impurezas de la piel e inflamaciones, así como en pieles sensibles, cuan-

do estas tienen granos y sarpullidos. Se utiliza en baños corporales y faciales, en lociones y en irrigaciones tanto vaginales como anales para calmar las irritaciones.

16. Vinagre de sidra (manzana) con manzanilla romana (chamaemelum nobile)

Ingredientes:
· 500 ml de vinagre de sidra (manzana)
· 40 g de flores frescas de manzanilla romana o 20 g de las secas

Elaboración:
Poner el vinagre y las flores en un frasco que cerraremos bien y dejaremos en maceración durante 15 días, agitando cada 2 días. Se filtra a una botella y listo.

Uso:
Se emplea en el tratamiento de inflamaciones e impurezas de la piel, así como para alivio de los pies cansados y fatigados. Se utiliza en baños corporales y faciales (lociones y compresas).

17. Vinagre de sidra (manzana) con manzanilla fina (matricarioides matricarioides)

Ingredientes:
· *500 ml de vinagre de sidra (manzana)*
· *50 g de flores frescas de manzanilla fina o 25 g de las secas*

Elaboración:
Poner el vinagre y las flores en un frasco que cerraremos bien y dejar en maceración durante 15 días. Agitar cada 2 días aproximadamente; después filtrar a una botella y listo para ser aplicado.

Uso:
Se emplea para combatir las impurezas de la piel con exceso de grasa y las irritaciones de la piel, tanto vaginales como anales. Da buen resultado con los sarpullidos de granos que a veces se dan en las pieles sensibles.

18. Vinagre de sidra (manzana) con milenrama (achilea millefolium)

Ingredientes:
· *500 ml de vinagre de sidra (manzana)*
· *50 g troceados de las sumidades frescas ya floridas de milenrama o 25 g de las secas*

Elaboración:
Poner el vinagre y las sumidades floridas en un frasco que cerraremos bien y dejar en maceración durante 2 semanas, agitando el frasco cada 2-3 días. Filtrar a una botella y listo para ser aplicado.

Uso:
Se emplea como purificador y limpiador de las pieles grasas, así como tónico capilar. Se usa en baños corporales y lociones faciales y lociones capilares tonificantes.

19. Vinagre de sidra (manzana) con melisa (melissa officinalis)

Ingredientes:
· *500 ml de vinagre de sidra (manzana)*
· *60 g de hojas y tallos frescos de melisa o 30 g de las secas*

Elaboración:
Poner el vinagre y la melisa en un frasco que cerraremos bien y dejar en maceración durante 15 días, agitando cada 2-3 días. Filtrar a una botella y listo para ser aplicado.

Uso:
Se usa en baños corporales y lociones faciales, para activar y estimular la circulación sanguínea

de las arterias cutáneas, así como regenerar las células de la piel. También refresca las pieles enfermizas.

20. Vinagre de sidra (manzana) con perejil (petroselinum crispum var)

Ingredientes:
· *500 ml de vinagre de sidra (manzana)*
· *50 g troceados de hojas y tallos frescos de perejil*

Elaboración:
Poner el vinagre y el perejil en un frasco que cerraremos bien y dejar en maceración durante 2 semanas, agitando de vez en cuando. Filtrar a una botella y listo para ser utilizado.

Uso:
Se emplea como purificador y limpiador de la piel grasa y también en los tratamientos de pecas y pigmentaciones cutáneas, cuyos efectos a veces son producto de una mala depuración de las toxinas. Se utiliza en baños corporales y lociones faciales para cutis con exceso de grasa.

21. Vinagre de sidra (*manzana*) con piña (bromelia ananas)

Ingredientes:
· *500 ml de vinagre de sidra (manzana)*
· *100 g de piña pelada, troceada o cortada en rodajas finas*

Elaboración:
Poner el vinagre y la piña en un frasco que cerraremos bien y dejar en maceración durante 2 semanas, agitando de vez en cuando. Filtrar a una botella y listo para ser aplicado.

Uso:
Se aplica sobre pieles con exceso de grasa y es un buen antiséptico para las pieles enfermizas (granos, sarpullidos, heridas). Se utiliza en baños corporales y lociones faciales.

22. Vinagre de sidra (*manzana*) con pomelo (citrus paradis)

Ingredientes:
· *500 ml de vinagre de sidra (manzana)*
· *1 pomelo pequeño entero, troceado en rodajas finas (de 100-125 g)*

Elaboración:
Echar el vinagre y el pomelo en un frasco que cerraremos bien y dejar en maceración durante

15 días, agitando cada 2-3 días. Filtrar a una botella y listo para ser utilizado.

Uso:
Se emplea como refrescante cutáneo y, a la vez, como limpiadora y purificadora de la piel con exceso de grasa. Se utiliza en baños corporales y lociones faciales, así como en aplicaciones de compresas sobre tobillos y rodillas.

23. Vinagre de sidra (manzana) con pera (pyrus communis)

Ingredientes:
· 500 ml de vinagre de sidra (manzana)
· 1 pera entera, limpia, troceada en rodajas finas

Elaboración:
Poner el vinagre y la pera en un frasco que cerraremos bien y dejar en maceración durante 15 días, agitando de vez en cuando. Filtrar a una botella y listo para ser utilizado.

Uso:
Se emplea para combatir las enfermedades de pieles normal y madura, sarpullidos, granos, acné y urticaria. Se utiliza en baños corporales y lociones faciales.

24. Vinagre de sidra (manzana)
con romero (rosmarinus officinalis)

Ingredientes:
· *500 ml de vinagre de sidra (manzana)*
· *50 g de hojas frescas de romero*
  o 25 g de las secas

Elaboración:
Poner el vinagre y las hojas de romero en un frasco que cerraremos bien. Dejar en maceración durante 15 días, agitando cada 2-3 días. Filtrar a una botella y listo para su uso.

Uso:
Se emplea como astringente cutáneo, para activar la circulación sanguínea y evitar las inflamaciones de la piel. También estimula el cuero cabelludo. Se utiliza en baños corporales y lociones.

25. Vinagre de sidra (manzana)
con rosa roja (rosa gallica)

Ingredientes:
· *500 ml de vinagre de sidra (manzana)*
· *60 g de pétalos frescos de rosa o 25 g de los secos*

Elaboración:
Poner el vinagre y los pétalos de rosa en un frasco que cerraremos bien. Dejar en maceración

durante 2 semanas, agitando el frasco cada 2-3 días. Filtrar a una botella y listo para ser utilizado.

Uso:
Se emplea para aclarar y hacer la piel reseca más tersa, también como astringente refrescante del cutis y en el tratamiento de la piel (prurito, acné) enfermiza. Se recomienda para dar vigor y resplandor al cutis enfermizo y para combatir la arteriola del rostro. Se utiliza en baños corporales, lociones faciales y para zonas de la piel afectadas por granos y sarpullidos.

26. Vinagre de sidra (manzana) con saúco (sambucus nigra)

Ingredientes:
· 500 ml de vinagre de sidra (manzana)
· 60 g de flores frescas de saúco o 20 g de las secas

Elaboración:
Poner el vinagre y las flores de saúco en un frasco que cerraremos bien. Dejar en maceración durante 2 semanas, agitando de vez en cuando. Filtrar a una botella y listo para ser usado.

Uso:
Se emplea para humedecer y suavizar las pieles resecas, cuyas células también purifica y estimula.

Se utiliza en baños y masajes corporales, así como en lociones faciales para cutis seco.

27. *Vinagre de sidra (manzana)* *con salvia* (salvia officinalis)

Ingredientes:
· *500 ml de vinagre de sidra (manzana)*
· *60 g troceados de hojas frescas de salvia*
  o 20 g de las secas

Elaboración:
Poner el vinagre y las hojas de salvia en un frasco que cerraremos bien. Dejar en maceración durante 15 días, agitando cada 2-3 días. Filtrar a una botella y listo para ser usado.

Uso:
Se emplea como antiinflamatorio, limpiador y antiséptico para la piel grasa y enferma. También es idóneo para quienes sudan en exceso. Se utiliza en baños corporales y lociones faciales, así como en compresas sobre partes de la piel con granos y sarpullidos.

28. Vinagre de sidra (manzana) con tila (tilia platyphyllos)

Ingredientes:
· *500 ml de vinagre de sidra (manzana)*
· *50 g de flores y brácteas frescas de tila*
  o 25 g de flores y hojas secas

Elaboración:
Poner el vinagre con las flores y hojas de tila en un frasco que cerraremos bien. Dejar en maceración durante 15 días, agitando de vez en cuando. Filtrar a una botella y listo para ser aplicado.

Uso:
Se usa para activar y estimular la circulación sanguínea de las arterias cutáneas, así como tonificante de la piel tensa y a la vez refrescante de la piel débil y enfermiza. Se utiliza en baños corporales y lociones faciales.

29. Vinagre de sidra (manzana) con tomillo (thymus vulgaris)

Ingredientes:
· *500 ml de vinagre de sidra (manzana)*
· *50 g de hojas frescas de tomillo*
  o 20 g de las secas

Elaboración:
*Poner el vinagre y las hojas de tomillo en un frasco
que cerraremos bien. Dejar en maceración durante
15 días, agitando de vez en cuando. Filtrar a una botella y listo para ser aplicado.*

Uso:
*Es tonificante cutáneo, activa la circulación san-
guínea de la piel y mitiga la palidez de la piel enfermiza de la cara. Se usa en baños corporales y
lociones faciales.*

30. Vinagre de sidra (manzana) con fresas (fragaria vesca)

Ingredientes:
· *500 ml de vinagre de sidra (manzana)*
· *100 g de fresas limpias y cortadas en láminas*

Elaboración:
*Poner el vinagre y las fresas en un frasco que
cerraremos bien. Dejar en maceración durante
2-3 semanas, agitando cada 2-3 días. Filtrar a
una botella sin exprimir las fresas y listo para ser
usado.*

Uso:
*Se emplea en piel con exceso de grasa, para puri-
ficarla y vitalizarla. Está considerado un astringente cutáneo eficaz contra la fragilidad capilar.*

Se usa en baños corporales y lociones faciales y capilares.

31. Vinagre de sidra (manzana) con menta (mentha piperita)

Ingredientes:
· 500 ml de vinagre de sidra (manzana)
· 50 g troceados de hojas frescas de menta
  o 25 g de las secas

Elaboración:
Poner el vinagre y las hojas de menta en un frasco que cerraremos y dejaremos en maceración durante 15 días, agitando cada 2-3 días. Filtrar a una botella, ¡y listo para ser utilizado!

Uso:
Se aplica a pieles enfermizas y débiles, como refrescante y aliviador. Además, es antiséptico y combate los granos y sarpullidos. Se considera un tónico cutáneo estimulante y se utiliza en baños corporales y lociones faciales.

32. Vinagre de sidra (manzana) con hinojo (foeniculum vulgare)

Ingredientes:
- 500 ml de vinagre de sidra (manzana)
- 40 g de flores frescas de hinojo o 20 g de las sumidades floridas secas (flor)

Elaboración:
Poner el vinagre y las flores de hinojo en un frasco que cerraremos bien. Dejar macerar durante 15 días, agitando cada 2-3 días. Filtrar a una botella y listo para ser utilizado.

Uso:
Se emplea en el tratamiento de pieles normales y sensibles, para eliminar los granos y sarpullidos que salen debido a las impurezas que generan las toxinas. Se utiliza en baños corporales y lociones faciales.

33. Vinagre de sidra (manzana) con violeta (viola odorata)

Ingredientes:
- 500 ml de vinagre de sidra (manzana)
- 15 g de flores secas de violeta o 30 g de las frescas

Elaboración:
Poner el vinagre y las flores de violeta en un frasco que cerraremos bien. Dejar en maceración durante

15 días, agitando cada 2-3 días. Filtrar a una botella y listo para ser utilizado.

Uso:
Se emplea en el tratamiento de las impurezas, erupciones e irritaciones de la piel con compresas humedecidas, así como en baños corporales y lociones faciales.

34. Vinagre de sidra (manzana) con naranja (citrus aurantium var)

Ingredientes:
· 500 ml de vinagre de sidra (manzana)
· 50 g de piel de naranja, sin la parte blanca

Elaboración:
Poner el vinagre y la piel de naranja (raspada la parte blanca) en un frasco que cerraremos bien y dejar en maceración durante 15 días, agitando de vez en cuando. Filtrar al cabo de dicho tiempo a una botella y listo para ser usado.

Uso:
Se emplea como astringente y refrescante de la piel, en lociones faciales para cara y cuello y en baños corporales.

35. Vinagre de sidra (manzana) con mandarina (citrus reticulata)

Ingredientes:
· 500 ml de vinagre de sidra (manzana)
· 60 g de piel troceada de mandarina

Elaboración:
Poner el vinagre y la piel de mandarina en un frasco que cerraremos bien. Dejar en maceración durante 15 días, agitando de vez en cuando. Filtrar a una botella y listo para ser usado.

Uso:
Este vinagre se emplea como astringente suave y refrescante de la piel sudorosa. Antiséptico, eficaz con granos y sarpullidos.

36. Vinagre de sidra (manzana) con pomelo (citrus paradis)

Ingredientes:
· 500 ml de vinagre de sidra (manzana)
· 50 g de piel de pomelo sin la parte blanca

Elaboración:
Poner el vinagre y la piel troceada de pomelo en un frasco que cerraremos bien y dejar en maceración durante 15 días, agitando de vez en cuando. Filtrar al cabo de dicho tiempo a una botella y listo.

Uso:
Se emplea como astringente, refrescante y antisép-
tico de las enfermedades de la piel, tanto en locio-
nes faciales para cara y cuello como en lociones cor-
porales.

37. Vinagre de sidra (manzana) con lima (lima aurantifolia)

Ingredientes:
· *500 ml de vinagre de sidra (manzana)*
· *50 g troceados de piel de lima,*
  sin la parte blanca

Elaboración:
Poner el vinagre y la piel de lima en un frasco que
cerraremos bien. Dejar en maceración durante 15
días, agitando de vez en cuando. Filtrar a una bo-
tella y listo para ser usado.

Uso:
Se emplea como astringente, refrescante y antisép-
tico de las pieles enfermizas. Se utiliza en lociones
faciales para cara y cuello, así como en baños cor-
porales.

Vinagres compuestos

Los números asignados a los vinagres en las recetas son los que llevan en la preparación casera de vinagres cosméticos (páginas 63 a 89). Por lo tanto, en cada receta el vinagre lleva el número correspondiente al de la preparación casera.

> *Vinagre compuesto de sidra y albaricoque*
> *para pieles enfermizas*

Ingredientes:
· *250 ml de agua fría o caliente*
· *1 cucharada de vinagre compuesto de sidra y*
  albaricoque (n.º 3)

Elaboración:
Echar el vinagre con agua en una taza, remover bien y listo para la loción. Estas lociones se elaboran 1-2 veces por semana, y se aplican sobre la piel de cara y cuello. Se realiza un suave masaje con las yemas de los dedos untadas en el líquido. También se puede empapar una gasa o paño y aplicarlo sobre la piel afectada durante unos minutos; después se deja secar al aire. Para el baño corporal, se prepara el agua fría o caliente en la bañera y se vierten sobre ella 3 cucharadas del vinagre compuesto de sidra y albaricoque, se remueve bien el agua con vinagre y queda lista para bañarse. La duración del baño será de 20-

25 minutos. Cuando se toma este baño, una vez a la semana, es bueno darse un masaje con una esponja por toda la piel.

> **Vinagre compuesto de sidra y miel de eucalipto**

Ingredientes:
· *150 ml de vinagre de sidra (manzana) (15 cucharadas soperas)*
· *150 ml (6 cucharadas soperas) de miel de eucalipto*

Elaboración:
Echar el vinagre y la miel en un frasco o botellín y remover bien hasta que la miel quede diluida en el vinagre, y listo para ser utilizado.

Para loción facial (cara y cuello)
Ingredientes:
· *100 ml de agua caliente o fría*
· *1 cucharada sopera de vinagre compuesto preparado*

Elaboración:
Poner el vinagre con agua en una taza, remover bien y listo.

Uso:

El tratamiento consiste en aplicar una loción sobre la piel afectada 2 días a la semana. Para ello, se realizan suaves fricciones circulares con las yemas de los dedos untadas en el líquido preparado durante unos 2-3 minutos, después se deja actuar unos 15 minutos y se lava con agua tibia. En el caso del baño corporal, verter el vinagre con miel en el agua caliente o fría del baño, removerlo bien y listo: la duración del baño será de entre 15 y 20 minutos.

> **Vinagre compuesto de sidra y apio para pieles enfermizas**

Ingredientes:

· *250 ml de agua fría o caliente*
· *2-3 cucharadas soperas de vinagre compuesto de sidra y apio (n.º 2)*

Elaboración:

Poner el vinagre con agua en una taza, remover bien y listo.

Uso:

El tratamiento consiste en aplicar sobre las partes afectadas de cara y cuello una loción con el líquido preparado 1-2 veces por semana. Esta loción facial se aplica con un suave masaje manual sobre cara y cuello, y se deja secar al aire durante unos

*minutos. Para los baños corporales, se vierten 2-3
cucharadas del vinagre compuesto de sidra y apio
en el agua de la bañera (fría o caliente), se remueve bien y listo. La duración del baño será de entre
15 y 20 minutos, y la frecuencia, de 1 vez por semana.*

> **Vinagre compuesto de sidra y lima
   para pieles enfermizas**
Ingredientes:
· *200 ml de agua fría o caliente*
· *2 cucharadas de vinagre compuesto de sidra
  y lima (n.º 9)*

Elaboración:
*Poner el vinagre con agua en una taza y remover-
lo todo bien hasta que quede listo para aplicar en
las lociones.*

Uso:
*El tratamiento consiste en elaborar la loción 2 días
por semana y aplicarla sobre las partes afectadas
de cara y cuello. La loción se aplica vertiendo el
líquido en la mano y dando con ella un suave masaje durante unos minutos. Después se deja secar
al aire. También se puede aplicar con las compresas
humedecidas en el líquido. Para el baño corporal,
se prepara el agua fría o caliente y se vierten 2-3
cucharadas del vinagre compuesto de sidra y lima.*

> *Vinagre compuesto de sidra y arándano*

Ingredientes:
· *250 ml de agua fría o caliente*
· *1 cucharada de vinagre compuesto de sidra*
  y arándano (n.º 4)

Elaboración:
Poner el vinagre con agua en una taza, remover
bien y listo.

Uso:
El tratamiento se realiza 2 días a la semana. Se
aplica realizando un suave masaje facial con la
mano o con las yemas de los dedos durante unos
minutos sobre la piel de cara y cuello; también se
pueden aplicar compresas humedecidas en el lí-
quido preparado, que después se deja secar al aire.
Para el baño corporal, se prepara el agua fría o ca-
liente en la bañera y se vierten en el agua 2-3 cu-
charadas, se remueve bien y listo. La duración del
baño será de 15-20 minutos, y la frecuencia, de uno
a la semana.

> *Vinagre compuesto de sidra,*
  menta y eucalipto

Ingredientes:
· *250 ml de agua fría o caliente*
· *1 cucharada del vinagre compuesto de sidra,*
  menta y eucalipto (n.º 6)

Elaboración:
Echar el vinagre con agua en una taza, remover bien y listo.

Uso:
El tratamiento consiste en elaborar una loción con el líquido preparado 2 días por semana y aplicarla dando un suave masaje circular con las yemas de los dedos sobre las partes afectadas de cara y cuello; también se puede aplicar con compresas empapadas en la preparación durante unos minutos. Después, se deja que se seque solo, sin secar con toallas y, al poco tiempo, la piel queda seca y limpia. Para el baño corporal, se vierten 2-3 cucharadas soperas del vinagre compuesto sobre el agua fría o caliente del baño. Se remueve bien y queda lista para el baño. La duración del baño será de 15-20 minutos, y su frecuencia, de una vez a la semana.

> **Vinagre compuesto de sidra y alquimila alpina estimulante y purificador de la piel seca**

Ingredientes:
· *250 ml de agua fría o caliente*
· *1 cucharada de vinagre compuesto de sidra*
· *y alquimila alpina (n.º 5)*

Elaboración:
Mezclar el vinagre compuesto con el agua, remover bien y listo.

Uso:
El tratamiento consiste en aplicar la mezcla 2 días a la semana, una por la mañana y otra por la noche, siempre después de haberse lavado la cara. La loción se aplica sobre las partes afectadas de cara y cuello, dándose unas suaves fricciones circulares sobre la cara y desde el escote hasta la barbilla en el cuello. Para los baños, se prepara vertiendo un par de cucharadas del vinagre compuesto en medio litro de agua fría o caliente, se remueve bien y queda listo para darse un masaje de baño corporal, que se realiza vertiendo el vinagre con las manos sobre el cuello y frotando con suavidad. Se aconseja dejar secar al aire, y al poco tiempo de secarse desaparece el olor. Este baño se debe tomar al menos cada 10 días.

> **Vinagre compuesto de sidra y saúco
  para pieles secas**

Ingredientes:
· *200 ml de agua fría o tibia*
· *1 cucharada de vinagre compuesto de sidra
  y saúco (n.º 26)*

Elaboración:
Poner el vinagre con agua en un vaso o taza, remover bien y listo.

Uso:
Aplicar sobre la piel afectada de cara y cuello y realizar un suave masaje sobre la piel reseca con las yemas de los dedos empapadas en el vinagre preparado. A continuación, dejar secar al aire. Esta loción se aplica 1-2 veces por semana, para que la piel se regenere. En los baños corporales, se prepara así el vinagre: 2 cucharadas soperas de vinagre diluidas en medio litro de agua fría o caliente, remover bien la mezcla y listo; mojar las manos en el vinagre, darse unos masajes en el cuerpo y, cada vez que se realice el masaje por todo el cuerpo, procurar verter un poco del vinagre compuesto sobre la piel, dejando que la piel se vaya humedeciendo. No se debe secar; al poco tiempo la piel queda libre del olor. Si se prefiere, también se puede pasar después un poco de agua perfumada. Es recomendable tomar este baño una vez a la semana.

> *Vinagre compuesto de sidra y acedera
   para pieles grasas*

Ingredientes:
· *1.250 ml de agua fría o caliente.*
· *1 cucharada de vinagre compuesto de sidra
  y acedera (n.º 1)*

Elaboración:
Disolver el vinagre en el agua, remover bien y listo.

Uso:
El tratamiento consiste en aplicar la mezcla sobre la piel de cara y cuello afectada por las impurezas (granos, sarpullidos). Se aplica dando un suave toque con un trozo de algodón empapado en el líquido sobre las partes afectadas y, una vez que está bien mojada la piel, se deja secar. Esta loción se aplica 1-2 veces por semana, también con las yemas de los dedos untadas en el líquido, dando toques o un masaje circular. El baño se prepara vertiendo sobre el agua (fría o caliente) 3 cucharadas del vinagre compuesto que se remueven bien, y listo. La duración del baño corporal será de entre 15 y 20 minutos, y la frecuencia, de 1 vez por semana, mientras se noten las impurezas de la piel. Durante el baño hay que procurar relajarse.

> **Vinagre compuesto de sidra, mirto y eucalipto**

Ingredientes:
· *250 ml de agua fría o caliente*
· *1 cucharada sopera de vinagre compuesto de sidra, mirto y eucalipto (n.º 7)*

Elaboración:
Poner el vinagre con agua en una taza, remover bien y listo.

Uso:
El tratamiento consiste en aplicar la loción sobre las partes afectadas de cara y cuello 2 días a la semana. Se vierte el líquido preparado en las manos y se aplica realizando un suave masaje por toda la piel durante un par de minutos. También se puede aplicar con una compresa de paño empapada en el líquido, dando con la compresa los toques necesarios para que la piel absorba el líquido y a la vez limpie las escamas muertas. Para el baño corporal, se prepara el agua fría o caliente en la bañera y se vierten sobre ella 2-3 cucharadas del vinagre compuesto, se remueve bien el agua y queda lista para el baño. La duración del baño será de 15-20 minutos, y la frecuencia, de una vez cada semana o semana y media.

> *Vinagre compuesto de sidra y laurel*
Ingredientes:
· *250 ml de agua fría o caliente*
· *1 cucharada de vinagre compuesto de sidra y laurel (n.º 8)*

Elaboración:
Poner el vinagre con agua en una taza, remover bien y listo.

Uso:
Activador del riego sanguíneo de las arterias, poderoso tonificante de la piel. Limpiador del exceso de grasa y antiséptico de la piel (granos y sarpullidos). El tratamiento consiste en aplicar una loción sobre la piel afectada de cara y cuello 2 días a la semana. La loción se aplica suavemente con las yemas de los dedos empapadas en líquido durante unos minutos; se hace como si se hubiese lavado y se deja secar al aire en cuestión de minutos. También se puede aplicar con compresas empapadas en el líquido. Se aconseja dejar actuar la loción unos minutos. Para el baño corporal, se prepara el agua de baño fría o caliente y se vierten sobre ella 2-3 cucharadas del vinagre compuesto de sidra y laurel.

> **Vinagre compuesto de sidra y limón
>   para pieles enfermizas**

Ingredientes:
· *250 ml de agua fría o caliente*
· *1 cucharada de vinagre compuesto de sidra y limón (n.º 10)*

Elaboración:
Poner el vinagre con agua en una taza, removerlo todo bien y listo.

Uso:
El tratamiento consiste en aplicar la loción sobre la piel afectada de cara y cuello 2 días por semana. Con esta loción se hace como si uno se lavase la cara, procurando que no se meta en los ojos. Durante unos minutos, se dan unas friegas suaves con el líquido preparado, aunque también se pueden aplicar compresas humedecidas en el líquido que se colocan sobre la piel afectada durante un par de minutos y después se dejan secar al aire. Para el baño corporal, se prepara el agua fría o caliente en la bañera y se vierten 2-3 cucharadas del vinagre compuesto de sidra y limón sobre el agua, se remueve bien y listo. La duración del baño, uno por semana, será de 15-20 minutos.

> **Vinagre antiquemaduras**

Ingredientes:
· *Vinagre puro de sidra (manzana) o de vino tinto puro. La cantidad, según el uso que se le dé*

Aplicación:
Nada más quemarse, aplicar el vinagre en la parte afectada por la quemadura; así se eliminan el dolor y el escozor producidos por la quemadura. Es un primer auxilio para después hacer las curas pertinentes con la medicina moderna, si fuera necesario.

Uso:
Se usa en el tratamiento de las quemaduras recientes para aliviar el escozor y el dolor.

> **Vinagre compuesto de sidra y naranja para pieles débiles y enfermizas**

Ingredientes:
· *250 ml de agua fría o caliente*
· *1 cucharada de vinagre compuesto de sidra y naranja (n.º 11)*

Elaboración:
Poner el vinagre con agua en una taza, remover bien y listo.

Uso:
El tratamiento consiste en aplicar la loción 2 días por semana sobre las partes afectadas de cara y cuello. La loción se aplica dando suaves friegas con el líquido durante unos minutos; también se pueden aplicar unas gasas humedecidas en el líquido durante un par de minutos. Se deja secar al aire. Para el baño corporal, se vierten 2-3 cucharadas del vinagre compuesto de sidra y naranja sobre el agua fría o caliente de la bañera y se remueve el agua, que queda lista para el baño. La duración de este, uno por semana, será de 15-20 minutos.

> *Vinagre compuesto de sidra y espliego*
Ingredientes:
· *250 ml de agua fría o caliente*
· *1 cucharada sopera de vinagre compuesto*
  de sidra y espliego (n.º 14)

Elaboración:
Echar el vinagre en una taza con agua, remover
bien y listo.

Uso:
El tratamiento consiste en aplicar una loción con
el líquido preparado 1-2 días a la semana sobre
las partes afectadas de cara y cuello. Esta loción
se aplica dando suaves toques durante unos mi-
nutos con una torunda de algodón empapada en
el líquido, y después se deja secar al aire. No se
debe preocupar uno por el olor que deja, pues al
poco tiempo desaparece y queda la piel limpia y
brillante. Hay quien luego se echa agua de rosas
o de azahar.

> *Vinagre de sidra y manzanilla común*
Ingredientes:
· *250 ml de agua fría o caliente*
· *1 cucharada sopera de vinagre compuesto*
  de sidra y manzanilla común (n.º 15)

Elaboración:
Poner el vinagre en una taza con agua y remover bien, hasta que quede listo para aplicar la loción.

Uso:
El tratamiento consiste en aplicar una loción con el líquido preparado sobre las partes afectadas de cara y cuello 2 días a la semana. Esta loción se aplica dando un suave golpeteo con una torunda de algodón empapada en el líquido durante 3-4 minutos, y después se deja secar al aire. Para el baño corporal, se prepara el baño con agua fría o caliente, se vierten sobre esta 2-3 cucharadas soperas del vinagre compuesto de sidra y manzanilla y se remueve bien el agua, que queda lista para darse el baño, uno a la semana, que durará 20-30 minutos.

Nota:
Para las irrigaciones vaginales y anales, para calmar las irritaciones, se emplean: 500 ml de agua templada y una cucharada del vinagre compuesto. Las aplicaciones con esta mezcla se realizan 2 veces al día, bien con una perilla llena del líquido preparado, bien empapando en este una torunda de algodón. La irritación se calma al poco tiempo en algunas personas.

> **Vinagre compuesto de sidra y mandarina**

Ingredientes:

· *250 ml de agua fría o caliente*
· *1 cucharada sopera del vinagre compuesto de sidra y mandarina (n.º 13)*

Elaboración:
Poner el vinagre en una taza con agua, remover bien y listo.

Uso:
El tratamiento consiste en aplicar una loción con el vinagre preparado sobre la piel afectada de cara y cuello 1-2 días a la semana. Esta loción se aplicará dando suaves toques con un trozo de algodón empapado en el líquido durante 2-3 minutos y se dejará secar al aire. Para el baño corporal, se vierten 2-3 cucharadas soperas sobre el agua fría o caliente preparada en el baño, se remueve bien el vinagre compuesto de sidra y mandarina y, una vez hecho esto, queda listo para el baño. La duración del baño, recomendado una vez por semana, será de 20-25 minutos.

> **Vinagre compuesto de sidra y lavanda**

Ingredientes:

· *250 ml de agua fría o caliente*
· *1 cucharada de vinagre compuesto de sidra y lavanda (n.º 12)*

Elaboración:
Poner el vinagre en una taza con agua, remover bien y listo para ser aplicado como loción.

Uso:
El tratamiento consiste en aplicar una loción del líquido preparado sobre la piel afectada de cara y cuello 2 días a la semana. Esta loción se aplica con una torunda de algodón embebida en el líquido preparado, dando suaves toques durante unos minutos. Después, se deja secar al aire. Para el baño corporal, se prepara el agua fría o caliente en la bañera y se vierte en esta el vinagre compuesto de sidra y lavanda, se remueve bien con el agua y queda listo para tomar un baño. La duración de este baño purificador, recomendado una vez por semana, será de 20-30 minutos.

> *Vinagre compuesto de sidra y manzanilla fina*
Ingredientes:
· *250 ml de agua fría o caliente*
· *1 cucharada de vinagre compuesto sidra y manzanilla fina (n.º 17)*

Elaboración:
Poner el vinagre en una taza con agua, remover bien y listo.

Uso:
Indicado para eliminar las impurezas de la piel, tanto normal como grasa, y combatir las irritaciones de la piel, tanto vaginales como anales. También es un poderoso antiséptico para las pieles sensibles (granos, sarpullidos). El tratamiento consiste en aplicar la loción sobre la piel afectada de cara y cuello 2 días a la semana, dando suaves toques con una torunda de algodón embebida en la preparación, y dejar secar al aire. Para el baño corporal, se prepara la bañera con el agua fría o caliente, se vierten sobre esta 2-3 cucharadas del vinagre compuesto de sidra y manzanilla fina y se remueve bien el agua, que queda lista para el baño. La duración del baño será de 20-30 minutos. Para las irritaciones vaginales y anales, se emplea la misma fórmula que la del vinagre compuesto de sidra y manzanilla común.

> *Vinagre compuesto de sidra y milenrama.*
> *Limpiador y purificador para pieles grasas*

Ingredientes:
· *250 ml de agua fría o caliente*
· *1 cucharada sopera de vinagre compuesto de sidra y milenrama (n.º 18)*

Elaboración:
Poner el vinagre en una taza con agua, remover bien y listo.

Uso:

El tratamiento consiste en aplicar la loción sobre la piel afectada de cara y cuello 2 días a la semana, dando suaves toques con una torunda de algodón empapada en el líquido preparado durante unos minutos y dejar secar al aire. Para los baños corporales, se prepara el agua fría o caliente de la bañera y después se vierten en esta 2-3 cucharadas soperas del vinagre compuesto de sidra y milenrama y se remueve bien el agua, que queda lista para el baño. La duración del baño, uno por semana, será de 15-20 minutos.

> *Vinagre compuesto de sidra
y manzanilla romana*

Ingredientes:
· *250 ml de agua fría o caliente*
· *1 cucharada sopera del vinagre compuesto
de sidra y manzanilla romana (n.º 16)*

Elaboración:
Poner el vinagre en una taza con agua, remover bien y listo.

Uso:
El tratamiento consiste en aplicar la loción sobre la parte afectada de cara y cuello 2 días a la semana, empapando una torunda de algodón en el líquido preparado y dando suaves toques durante unos

3 minutos. Dejar secar al aire. Para el baño corporal, se prepara el agua fría o caliente en la bañera y se vierten sobre esta 2-3 cucharadas soperas del vinagre compuesto de sidra y manzanilla romana, se remueve bien y listo. La duración del baño, uno por semana, será de 20-30 minutos.

> *Vinagre compuesto de sidra y melisa*
Ingredientes:
· *250 ml de agua caliente o fría*
· *1 cucharada de vinagre compuesto de sidra y melisa (n.º 19)*

Elaboración:
Poner el vinagre en una taza con agua, removerlo todo bien, y listo para la loción.

Uso:
Activador y estimulante de la circulación sanguínea de las arterias cutáneas. Regenerador de las células cutáneas y refrescante para pieles enfermizas. El tratamiento consiste en aplicar la loción sobre la piel afectada 2-3 días a la semana, dando un suave masaje con las manos durante unos minutos. A continuación, dejar secar al aire. Para el baño corporal, verter sobre el agua fría o caliente de la bañera 2-3 cucharadas soperas del vinagre compuesto de sidra y melisa y remover bien el agua, que queda lista para el baño.

La duración del baño, uno por semana, será de 20-25 minutos.

Nota:
Para activar la circulación sanguínea de las arterias, se dan masajes suaves con el líquido sobre las partes afectadas de las células durante unos minutos.

> **Vinagre compuesto de sidra y mandarina.**
  Astringente suave y refrescante
  para pieles sudorosas

Ingredientes:
· *250 ml de agua fría o caliente*
· *1 cucharada sopera de vinagre compuesto*
  de sidra y mandarina (n.º 35)

Elaboración:
Poner el vinagre en una taza con agua, remover bien y listo para la loción facial.

Uso:
El tratamiento consiste en aplicar la loción sobre la piel afectada de cara y cuello 1-2 días por semana.
   La loción se aplica sobre la piel de la cara y el cuello con una torunda de algodón empapada en el líquido preparado, dando suaves toques durante unos 2-3 minutos, y después se deja secar. Si se quiere, a los 10-15 minutos, se podrá aplicar una

loción facial con agua de rosas aromáticas. Para el baño corporal, se prepara el agua fría o caliente y se vierten en ella 2-4 cucharadas soperas del vinagre compuesto de sidra y mandarina, se remueve todo bien y listo. La duración del baño, uno por semana, será de 15-20 minutos.

> **Vinagre compuesto de sidra y pomelo.**
  Astringente, antiséptico y refrescante
  en las enfermedades de la piel

Ingredientes:
· *250 ml de agua fría o caliente*
· *1 cucharada de vinagre compuesto de sidra*
  y pomelo (n.º 36)

Elaboración:
Poner el vinagre en una taza con agua, remover bien y listo para aplicar la loción facial.

Uso:
El tratamiento consiste en aplicar la loción sobre la piel afectada de cara y cuello 2 días por semana, dando suaves toques con torundas de algodón empapadas en el líquido preparado durante unos 3 minutos, y luego se deja secar al aire. Si se quiere, a los 10-15 minutos se puede aplicar una loción facial con agua de rosas aromáticas. Para el baño corporal, se prepara el agua fría o caliente del baño, se vierten en esta 3-4 cucharadas del vina-

gre compuesto de sidra y pomelo, y se remueve bien hasta que quede lista para el baño. La duración del baño, uno a la semana, será de 15-25 minutos.

> **Vinagre compuesto de sidra y milenrama.**
  Limpiador y purificador para pieles grasas
Ingredientes:
· *250 ml de agua fría o caliente*
· *1 cucharada sopera de vinagre compuesto*
  de sidra y milenrama (n.º 18)

Elaboración:
Poner el vinagre en una taza con agua, remover bien y listo para la loción.

Uso:
El tratamiento consiste en aplicar la loción sobre la piel afectada de cara y cuello 2 días por semana, dando suaves toques con una torunda de algodón empapada en el líquido preparado durante unos minutos. Después, se deja secar al aire. Para los baños corporales, se prepara el agua fría o caliente de la bañera y, a continuación, se vierten en esta 2-3 cucharadas soperas del vinagre compuesto de sidra y milenrama, se remueve todo bien y queda listo para el baño. La duración del baño, uno a la semana, será de 15-20 minutos.

> *Vinagre compuesto de sidra y melisa*

Ingredientes:
· *250 ml de agua fría o caliente*
· *1 cucharada de vinagre compuesto de sidra y melisa (n.º 19)*

Elaboración:
Poner el vinagre en una taza con el agua, remover bien y listo para la loción.

Uso:
Activador y estimulante de la circulación sanguínea de las arterias de la piel. Regenerador de las células y refrescante para pieles enfermizas. El tratamiento consiste en aplicar la loción sobre la piel afectada de cara y cuello 2 días a la semana con una torunda de algodón empapada en el líquido preparado, dando unos suaves toques durante unos minutos. Después se deja secar al aire. Para los baños corporales, se prepara el agua fría o caliente de la bañera, se vierten en esta 2-3 cucharadas soperas del vinagre compuesto de sidra y melisa, se remueve bien la mezcla y queda lista para el baño. La duración del baño, uno a la semana, será de 15-20 minutos.

Nota:
Para activar la circulación sanguínea de las arterias, se da un masaje suave con el líquido sobre las partes afectadas de las células durante unos minutos.

> *Vinagre compuesto de sidra y mandarina.*
  Astringente suave y refrescante
  para pieles sudorosas

Ingredientes:
· *250 ml de agua fría o caliente*
· *1 cucharada sopera de vinagre compuesto*
  de sidra y mandarina (n.º 35)

Elaboración:
Poner el vinagre en una taza con agua, remover bien y listo para la loción.

Uso:
El tratamiento consiste en aplicar la loción sobre la piel afectada de cara y cuello 2 días a la semana con una torunda de algodón empapada en el líquido preparado, dando unos suaves toques durante unos minutos. Si se quiere, a los 10-15 minutos se podrá aplicar una loción facial de agua de rosas aromáticas. Para los baños corporales, se prepara el agua fría o caliente de la bañera, se vierten en esta 2-3 cucharadas soperas del vinagre compuesto de sidra y mandarina, se remueve todo bien y queda listo para el baño. La duración del baño, uno a la semana, será de 15-20 minutos.

> *Vinagre compuesto de sidra y pomelo.*
Astringente, antiséptico y refrescante
en las enfermedades de la piel

Ingredientes:
· *250 ml de agua fría o caliente*
· *1 cucharada de vinagre compuesto de sidra*
y pomelo (n.º 36)

Elaboración:
Poner el vinagre en una taza con agua, remover
bien y listo para la loción.

Uso:
El tratamiento consiste en aplicar la loción so-
bre la piel afectada de cara y cuello 2 días a la
semana con una torunda de algodón empapada
en el líquido preparado, dando unos suaves to-
ques durante unos minutos. Si se quiere, a los
10-15 minutos se podrá aplicar una loción facial
de agua de rosas aromáticas. Para los baños cor-
porales, se prepara el agua fría o caliente de la
bañera, después se vierten en esta 2-3 cucharadas
soperas del vinagre compuesto de sidra y pomelo,
se remueve bien la mezcla y queda lista para el
baño. La duración del baño, uno a la semana,
será de 15-20 minutos.

> *Vinagre compuesto de sidra y menta*

Ingredientes:
- *250 ml de agua fría o caliente*
- *1 cucharada de vinagre compuesto de sidra y menta (n.º 31)*

Elaboración:
Poner el vinagre en una taza con agua, remover bien y listo para la loción.

Uso:
Indicado para pieles enfermizas como antiséptico, tónico estimulante de la piel, así como refrescante y alivio de la piel enferma. El tratamiento consiste en aplicar la loción sobre la piel afectada de cara y cuello 2 días a la semana con una torunda de algodón empapada en el líquido preparado, dando unos suaves toques durante unos minutos. También puede aplicarse con las manos, mojando las palmas como quien se va a lavar la cara. A continuación, dejar secar al aire. Si se quiere, a los 10-15 minutos se podrá aplicar una loción facial de agua de rosas aromáticas. Para los baños corporales, se prepara el agua fría o caliente de la bañera y después se vierten en esta 2-3 cucharadas soperas del vinagre compuesto de sidra y menta, se remueve todo bien y queda listo para el baño. La duración del baño, uno a la semana, será de 15-20 minutos.

> Vinagre compuesto de sidra e hinojo

Ingredientes:
· 250 ml de agua fría o caliente
· 1 cucharada de vinagre compuesto de sidra
  e hinojo (n.º 32)

Elaboración:
Poner el vinagre en una taza con agua, remover
bien y listo para la loción.

Uso:
Antiséptico para pieles normales y sensibles (con
granos y sarpullidos debidos a las impurezas de
la piel generadas por las toxinas). El tratamiento
consiste en aplicar la loción sobre la piel afectada
de cara y cuello 2-3 días por semana con una torunda de algodón empapada en el líquido preparado, dando suaves toques durante unos minutos.
También puede aplicarse con las manos, mojando
las palmas como quien se va a lavar la cara. A continuación, se deja secar al aire. Si se quiere, a los
10-15 minutos se podrá aplicar una loción facial de
agua de rosas aromáticas. Para los baños corporales, se prepara el agua fría o caliente de la bañera
y después se vierten en esta 2-3 cucharadas soperas
del vinagre compuesto de sidra e hinojo y se remueve bien la mezcla, que queda lista para el baño. La
duración del baño, uno por semana, será de 20-25
minutos.

> *Vinagre compuesto de sidra y perejil.*
> *Indicado para purificar y limpiar*
> *pieles grasas y enfermizas*

Ingredientes:
· *250 ml de agua fría o caliente*
· *1 cucharada de vinagre compuesto de sidra*
  y perejil (n.º 20)

Elaboración:
Poner el vinagre en una taza con agua, remover bien y listo para la loción.

Uso:
El tratamiento consiste en aplicar la loción sobre la piel afectada de cara y cuello 2 días a la semana con una torunda de algodón empapada en el líquido preparado, dando unos suaves toques durante unos minutos, y dejar secar al aire. Para los baños corporales, se prepara el agua fría o caliente de la bañera, se vierten en esta 2-3 cucharadas soperas del vinagre compuesto de sidra y perejil y se remueve bien la mezcla, que queda lista para el baño. La duración del baño, uno por semana, será de 15-20 minutos.

> *Vinagre compuesto de sidra y piña*

Ingredientes:
· *250 ml de agua fría o caliente*
· *1 cucharada de vinagre compuesto de sidra y piña (n.º 21)*

Elaboración:
Poner el vinagre en una taza con agua, remover bien y listo para la loción.

Uso:
Indicado como antiséptico para pieles grasas y enfermizas (granos, sarpullidos y heridas). El tratamiento consiste en aplicar la loción sobre la piel afectada de cara y cuello 2 días a la semana con una torunda de algodón empapada en el líquido preparado, dando suaves toques durante unos minutos, y dejar secar al aire. Para los baños corporales, se prepara el agua fría o caliente de la bañera, se vierten en esta 2-3 cucharadas soperas del vinagre compuesto de sidra y piña, y se remueve bien la mezcla, que queda lista para el baño. La duración del baño, uno por semana, será de 15-25 minutos.

> *Vinagre compuesto de sidra y pomelo.*
   Purificante y limpiador para pieles grasas

Ingredientes:
· *250 ml de agua fría o caliente*
· *1 cucharada de vinagre compuesto de sidra*
   y pomelo (n.º 22)

Elaboración:
Poner el vinagre en una taza con agua, remover bien y listo para la loción.

Uso:
El tratamiento consiste en aplicar la loción sobre la piel afectada de cara y cuello 2 días a la semana con una torunda de algodón empapada en el líquido preparado, dando suaves toques durante unos minutos; también se puede hacer mojando las manos en la solución como quien se va a lavar la cara. Después, se deja secar al aire. Para los baños corporales, se prepara el agua fría o caliente de la bañera, se vierten en esta 2-3 cucharadas soperas del vinagre compuesto de sidra y pomelo y se remueve bien la mezcla hasta que queda lista para el baño. La duración del baño, uno a la semana, será de 15-25 minutos.

> *Vinagre compuesto de sidra y pera*

Ingredientes:
· *250 ml de agua fría o caliente*
· *1 cucharada de vinagre compuesto de sidra
  y pera (n.º 23)*

Elaboración:
*Poner el vinagre en una taza con agua, remover
bien y listo para la loción.*

Uso:
*Indicado para las enfermedades de la piel normal
y madura, como antiséptico contra los granos, sarpullidos, acné y urticaria. El tratamiento consiste
en aplicar la loción sobre la piel afectada de cara
y cuello 2 días a la semana con una torunda de
algodón empapada en el líquido preparado, dando suaves toques durante unos minutos, y dejar
secar al aire. Para los baños corporales, se prepara el agua fría o caliente de la bañera, se vierten
en esta 2-3 cucharadas soperas del vinagre compuesto de sidra y pera, y se remueve bien la mezcla hasta que queda lista para el baño. La duración del baño, uno por semana, será de 20-30
minutos.*

> Vinagre compuesto de sidra y romero

Ingredientes:
· 250 ml de agua fría o caliente
· 1 cucharada de vinagre compuesto de sidra
  y romero (n.º 24)

Elaboración:
Poner el vinagre en una taza con agua, remover
bien y listo para la loción.

Uso:
Activador de la circulación, astringente y estimula-
dor del cuero cabelludo, usado también para combatir las inflamaciones de la piel. El tratamiento
consiste en aplicar la loción sobre la piel afectada de
cara y cuello 2 días por semana con una torunda
de algodón empapada en el líquido preparado, dando suaves toques durante unos minutos, y dejar
secar. Para estimular la circulación sanguínea de
las arterias, se da un suave masaje con el líquido
sobre pies, manos, cara y cuello durante unos minutos (todos los días durante una semana). Después se aplica un masaje con aceite de romero y, a
los 20 minutos, se lava con agua tibia. Suele activar muy bien la circulación sanguínea, y la piel
enfermiza se recupera así de esa falta de vitalidad.
Para los baños corporales, se prepara el agua fría
o caliente de la bañera, se vierten en esta 2-3 cucharadas soperas del vinagre compuesto de sidra y
romero, y se remueve bien la mezcla hasta que

queda lista para el baño. La duración del baño, uno a la semana, será de 20-25 minutos.

> **Vinagre compuesto de sidra y rosa roja**
Ingredientes:
· 250 ml de agua fría o caliente
· 1 cucharada de vinagre compuesto de sidra y rosa roja (n.º 25)

Elaboración:
Poner el vinagre en una taza con agua, remover bien y listo para la loción.

Uso:
Refrescante de la piel normal (cutis) y la piel enfermiza (con prurito y acné), usado contra la arteriola del rostro, para aclarar y hacer la piel reseca más tersa. El tratamiento consiste en aplicar la loción sobre la piel afectada de cara y cuello 2-3 días a la semana con una torunda de algodón empapada en el líquido preparado, dando unos suaves toques durante unos minutos y dejar secar al aire. Para los baños corporales, se prepara el agua fría o caliente de la bañera, se vierten en esta 2-3 cucharadas soperas del vinagre compuesto de sidra y rosa roja, y se remueve bien la mezcla hasta que queda lista para el baño. La duración del baño, uno por semana, será de 20-30 minutos.

> Vinagre compuesto de sidra y salvia

Ingredientes:
· 250 ml de agua fría o caliente
· 1 cucharada de vinagre compuesto de sidra y salvia (n.º 27)

Elaboración:
Poner el vinagre en una taza con agua, remover bien y listo para la loción.

Uso:
Indicado como antiinflamatorio, antiséptico y limpiador para las pieles grasas y enfermas con exceso de sudor. El tratamiento consiste en aplicar la loción sobre la piel afectada de cara y cuello 2 días a la semana con una torunda de algodón empapada en el líquido preparado, dando unos suaves toques durante unos minutos. También se puede aplicar mojando las manos como quien va a lavarse la cara. A continuación, se deja secar al aire. Si se quiere, se aplica una loción facial suave de agua de rosas. Para los baños corporales, se prepara el agua fría o caliente de la bañera, se vierten en esta 2-3 cucharadas soperas del vinagre compuesto de sidra y salvia, y se remueve bien la mezcla hasta que queda lista para el baño. La duración del baño, uno por semana, será de 20-25 minutos.

> Vinagre compuesto de sidra y tila

Ingredientes:
· *250 ml de agua fría o caliente*
· *1 cucharada de vinagre compuesto de sidra
y tila (n.º 28)*

Elaboración:
*Poner el vinagre en una taza con agua, remover
bien y listo para la loción.*

Uso:
*Activador y estimulante de la circulación sanguí-
nea de las arterias cutáneas, tonificante para pieles
resecas y refrescante para pieles débiles y enfermizas. El tratamiento consiste en aplicar la loción
sobre la piel afectada de cara y cuello 2-3 días a
la semana con una torunda de algodón empapada en el líquido preparado, dando suaves toques
durante unos minutos, y dejar secar al aire. Después puede aplicarse agua de rosas. Para los baños
corporales, se prepara el agua fría o caliente de la
bañera, se vierten en esta 2-3 cucharadas soperas
del vinagre compuesto de sidra y tila, y se remueve
bien la mezcla hasta que queda lista para el baño.
La duración del baño, 2-3 por semana, será de
20-30 minutos. Al cabo de un mes notaremos gran
vitalidad en la piel.*

> Vinagre compuesto de sidra y violeta

Ingredientes:

· 250 ml de agua fría o caliente
· 1 cucharada de vinagre compuesto de sidra
  y violeta (n.º 33)

Elaboración:
Poner el vinagre en una taza con agua, remover
bien y listo para la loción.

Uso:
Antiséptico en el tratamiento de impurezas, erupciones e irritaciones. Indicado para toda clase de
pieles. El tratamiento consiste en aplicar la loción
sobre la piel afectada de cara y cuello 2-3 días a
la semana con una torunda de algodón empapada en el líquido preparado, dando suaves toques
durante unos minutos, y dejar secar al aire. Si se
quiere, a los 10-15 minutos se aplica una loción de
agua de rosas o azahar. Para los baños corporales,
se prepara el agua fría o caliente de la bañera, se
vierten en esta 2-3 cucharadas soperas del vinagre
compuesto de sidra y violeta, y se remueve bien la
mezcla hasta que queda lista para el baño. La duración del baño, uno a la semana, será de 15-25
minutos.

> *Vinagre compuesto de sidra y naranja.*
  Indicado para pieles grasas,
  como astringente y refrescante

Ingredientes:
· *250 ml de agua fría o caliente*
· *1 cucharada de vinagre compuesto de sidra*
  y naranja (n.º 34)

Elaboración:
Poner el vinagre en una taza con agua, remover
bien y listo para la loción.

Uso:
El tratamiento consiste en aplicar la loción sobre
la piel afectada de cara y cuello 2 días a la sema-
na con una torunda de algodón empapada en el
líquido preparado, dando suaves toques durante
2-3 minutos, y dejar secar al aire. Si se quiere, a los
10-15 minutos se aplica una loción de agua de ro-
sas o azahar. Para los baños corporales, se prepara
el agua fría o caliente de la bañera, se vierten en
esta 2-3 cucharadas soperas del vinagre compuesto
de sidra y naranja, y se remueve bien la mezcla
hasta que queda lista para el baño. La duración
del baño, uno por semana, será de 15 minutos.

> *Vinagre compuesto de sidra y tomillo*

Ingredientes:

· *250 ml de agua fría o caliente*
· *1 cucharada de vinagre compuesto de sidra y tomillo (n.º 29)*

Elaboración:
Poner el vinagre en una taza con agua, remover bien y listo para la loción.

Uso:
Tonificante de la piel, activa la circulación cutánea y mitiga la palidez enfermiza de la cara. El tratamiento consiste en aplicar la loción sobre la piel afectada de cara y cuello 2-3 días a la semana con una torunda de algodón empapada en el líquido preparado, dando suaves toques durante unos 3-4 minutos, y dejar secar. Después, se puede aplicar una loción de agua de rosas o azahar. Para los baños corporales, se prepara el agua fría o caliente de la bañera, se vierten en esta 2-3 cucharadas soperas del vinagre compuesto de sidra y tomillo y se remueve bien la mezcla hasta que queda lista para el baño; la duración del baño, 2 por semana durante un mes, será de 20-25 minutos. También se puede dar un suave masaje circular sobre el cuerpo con un paño embebido en el líquido (2 l de agua fría o caliente y 8 cucharadas del vinagre compuesto de sidra y tomillo). Este masaje no debe durar más de 5 minutos. Una vez terminado, se

deja secar la piel al aire y, si se quiere, al cabo de unos minutos se humedece con agua de rosas aromáticas.

> Vinagre compuesto de sidra y fresas

Ingredientes:
· *250 ml de agua fría o caliente*
· *1 cucharada de vinagre compuesto de sidra y fresas (n.º 30)*

Elaboración:
Poner el vinagre en una taza con agua, remover bien y listo para la loción.

Uso:
Indicado para pieles con exceso de grasa. Astringente, purificador y revitalizante en casos de fragilidad capilar. El tratamiento consiste en aplicar la loción sobre la piel afectada de cara y cuello 2 días a la semana con una torunda de algodón empapada en el líquido preparado, dando suaves toques durante unos 2 minutos, y dejar secar al aire. Si se quiere, a los 5 minutos se aplica una loción de agua de rosas o azahar. Para los baños corporales, se prepara el agua fría o caliente de la bañera, se vierten en esta 2-3 cucharadas soperas del vinagre compuesto de sidra y fresas y se remueve bien la mezcla hasta que queda lista para el baño. La duración del baño, uno por semana, será de 20-25 minutos.

> Vinagre compuesto de sidra y lima

Ingredientes:
· 250 ml de agua fría o caliente
· 1 cucharada de vinagre compuesto de sidra
  y lima (n.º 9)

Elaboración:
Poner el vinagre en una taza con agua, remover bien y listo para la loción.

Uso:
Indicado como astringente, antiséptico y refrescante para pieles enfermizas. El tratamiento consiste en aplicar la loción sobre la piel afectada de cara y cuello 2-3 días a la semana con una torunda de algodón empapada en el líquido preparado, dando suaves toques durante unos 2-3 minutos, y dejar secar. Si se quiere, a los 10-15 minutos se aplica una loción de agua de rosas o azahar. Para los baños corporales, se prepara el agua fría o caliente de la bañera, se vierten en esta 2-3 cucharadas soperas del vinagre compuesto de sidra y lima, y se remueve bien la mezcla hasta que queda lista para el baño. La duración del baño, uno a la semana, será de 15-25 minutos.

> *Vinagre de alga marina* (fucus spiralis).
> *Indicado en el tratamiento de pies cansados
> y llagados*

Ingredientes:
· *300 g de algas frescas y bien limpias*
· *500 cc de vinagre puro de vino tinto*

Elaboración:
*Mezclarlo todo en un frasco que cerraremos bien
y dejar macerar durante 15 días, agitando de vez
en cuando. Al cabo de dicho tiempo, se filtra a una
botella y listo.*

Uso:
*Se emplea para dar baños a las plantas de los pies, y
también para cuando aparecen granos en el cuerpo.*

Dosis:
*Para los baños de los pies, usar una palangana
con agua templada que los cubra hasta el tobillo;
agregar una cucharada sopera de vinagre, disolver
bien y tomar el baño de pies durante 15 minutos.
Estos baños se toman cuando uno llega a casa. Se
sigue con el tratamiento el tiempo que dure el mal
cuando se trata de llagas.*

Observación:
*Este vinagre de algas se puede elaborar en gran-
des cantidades para que dure bastante tiempo. Por
ejemplo, con 1 l de vinagre y 1 kg de algas frescas.*

Es muy bueno emplearlo también como baño una vez a la semana cuando se tiene sarpullido debido a una toxina.

> **Vinagre de romero (rosmarinus officinalis). Indicado en casos de agotamiento físico**

Ingredientes:
· *1 l de vinagre de romero blanco*
· *150 g de hojas frescas de romero*
  o 75 g de las secas (mejor las frescas)
· *1 kg de sal marina gruesa*

Elaboración:
Poner el vinagre y el romero en un frasco que cerraremos bien y dejar macerar 15 días. Después, filtrar a una botella y listo. La sal se le añade en el momento de tomar el baño.

Uso:
Esta vieja receta se usaba bastante en los hospedajes del Camino de Santiago para limpieza y recuperación de los peregrinos que llegaban con los pies cansados e hinchados debido a largas caminatas, a estar mucho tiempo de pie o a algún traumatismo y que podían pagarse este remedio.

Aplicación:
Poner en un barreño o palangana (balde o baño) el agua suficiente para darse el baño; si solo es de

pies, se pondrán unos 3 l de agua fría y se agregarán 100 cc de vinagre de romero y 250 g de sal gruesa (según la cantidad de agua: por cada 2 l de agua, 100 cc de vinagre y 150 g de sal). A continuación, disolver la sal y meter los pies en el líquido, que no llegará más arriba del tobillo. Dejar reposar de 20 a 30 minutos. Este baño se toma por la noche nada más llegar de hacer el camino, y por la mañana, antes de partir, con la misma agua y el vinagre, que se suele templar para tomarse un baño de 15 minutos de duración. Hecho esto, el peregrino queda listo para proseguir el camino.

Nota:
Es un buen remedio, sobre todo para los montañeros que realizan largos recorridos. Quienes frecuentan la alta montaña deberían llevar encima este vinagre de romero, tan estimado en su tiempo.

> **Vinagre de lavándula. Indicado para tomar baños y combatir enfermedades de la piel**
Ingredientes:
· 1 l de vinagre de vino blanco
· 200 g de hojas frescas de lavándula o 100 g de las secas

Elaboración:
Poner el vinagre y las hojas en un frasco que cerraremos bien y dejar macerar durante 14 días, agitando una vez todos los días. Transcurrido dicho tiempo, filtrar a una botella.

Uso:
Este vinagre de lavándula es muy bueno para tomar baños cuando se tienen granos y asperezas. También vale para desinfectar los pies sudorosos.

Aplicación:
Se pone en una bañera la suficiente agua tibia o caliente para tomar el baño, y a esta se le agregan 100 cc de vinagre de lavándula, se remueve la mezcla y uno toma el baño durante unos 10-15 minutos. Después, se aclara con agua fría o templada (a gusto de cada uno), se seca y listo. Se recomienda tomar 2 baños la primera semana y 1 baño en las 2 semanas siguientes. Suele dar buenos resultados y, a la vez, limpia la piel de granos. Hay quien lo hace más fuerte (medio litro de vinagre por baño), pero entonces hay que elaborar doble dosis de fórmula (2 l de vinagre y 400 g de hojas frescas). Es muy concentrado.

> *Vinagre de sidra (manzana).*
   Indicado para el sudor nocturno
Ingredientes:
· *Vinagre puro de sidra (manzana),*
   según la cantidad empleada

Uso:
Se usa para combatir los sudores nocturnos, un problema que tienen muchas personas.

Aplicación:
Antes de acostarse, aplicar frotando la piel del pecho. En personas que sufren estos sudores, suele dar resultado.

> *Vinagre antiséptico. Indicado en casos*
   de rozaduras, granos, heridas, etc.
Ingredientes:
· *1/2 l de vinagre de sidra (manzana)*
· *15 g de alcanfor pulverizado*
   o en trocitos muy menudos

Elaboración:
Poner el alcanfor en un frasco y añadir poco a poco el vinagre. Agitar y filtrar al cabo de 24 horas.

Uso:
Se usa para curar rozaduras, heridas, llagas infectadas, golpes, granos, etc.

Aplicación:
Aplicar el vinagre antiséptico 3 veces al día sobre las partes afectadas. En golpes y torceduras, se aplica 4 veces al día. Seguir con el remedio hasta que desaparezca el mal. Es uno de los mejores antisépticos para las rozaduras y un buen recurso para la medicina moderna.

> **Vinagre antiprurítico. Indicado en casos de urticaria, herpes zóster y picor de piel**

Ingredientes:
· *1 l de vinagre puro de sidra (manzana)*

Uso:
Se usa para tratar el escozor y la picazón producidos por el herpes zóster, que a veces hace sufrir mucho.

Aplicación:
Aplicar el vinagre puro de manzana sobre la parte afectada de la piel 4 veces durante el día y 3 durante la noche (pues, en ocasiones, el picor no deja dormir). Se aprecia cómo la sensación de picor desaparece a los pocos minutos.

> *Vinagre tónico facial. Indicado*
> *para la piel enfermiza de cara y cuello*

Ingredientes:
· *250 ml de vinagre de sidra (manzana)*
· *250 ml de agua fría*

Elaboración:
Poner el vinagre en una botella con el agua, agitar bien la botella y listo.

Uso:
El tratamiento consiste en poner mitad o un tercio del vinagre con agua en un vaso o taza y aplicar sobre cara y cuello con una torunda de algodón o un paño empapado en el líquido, dando unas fricciones sobre la piel durante unos minutos. Se deja actuar unos 10 minutos y después se aclara con agua tibia.

> *Vinagre tonificador y purificador:*
> *Tonifica y purifica la piel, al tiempo*
> *que sirve de limpiador facial*

Ingredientes:
· *250 ml de agua tibia o templada*
· *3 cucharadas de vinagre de sidra (manzana)*

Elaboración:
Poner el vinagre en una taza con agua y remover hasta que quede bien la mezcla, lista para ser aplicada.

Uso:
El tratamiento consiste en aplicar la loción facial un día a la semana con una compresa de paño mojada y escurrida sobre la cara durante unos 2-4 minutos. Cambiar la compresa 2 veces, dejar actuar unos 15 minutos y lavar la cara con agua tibia.

Nota:
También se puede hacer como si se estuviese lavando uno la cara o darse suaves toques con un algodón empapado en el líquido preparado durante un par de minutos. La aplicación para el baño corporal se prepara en la bañera con agua (caliente, templada o fría, a gusto de cada uno). Se vierten en el agua 10 cucharadas soperas del vinagre de sidra (manzana) y se remueve bien la mezcla hasta que queda lista para el baño. La duración del baño, uno a la semana, es de unos 20 minutos.

> **Vinagre no graso. Indicado en baños corporales, para pieles enfermas, grasas y sudorosas**

Ingredientes:
· *100 ml de vinagre de sidra (manzana)*

Aplicación:
El baño corporal se prepara con agua caliente, templada o fría. En esta agua se vierte todo el vinagre y se remueve bien la mezcla hasta que que-

da lista para el baño. La duración del baño, uno a la semana, será de 20 minutos. En el caso de pieles grasas, se recomienda tomar dos baños a la semana.

> **> Vinagre antivarices. Indicado en el tratamiento de venas varicosas**

Ingredientes:
· *1 l o más de vinagre puro de sidra (manzana), según se prefiera*

Aplicación:
Frotar las venas varicosas con las manos empapadas en el vinagre mañana y noche durante un mes. Al cabo de este tiempo, se notará una clara mejoría. Es un buen complemento de la medicina moderna.

Uso:
Tratamiento de las varices.

(Segunda fórmula)
Ingredientes:
· *1 l de vinagre de sidra (manzana) o de vino blanco puro*
· *30 g de hojas secas de espliego o 60 g de las frescas*

Elaboración:
Poner todos los ingredientes en un frasco que cerraremos bien y dejar macerar durante unos 15 días (a la sombra). Después colar y listo.

Uso:
Aplicar el vinagre medicinal frotando las partes afectadas con las manos mañana y noche durante 30 días. Al cabo del mes, se notará una clara mejoría.

> **Vinagre para el herpes. Indicado en el tratamiento del herpes en la cabeza y zonas cubiertas por el pelo**

Ingredientes:
· *1 l de vinagre puro de sidra (manzana)*

Aplicación:
Se aplica 2-3 veces al día sobre las partes afectadas hasta que desaparezca el mal. Este vinagre es un excelente antiséptico.

Uso:
Tratamiento del herpes.

(Segunda fórmula)
Ingredientes:
· *1 l de vinagre de sidra (manzana)*
· *100 g de hojas frescas de salvia o 30 g de las secas*

Elaboración:
Ponerlo todo a macerar en un frasco durante 15 días. Después, filtrar a una botella y listo.

Uso:
Se aplica este vinagre medicinal a todas las partes afectadas por el herpes 1-2 veces al día, hasta que desaparezca el mal.

La miel

1. Se la considera uno de los productos cosméticos más tonificantes y bactericidas que defiende la piel y elimina las toxinas, aportando salud y vigor a las pieles marchitas, retrasando el envejecimiento cutáneo, atenuando las arrugas y dando frescor y vitalidad a la piel.

2. Se emplea, también, como agente humectante muy beneficioso para la piel cuando se usan zumos o pulpas de fruta, que los fija mejor en el cutis.

3. Se emplea en las preparaciones de aguas, vinagres, aceites, gliceratos, cremas, pomadas, ungüentos, bálsamos, vinos, leches, harinas, vaselinas, barros, arcillas, alcoholes y en ciertos licores, así como en ciertas margarinas, mantequillas y yogures.

4. Sus propiedades para combatir las afecciones de la piel, sobre todo las llagas, úlceras, inflamaciones y quemaduras, son muy importantes; desempeña un papel fundamental en la recuperación de todo tipo

de quemaduras, y también da buenos resultados en la cicatrización de heridas. Es un buen antiséptico, bactericida y cicatrizante.

> *Vinagre compuesto de sidra (manzana)*
  con miel de azahar. Revitalizante, indicado
  para la regeneración de la piel

Ingredientes:
· *250 ml de vinagre de sidra (manzana)*
· *250 g de miel de azahar*

Preparación variante n.º 1:
Poner el vinagre de sidra y la miel en un frasco o botella, remover bien hasta que la miel quede bien diluida en el vinagre, cerrar el recipiente y listo.

Ingredientes:
Para loción facial:
· *250 ml de agua fría o caliente*
· *1 cucharada de vinagre preparado*

Preparación variante n.º 2:
Remover bien y listo.

Uso:
El tratamiento consiste en aplicar la loción sobre la piel afectada de cara y cuello 1-2 días por semana, bien por la mañana, bien por la noche. Para aplicarla, dar suaves golpecitos con las yemas de los dedos o unas fricciones sobre la piel durante

1-3 minutos. Después, dejar actuar durante 15 minutos y, finalmente, aclarar la piel con agua tibia. Para los baños corporales, se prepara el agua fría o caliente de la bañera, se vierten en esta 5-10 cucharadas soperas de vinagre de sidra con miel de azahar y se remueve la mezcla hasta que queda lista para el baño. La duración del baño, uno a la semana, será de 15-20 minutos.

> **Vinagre compuesto de sidra (manzana) y miel de milflores. Indicado para conservar la piel limpia y brillante**

Ingredientes:
- 250 ml de vinagre de sidra (manzana)
- 250 g de miel de milflores

Preparación variante n.º 1:
Poner el vinagre de sidra y la miel en un frasco o botella, remover hasta que la miel quede bien diluida en el vinagre, cerrar el recipiente y listo.

Ingredientes:
· 250 ml de agua fría o caliente
· 1 cucharada de miel de milflores

Preparación variante n.º 2:
Remover bien y listo.

Uso:
El tratamiento consiste en aplicar el vinagre sobre la piel afectada de cara y cuello 1-2 días a la semana con las yemas de los dedos o con un algodón embebido en la mezcla, dando suaves golpecitos o fricciones durante 1-3 minutos. Después se deja actuar durante 15-20 minutos y, finalmente, se aclara la piel con agua tibia. Para los baños corporales, se prepara el agua fría o caliente de la bañera, se vierten en esta 3-15 cucharadas soperas de vinagre de sidra y miel de milflores, y se remueve bien la mezcla hasta que queda lista para el baño. La duración del baño, una vez por semana o cada 2 semanas, será de 15-20 minutos.

> **Vinagre compuesto de sidra (manzana) y miel de romero. Refrescante y antiinflamatorio para pieles enfermizas**

Ingredientes:
· *150 ml de vinagre de sidra (manzana) (15 cucharadas)*
· *150 ml de miel de romero (5-6 cucharadas o, en su defecto, miel de espliego)*

Elaboración:
Echar el vinagre y la miel en un botellín o frasco, diluir bien y listo para ser aplicado (2 cucharadas de vinagre preparado por cada 100 ml de agua fría o caliente).

Uso:

El tratamiento consiste en aplicar suavemente la loción facial sobre la piel afectada de cara y cuello durante unos minutos 1-2 días a la semana con las yemas de los dedos o con una torunda de algodón, dejar actuar unos 15 minutos y lavar con agua tibia. Para el baño, se vierte en el agua fría o caliente de la bañera y se remueve todo el preparado. La duración del baño, uno por semana, será de 15-20 minutos.

> *Vinagre compuesto de sidra (manzana) y miel de espliego. Indicado para pieles enfermizas (con granos, acné y sarpullidos)*

Ingredientes:
· *150 ml de vinagre de sidra (manzana) (15 cucharadas)*
· *80 ml de miel de espliego (3 cucharadas)*

Elaboración:
Echar el vinagre y la miel en un botellín o frasco, diluir bien y listo (2 cucharadas de vinagre preparado por cada 100 ml de agua fría o caliente).

Uso:
Poner 100 ml de agua templada o fría en un vaso o taza y agregar una cucharada sopera de vinagre preparado, remover bien y aplicar la loción facial sobre la piel afectada de cara y cuello 2 días

a la semana. La loción se aplica suavemente con la yema de los dedos en forma circular, se deja actuar durante 15 minutos y se lava con agua tibia. Para el baño, se vierte en el agua caliente o fría de la bañera y se remueve todo el preparado. La duración del baño será de 15-20 minutos.

> **Vinagre compuesto de sidra (manzana)**
>   **y miel de tomillo.**
>   *Regenerador y revitalizante de la piel*

Ingredientes:
· *300 ml de vinagre de sidra (manzana)*
  (30 cucharadas)
· *200 g de miel de tomillo (aproximadamente*
  7 cucharadas)

Elaboración:
Echar el vinagre y la miel en un botellín o frasco, diluir bien y listo.

Uso:
Para el tratamiento, se aplica 2 días a la semana, por la mañana o por la noche, sobre la cara y el cuello afectados por el mal. Esta loción se puede aplicar bien con la yema de los dedos o bien con un algodón mojado en la solución, dando unos suaves golpecitos sobre la piel durante unos minutos. Después se deja actuar durante unos 15 minutos y, al finalizar, se lava con agua tibia. Para preparar

esta loción, se ponen en una taza 250 ml de agua caliente o fría y una cucharada sopera de vinagre preparado, y se remueve bien hasta que queda listo. Para el baño, se vierten sobre el agua caliente o fría de la bañera 5-8 cucharadas soperas del vinagre compuesto de sidra y miel de tomillo, se remueve la mezcla y listo. La duración del baño, uno a la semana, será de 15-20 minutos.

> **Vinagre compuesto de sidra (manzana) y miel de acacia. Regenerador y revitalizante para pieles enfermizas**

Ingredientes:
· *200 ml de vinagre de sidra (manzana)*
· *100 g de miel de acacia (3-4 cucharadas)*

Preparación variante n.º 1:
Echar el vinagre y la miel en un frasco, removerlo hasta que quede bien diluido, cerrar el frasco y listo.

Preparación variante n.º 2:
Para loción facial:
Poner en una taza 250 ml de agua caliente o fría, agregar una cucharada de vinagre preparado, removerlo bien y listo.

Uso:
El tratamiento con la loción se realizará 2 días a la semana. Esta se aplica durante unos minutos sobre

la piel afectada de cara y cuello, realizando suaves fricciones con las yemas de los dedos empapados en el líquido preparado. También se puede tomar una torunda de algodón empapada en el líquido y dar golpecitos suaves. Se deja actuar durante 15 minutos y después se lava con agua tibia. Para el baño corporal, se vierten en el agua caliente o fría de la bañera 3-5 cucharadas de vinagre compuesto de sidra (manzana) y miel de acacia, se remueve bien la mezcla y listo. La duración del baño, 1-2 por semana, será de 15-20 minutos.

> **Vinagre compuesto de sidra (manzana) y miel de eucalipto. Antiséptico y desinfectante para pieles normales y enfermizas**

Ingredientes:

· *400 ml de vinagre de sidra (manzana)*
· *125 g de miel de eucalipto (4 cucharadas)*

Preparación variante n.º 1:
Poner el vinagre y la miel en un frasco, remover hasta que todo quede bien diluido, cerrar bien el frasco y listo.

Preparación variante n.º 2:
Para loción facial:
Poner en una taza 250 ml de agua caliente o fría, agregar una cucharada de vinagre preparado y remover bien hasta que quede listo para aplicarse.

Uso:

El tratamiento consiste en aplicar la loción 2 días sobre la piel enfermiza de cara y cuello, y 1 día sobre la normal. Se aplica con una torunda de algodón empapada en el líquido preparado, o se realizan suaves fricciones con las yemas de los dedos mojadas en el líquido. Con el algodón, se dan golpecitos sobre la piel durante unos 3 minutos, después se deja actuar durante 15 minutos y a continuación se lava con agua tibia.

> **Vinagre antiarrugas con miel y esencia de rosa**

Ingredientes:
· *1 cucharada de vinagre de sidra (manzana)*
· *1 cucharada de miel de milflores*
· *1 vaso de agua (100 ml)*
· *2-3 gotas de esencia de rosa*

Elaboración:
Poner en un frasco o botellín todos los ingredientes y agitar muy bien, hasta que la miel se diluya y la mezcla quede lista para su aplicación.

Uso:
Elaborar una loción facial con este vinagre y aplicarla sobre las arrugas, evitando la zona de los ojos, 1-2 veces por semana. Dejar secar al aire, y procurar hacer un suave masaje con movimientos

circulares. A los 15 minutos, se puede lavar con agua tibia.

> Vinagre antiarrugas con miel

Ingredientes:
· *250 ml de vinagre de sidra (manzana)*
· *250 g de miel de azahar o milflores*

Elaboración:
Poner en un frasco o botellín todos los ingredientes y agitar bien, hasta que la miel se diluya y la mezcla quede lista para ser aplicada.

Uso:
Aplicar la loción de este preparado sobre las partes afectadas de cara y cuello 1-2 veces por semana, dando suave masaje con las yemas de los dedos empapadas en la solución, describiendo movimientos circulares. Después dejar actuar durante 15 minutos, al término de los cuales se aclara el cutis con agua tibia.

Nota:
Es uno de los mejores vinagres compuestos que existen para el tratamiento de pieles secas y arrugas, tanto en mujeres como en hombres. Se recomienda su aplicación 1 vez por semana o cada 2 semanas para que las células cutáneas se recuperen y se regenere la piel enfermiza, sobre todo la del cutis.

> Vinagre antiarrugas con miel y agua de rosas

Ingredientes:

· *200 ml de vinagre de sidra (manzana)*
· *200 g de miel de espliego y milflores*
· *100 ml de agua de rosas (a la venta en farmacias y herboristerías)*

Elaboración:
Poner en un frasco o botellín todos los ingredientes y agitar bien hasta que la mezcla quede lista para ser aplicada.

Uso:
Aplicar la loción de este preparado sobre la piel afectada de cara y cuello 1-2 veces por semana realizando suaves fricciones circulares con las yemas de los dedos. Después dejar actuar durante 15-20 minutos, al término de los cuales el cutis se aclara con agua tibia.

Nota:
Este es otro de los vinagres preparados que se considera un estimulante regenerador de las células, indicado para pieles resecas y con arrugas. Se emplea también para baños corporales; se echan 4 cucharadas soperas en el agua de la bañera y luego se lava todo el cuerpo con masajes.

Mascarillas

> *Mascarilla antiarrugas de pulpa de pera
> con esencia de rosa y miel*

Ingredientes:
· *1 pera madura mediana
(con la pulpa bien machacada)*
· *1 gota de esencia de rosa*
· *1 cucharadita de miel de azahar o milflores*

Elaboración:
*Poner en un frasco la pulpa machacada, la esencia
y la miel, y removerlo todo bien hasta que quede
listo para su uso. Cerrar el frasco y guardar en la
nevera.*

Uso:
*El tratamiento consiste en aplicar la pulpa prepara-
da sobre la piel afectada de cara y cuello 2 veces al
día, una por la mañana y otra por la noche, antes
de acostarse. Se deja actuar 10-15 minutos y después se lava con agua tibia.*

> *Mascarilla antiarrugas con aceite
> de almendra dulce y miel*

Ingredientes:
· *3 cucharadas de aceite de almendra dulce*
· *5 cucharadas (150-125 g) de miel de espliego
o de milflores*

Elaboración:
Se ponen en un frasco la miel y el aceite, y se remueve muy bien hasta formar una mezcla homogénea. Se cierra bien el frasco y listo. Cada vez que se utilice, remover con una cucharilla.

Uso:
El tratamiento consiste en aplicar suavemente la mezcla preparada sobre la piel afectada de cara y cuello una vez a la semana, por la mañana o por la noche antes de acostarse. Se deja actuar 25-30 minutos y después se lava con agua tibia. La primera semana hay que procurar realizar la aplicación con el cuerpo relajado. Con una vez a la semana es suficiente para que la piel vaya recuperando paulatinamente salud y vitalidad.

> **Mascarilla antiarrugas con aceite de jojoba
> y miel**

Ingredientes:
· *1 cucharada de aceite de jojoba*
· *2 cucharadas de miel de azahar o milflores
   (50-60 g)*

Elaboración:
Se ponen en un frasco la miel y el aceite, se remueve muy bien hasta formar una mezcla homogénea y se guarda el frasco bien cerrado en la nevera, con la mezcla lista para ser aplicada.

Cada vez que se utilice, remover con una cucharilla.

Uso:
Aplicar la mezcla con suaves masajes faciales 1-2 veces a la semana, si la piel está muy seca. Dejar actuar 20-25 minutos y después lavar con agua tibia.

Nota:
Estas 2 mascarillas también se pueden preparar agregando a la primera 2 gotas de esencia de jazmín o geranio y, a la segunda, 2 gotas de esencia de rosa o de hinojo.

> ## Mascarilla antiarrugas
  ## con aceite de aguacate y miel

Ingredientes:
· *2 cucharadas de aceite de aguacate*
· *4 cucharadas de miel de espliego o milflores*

Elaboración:
Poner en un frasquito la miel y el aceite. Remover bien la mezcla hasta que quede lista para ser aplicada.

Uso:
El tratamiento consiste en aplicar la mascarilla sobre la piel afectada de cara y cuello una vez a la

semana, por la mañana o por la noche. Se aplica dando un suave masaje y se deja actuar durante 20 minutos; después se enjuaga con bastante agua tibia y se seca la cara. Prepara la piel para la regeneración de las células.

Nota:
Se pueden agregar 2 gotas de esencia de rosa.

> *Mascarilla antiarrugas
  con aceite de albaricoque y miel*

Ingredientes:
· *1 cucharada de aceite de albaricoque*
· *2 cucharadas de miel de lavanda o milflores*

Elaboración:
Poner en un frasco la miel y el aceite. Remover bien la mezcla hasta que quede lista para ser aplicada.

Uso:
El tratamiento consiste en aplicar la mascarilla sobre las arrugas una vez a la semana. Se aplica dando un suave masaje con la yema de los dedos, se deja actuar durante 20 minutos y, a continuación, se enjuaga con bastante agua tibia y se seca la cara.

Nota:
A esta mascarilla se pueden añadir 1-2 gotas de esencia de incienso o de pachulí.

> **Mascarilla antiarrugas**
  con aceite de girasol y miel

Ingredientes:
· *1 cucharada de aceite de girasol de 0,2°*
· *2 cucharadas de miel de azahar o milflores*

Elaboración:
Poner en un frasco la miel y el aceite. Remover bien la mezcla hasta que quede lista para ser aplicada.

Uso:
Aplicar la mascarilla sobre la piel afectada de cara y cuello una vez cada 5-7 días, ya sea por la mañana o por la noche. Se aplica dando un suave masaje con las yemas de los dedos, se deja actuar 20-25 minutos y después se lava la cara con bastante agua tibia.

Nota:
Esta mascarilla se puede hacer también agregando 2-3 gotas de esencia de rosa o de palmarrosa.

> *Mascarilla antiarrugas*
  con aceite de oliva virgen y miel

Ingredientes:
· *2 cucharadas de aceite de oliva virgen de*
  primera presión en frío de menos de 1º
· *3 cucharadas de miel de azahar o milflores*

Elaboración:
Poner la miel y el aceite en un frasco, remover bien
la mezcla y listo.

Uso:
El tratamiento consiste en aplicar la mezcla sobre
las arrugas una vez a la semana. La mascarilla se
aplica por el día: con las yemas de los dedos se da un
suave masaje, se deja actuar durante 20 minutos
y después, con bastante agua tibia, se lava el cutis.

Nota:
Se pueden agregar a esta mascarilla 2 gotas de
esencia de sándalo o de ylang-ylang.

> *Mascarilla antiarrugas*
  con aceite de germen de trigo

Ingredientes:
· *2 cucharadas de aceite de germen de trigo*
· *3 cucharadas de miel de espliego o milflores*

Elaboración:
Poner en un frasco la miel y el aceite, y remover bien hasta que la mezcla quede lista para ser aplicada.

Uso:
El tratamiento consiste en aplicar la mezcla sobre las arrugas una vez a la semana. Con las yemas de los dedos empapadas en la mascarilla, se da un suave masaje circular, se deja actuar durante 20-25 minutos y después, con bastante agua tibia, se lava el cutis.

Nota:
Se pueden agregar a esta mascarilla 2 gotas de esencia de limón o de bergamota.

> *Mascarilla antiarrugas
  con aceite de maíz y miel*
Ingredientes:
· *Aceite de maíz*
· *2 cucharadas de miel
  de azahar o milflores*

Elaboración:
Poner en un frasco la miel y el aceite, y remover bien la mezcla hasta que quede lista para ser aplicada.

Uso:
El tratamiento consiste en aplicar la mezcla sobre las arrugas una vez a la semana. Con las yemas de los dedos empapadas en la mascarilla, se da un suave masaje circular, se deja actuar durante 20-25 minutos y después, con bastante agua tibia, se lava el cutis.

Nota:
Se pueden agregar a esta mascarilla 2 gotas de esencia de incienso o de hinojo.

> *Mascarilla antiarrugas*
  con aceite de avellana y miel
Ingredientes:
· *1 cucharada de aceite de avellana*
· *2 cucharadas de miel de acacia o de milflores*

Elaboración:
Poner en un frasco la miel y el aceite, y remover bien la mezcla hasta que quede lista para ser aplicada.

Uso:
El tratamiento consiste en aplicar la mezcla sobre las arrugas una vez a la semana. Con las yemas de los dedos empapadas en la mascarilla, se da un suave masaje circular, se deja actuar durante 20-25 minutos y después, con bastante agua tibia, se lava el cutis.

Nota:
Se pueden agregar a esta mascarilla 2 gotas de esencia de rosa o de azahar.

> **Mascarilla antiarrugas
> con aceite de bálsamo y miel**

Ingredientes:
· *2 cucharadas de aceite de bálsamo*
· *3 cucharadas de miel de azahar o de milflores*

Elaboración:
Poner en un frasco la miel y el aceite, y remover bien la mezcla hasta que quede lista para ser aplicada.

Uso:
El tratamiento consiste en aplicar la mezcla sobre las arrugas una vez a la semana. Con las yemas de los dedos empapadas en la mascarilla, se da un suave masaje circular, se deja actuar durante 20-25 minutos y después se lava con agua tibia.

Nota:
Se pueden agregar 2 gotas de esencia de rosa o de espliego.

> *Mascarilla antiarrugas*
  con aceite de melocotón y miel

Ingredientes:
· *1 cucharada de aceite de melocotón*
· *2 cucharadas de miel de milflores o de azahar*

Elaboración:
Poner en un frasco la miel, el aceite y la esencia, en caso de que llevara alguna, remover bien la mezcla y listo.

Uso:
El tratamiento consiste en aplicar la mezcla sobre las arrugas una vez a la semana. Con las yemas de los dedos empapadas en la mascarilla, se da un suave masaje circular, se deja actuar durante 20-25 minutos y después se lava con agua tibia.

Nota:
También se pueden agregar a esta mascarilla 1-2 gotas de esencia de pachulí o de rosa.

Consejo:
Cuando se aplican las mascarillas, se debe proteger la piel que está debajo de los ojos con un disco de algodón.

> *Mascarilla antiarrugas de miel y naranja*

Ingredientes:
· *3 cucharadas de miel azahar o de milflores*
· *3 cucharadas de zumo de naranja*

Elaboración:
Poner la mascarilla en un frasco al baño María, a fuego moderado, para que la miel se diluya en el zumo. Una vez tibia, se retira del fuego, se remueve un poco y lista para ser aplicada.

Uso:
Aplicar la preparación sobre las partes afectadas de cara y cuello una vez a la semana o cada 5 días, dando unos suaves golpecitos y dejando actuar durante 20-25 minutos, tras los cuales el cutis se aclara con agua tibia.

Nota:
También se puede elaborar esta mascarilla agregándole 2 gotas de esencia de rosa o de azahar.

> *Mascarilla antiarrugas de miel, harina de almendra dulce y leche*

Ingredientes:
· *2-3 cucharadas de miel de acacia o de milflores*
· *2-3 cucharadas de harina de almendra dulce*
· *2-3 cucharadas de leche entera*
· *2-3 gotas de esencia de rosa o de jazmín*

*La esencia es opcional, pero si se añade,
la mascarilla resultante es más concentrada
y atenúa las arrugas con más fuerza*

Elaboración:
*Poner en un frasco la miel y la harina, remover y
agregar la leche y las gotas de esencia (opcional).
Remover bien la mezcla hasta que quede homogeneizada y lista para ser aplicada.*

Uso:
*El tratamiento consiste en aplicar la mascarilla so-
bre las partes afectadas de cara y cuello una vez
cada 5-7 días. Luego esta se deja actuar 25-30 minutos y después se retira con agua tibia.*

> *Mascarilla antiarrugas de miel y albaricoque*
Ingredientes:
· *3 cucharadas de miel de espliego o de milflores*
· *2 albaricoques frescos y pelados
(solo la pulpa hecha puré)*

Elaboración:
*Poner en un frasco la miel diluida y agregarle la
pulpa hecha puré; remover bien la mezcla hasta
que quede homogénea, ¡y lista para ser aplicada!*

Uso:
El tratamiento consiste en aplicar la mascarilla sobre las partes afectadas de cara y cuello una vez cada 5-7 días. Luego se deja actuar 20-25 minutos y, por último, se retira con agua tibia.

Nota:
También se puede elaborar esta mascarilla con 1-2 gotas de esencia de rosa o de geranio.

> ### Mascarilla antiarrugas con aceite de cacahuete y miel

Ingredientes:
· *2 cucharadas de miel de azahar o milflores*
· *1 cucharada de aceite de cacahuete*

Elaboración:
Poner en un frasco la miel con el aceite y remover bien hasta que la mezcla quede lista para ser aplicada.

Uso:
El tratamiento consiste en aplicar la mascarilla sobre las arrugas de cara y cuello una vez a la semana con las yemas de los dedos. Luego se deja actuar durante 20 minutos y se retira con agua tibia.

Nota:
También se pueden agregar 1-2 gotas de esencia de incienso o de limón.

> **Mascarilla antiarrugas de miel,
>   yogur y zumo de lima o limón**

Ingredientes:
· *1 cucharada de miel de azahar calentada*
· *1 cucharada de yogur bio*
· *1 cucharadita de zumo de lima o limón*

Elaboración:
Poner en un frasco la miel, el yogur y el zumo de lima o limón; removerlo todo muy bien hasta que la mezcla esté ligada y quede lista para ser aplicada.

Uso:
El tratamiento consiste en aplicar la mezcla sobre las arrugas de cara y cuello una vez a la semana. Con las yemas de los dedos empapadas en la mascarilla, se realizan suaves movimientos circulares, luego se deja actuar durante 30 minutos y se lava con abundante agua tibia (hay quien aclara con agua fría, pero se ve mejor la piel con agua tibia).

> *Mascarilla antiarrugas de miel, harina de trigo y leche*

Ingredientes:
· *3 cucharadas de miel de azahar o de milflores*
· *2 cucharadas de harina de trigo*
· *2 cucharadas de leche entera*

Elaboración:
Poner en un frasco todos los ingredientes y mezclar bien. Echar primero la miel, después la harina, remover bien y agregar la leche, sin dejar de remover hasta que se haga una pasta homogénea. Una vez hecha esta pasta, la mascarilla está lista para ser aplicada.

Uso:
El tratamiento consiste en aplicar la mezcla sobre las arrugas de cara y cuello una vez a la semana o cada 5 días. Con las yemas de los dedos empapadas en la mascarilla, se realizan suaves movimientos circulares, se deja actuar durante 25-30 minutos y se lava con abundante agua tibia.

Nota:
Se le pueden agregar 2-3 gotas de esencia de rosa o de incienso.

> *Mascarilla antiarrugas de miel, harina*
> *de cebada, leche y esencia de menta o de rosa*

Ingredientes:

· *2 cucharadas de miel diluida de milflores*
  o de azahar
· *2 cucharadas de harina fina de cebada*
· *2 cucharadas de leche entera*
· *2 o 3 gotas de esencia de menta o de rosa*

Elaboración:

Poner en un frasco la miel con la harina, remover
bien, agregar la leche y las gotas de esencia. Remo-
ver bien la mezcla hasta homogeneizar la pasta,
momento en que queda lista para ser utilizada.

Uso:

El tratamiento consiste en aplicar la mezcla sobre
las arrugas de cara y cuello cada 5-7 días. Con las
yemas de los dedos empapadas en la mascarilla, se
describen suaves movimientos circulares, luego se
deja actuar durante 20-25 minutos y se aclara con
abundante agua tibia.

> *Mascarilla antiarrugas de miel,*
> *caqui y aguacate*

Ingredientes:

· *2 cucharadas de miel milflores o de azahar*
· *2 cucharadas de pulpa de caqui hecha puré*
· *2 cucharadas de pulpa de aguacate hecha puré*

Elaboración:
Poner los ingredientes en un frasco y remover bien la mezcla hasta formar una pasta homogeneizada, lista para ser usada.

Uso:
El tratamiento consiste en aplicar la mezcla sobre las arrugas de cara y cuello una vez a la semana. Con las yemas de los dedos empapadas en la mascarilla, se realizan suaves movimientos circulares, luego se deja actuar durante 20-25 minutos y después se aclara con abundante agua tibia.

> *Mascarilla antiarrugas de tomate y yogur*
Ingredientes:
· *1 tomate pequeño*
  (dos cucharadas de pulpa hecha puré)
· *2 cucharaditas de yogur*

Elaboración:
Poner en un frasco el tomate y el yogur, y remover bien la mezcla hasta que quede homogeneizada, lista para ser aplicada.

Uso:
El tratamiento consiste en aplicar la mezcla sobre las arrugas de cara y cuello una vez a la semana. Con las yemas de los dedos empapadas en la mascarilla, se realizan suaves movimientos circulares,

luego se deja actuar durante 10-15 minutos y después se aclara con abundante agua tibia.

> ### Mascarilla antiarrugas de miel, tomate y arcilla

Ingredientes:
- *1 cucharada de miel de milflores diluida*
- *3 cucharadas soperas de pulpa de tomate hecha puré*
- *1 cucharada de arcilla fina*

Elaboración:
Poner en un frasco el tomate y la miel, remover bien y agregar la arcilla hasta que la mezcla quede homogeneizada, lista para ser aplicada.

Uso:
El tratamiento consiste en aplicar la mezcla sobre las partes afectadas de la cara una vez a la semana. La aplicación se realiza con las yemas de los dedos empapadas en la mascarilla, con suaves movimientos circulares y dando golpecitos sobre las arrugas; a continuación, se deja actuar durante 15-20 minutos y después se aclara con agua tibia.

> Mascarilla antiarrugas de miel, huevo y centeno

Ingredientes:
· 1 cucharadita de miel de azahar o de milflores
· 2 cucharaditas de harina de centeno
· 1 yema de huevo fresco

Elaboración:
Poner en un frasco la harina, la miel y la yema y remover bien hasta hacer que quede todo hecho una pasta, lista para ser utilizada.

Uso:
El tratamiento consiste en aplicar la mezcla sobre las arrugas una vez a la semana. Con las yemas de los dedos empapadas en la mascarilla, dar golpecitos y dejar actuar durante 20-25 minutos. Después, aclarar con abundante agua tibia.

Nota:
Para saber si es fresco, se pone el huevo cubierto con agua tibia y si está tumbado es fresco, si queda medio tumbado es semifresco y si se queda de pie no se debe usar.

> *Mascarilla antiarrugas de miel, huevo y aceite de oliva. Indicado para combatir las arrugas y los pliegues del cuello*

Ingredientes:

· *30 g de miel líquida*
· *30 g de aceite de oliva de primera presión en frío de menos de 1°*
· *2 yemas de huevo*

Elaboración:

Poner en un frasco todos los ingredientes y remover bien hasta hacer una mezcla homogénea; después tapar y guardar en la nevera (dejar reposar 24 horas).

Uso:

Al aplicarse este remedio, se debe procurar no estirar ni pellizcar la piel del cuello, sino dar un suave masaje, golpecitos suaves desde la base del cuello hasta la barbilla o también desde la parte alta del pecho. Una vez que se ha masajeado bien la crema sobre el cuello, se deja reposar unos 20 minutos y después se elimina el sobrante. Este remedio se aplica una vez al día, por la noche, hasta que se normalicen los efectos de las arrugas.

> *Mascarilla antiarrugas antienvejecimiento*
> *de yogur, miel y levadura de cerveza y limón*

Ingredientes:

· *1 cucharada sopera bien colmada*
  de yogur natural Bio
· *1 cucharita de postre bien colmada*
  de levadura de cerveza
· *1 cucharita de postre de miel*
· *10 gotas de limón*

Elaboración:
Se mezcla todo en un bol y se aplica con brocha o espátula por toda la piel de la cara y cuello hasta el escote, incluido el canalillo, zona donde aparecen las primeras señales de envejecimiento de la piel.

Uso:
Hay que aplicarla por la noche, antes de acostarse. En otra hora del día no surge el mismo efecto, ya que la piel solo se nutre de noche. Se mantiene 25 minutos y se retira con agua tibia de manantial o en su defecto agua mineral. Esta mascarilla se puede aplicar diariamente; con un mínimo de tan solo 9 días los resultados son asombrosos. Es recomendable tomar al mismo tiempo, en el desayuno, un yogur con una cucharada de levadura de cerveza y miel.

Nota:
Posiblemente estemos ante la mascarilla más eficaz para prevenir las arrugas y el envejecimiento

de la piel. Sirve para cualquier tipo de piel, pero muy especialmente para pieles secas, laceradas, envejecidas por el sol o por cualquier otro elemento contaminante como la polución, el viento frío, etc. Probablemente tenga razón el grupo de científicos que demostraron que las pieles mejor conservadas del planeta son las de los esquimales y las de las monjas de clausura. Las primeras, porque deben protegerse con grasa de foca para soportar el frío intenso y el viento, si no se cuartearían por la sequedad del ambiente. Y las segundas, porque están protegidas por su vida en clausura, libres de estar expuestas a agentes envejecedores como el sol y los contaminantes ambientales.

Los aceites antiarrugas

1. Aceites que se emplean en aplicaciones para pieles secas y arrugas con los siguientes ingredientes: aceite de aguacate, de almendra, albaricoque, oliva, jojoba, girasol, maíz, bálsamo, germen de trigo, avellana, cacahuete, colza, ricino y melocotón.
2. Por último, el aceite de coco (copra) es simplemente una grasa de color blanco que, para que resulte fluida, se tiene que poner al calor.
3. Las aplicaciones de estos aceites se hacen 3-4 días por semana, 1-2 veces al día, dando suaves masajes sobre las zonas afectadas de la piel. Se deja actuar el aceite sobre la piel unos 15-20 minutos y, después, se retira con agua tibia.

4. Es importante cambiar de aceites cada 1-2 meses para que la piel no se habitúe a un aceite determinado.

Los aceites antiarrugas con esencias

1. Estos aceites con esencias son uno de los mejores productos para combatir las arrugas y retrasar su aparición; están especialmente indicados para las pieles resecas y maduras.
2. Véase en la parte donde se ponen las esencias el cuidado que se debe tener con ellas, por si se es alérgico a alguna. Entre la precauciones que hay que tomar, está la de poner en el antebrazo una gota de esencia y frotar con ella la piel; al cabo de 1-2 horas, o antes, ver si la piel sufre alguna reacción como ponerse roja o presentar algún sarpullido... en ese caso, mejor no emplear esa esencia.

Nota:
Cuando se utilizan aceites esenciales es recomendable realizar una prueba para comprobar el grado de tolerancia de nuestra piel, especialmente si esta es sensible.

> *Aceite de almendra dulce para pieles secas*

Ingredientes:

· *200 ml de aceite de almendra dulce en un botellín*

Aplicación:

Se aplica una vez al día en lociones faciales (cara y cuello), así como en manos y pies. Se ponen unas gotas del aceite en las yemas de los dedos y se dan suaves fricciones sobre las partes afectadas de la piel. Luego se deja actuar unos minutos (20-25) y se lava con agua tibia. Para las manos, los codos y los pies, se vierten unas gotas del aceite sobre las zonas afectadas y se dan fricciones suaves por toda la zona, se deja actuar durante 20 minutos y después se lava con agua tibia. También se alternan un día sí y otro no; pero es mejor aplicarlas todos los días, bien por la mañana o por la noche.

> *Aceite de aguacate para pieles secas*

Ingredientes:

· *200 ml de aceite de aguacate en un botellín*

Aplicación:

El tratamiento consiste en aplicar una loción facial al día (cara y cuello), vertiendo unas gotas del aceite en las yemas de los dedos y dando suaves fricciones sobre la piel afectada; a continuación, esperar 3 minutos y dejar actuar durante 15-20 minutos, para luego lavar con agua tibia. Este mismo tratamiento se aplica también a brazos, codos, pies y rodillas. Se dan suaves masajes con el aceite sobre las partes de la piel seca, se deja actuar durante 20 minutos y después se lava con agua tibia.

> *Aceite de albaricoque para pieles secas*
Ingredientes:
· *200 ml de aceite de albaricoque en un botellín*

Aplicación:
El tratamiento consiste en aplicar una loción facial al día por la mañana o por la noche en cara y cuello, vertiendo unas gotas del aceite en las yemas de los dedos y dando con estas unas suaves fricciones sobre la piel afectada: se esperan 3 minutos y se deja actuar durante otros 20 minutos, para luego aclarar con agua tibia. Este mismo tratamiento se aplica también a brazos, codos, pies y rodillas. Se realizan suaves masajes con el aceite sobre las partes de la piel seca; luego se deja actuar durante 20 minutos y, por último, se elimina con agua tibia.

> *Aceite de girasol para pieles secas*
Ingredientes:
· *250 ml de aceite de girasol en un botellín*

Aplicación:
El tratamiento consiste en aplicar una loción facial al día por la mañana o por la noche en cara y cuello, vertiendo unas gotas del aceite en las yemas de los dedos y dando con estas unas suaves fricciones sobre la piel afectada durante 3 minutos. Se deja actuar durante 30 minutos, para luego aclarar con agua tibia. Este mismo tratamiento se aplica también a brazos, codos, pies y rodillas. Se dan masajes suaves con el aceite sobre las partes de la piel seca, se deja actuar durante 20-30 minutos y después se aclara con agua tibia.

> *Aceite de oliva para pieles secas*
Ingredientes:
· *250 ml de aceite puro de oliva virgen de primera presión en frío de menos de 1° en un botellín*

Aplicación:
El tratamiento consiste en aplicar una loción facial al día (cara y cuello), vertiendo unas gotas del aceite en las yemas de los dedos y dando con estas unas suaves fricciones sobre la piel afectada: se esperan 3 minutos y se deja actuar durante 20 minutos, para luego aclarar el cutis con agua tibia. Este mismo tratamiento se aplica también a brazos, codos, pies y rodillas. Se dan suaves masajes con el aceite sobre las partes de la piel seca, se deja

actuar durante 20 minutos y después se aclara con agua tibia.

> **Aceite de maíz para pieles secas**
Ingredientes:
· *250 ml de aceite de maíz de 0,2° en un botellín*

Aplicación:
El tratamiento consiste en aplicar una loción facial al día (cara y cuello), vertiendo unas gotas del aceite en las yemas de los dedos y dando con estas unas suaves fricciones sobre la piel afectada: se esperan 3 minutos y se deja actuar durante 20 minutos, para luego aclarar el cutis con agua tibia. Este mismo tratamiento se aplica también a brazos, codos, pies y rodillas. Se dan masajes suaves con el aceite sobre las partes de la piel seca, se deja actuar durante 25-30 minutos y después se lava con agua tibia.

> **Aceite de melocotón para pieles secas**
Ingredientes:
· *200 ml de aceite de melocotón en un botellín*

Aplicación:
El tratamiento consiste en aplicar una loción facial al día (cara y cuello), vertiendo unas gotas del aceite en las yemas de los dedos y dando con estas

unas suaves fricciones sobre la piel afectada: se esperan 3 minutos y después se deja actuar durante 20-25 minutos, para luego aclarar con agua tibia. En el caso de brazos, codos, pies y rodillas, se dan masajes suaves con el aceite sobre las partes de la piel seca y se deja actuar durante 20 minutos. Después se aclara con agua tibia.

> Aceite de coco para pieles secas

Ingredientes:
· 200 ml de aceite de coco en un frasco (se suele derretir con solo darle un poco de calor)

Aplicación:
El tratamiento consiste en aplicar una loción facial al día (cara y cuello), vertiendo unas gotas del cremoso aceite de coco en las yemas de los dedos y dando con estas unas suaves fricciones sobre la piel afectada. Se esperan 3 minutos y se deja actuar durante otros 20 minutos. Después se lava con agua tibia. En el caso de brazos, codos, pies y rodillas, se dan masajes suaves con el aceite sobre las partes de la piel seca. Se deja actuar durante 15-20 minutos y después se lava con agua tibia.

> Aceite de soja para pieles secas

Ingredientes:
· 250 ml de aceite de soja en un botellín

Aplicación:

El tratamiento consiste en aplicar una loción facial 2-3 días a la semana, vertiendo unas gotas del aceite en las yemas de los dedos y dando unas suaves fricciones sobre la piel afectada, durante 3 minutos. Se deja actuar durante 20 minutos y se lava con agua tibia. En el caso de brazos, codos, pies y rodillas, los masajes que se dan son suaves y se deja actuar durante 20 minutos para luego lavar con agua tibia.

> **Aceite de ricino para pieles secas**

Ingredientes:

· *200 ml de aceite refinado de ricino en un botellín*

Aplicación:

Se emplea para baños corporales que se realizan 1-2 veces a la semana. Se prepara el agua caliente o templada en la bañera, se vierten 1-2 cucharadas del aceite de ricino y se remueve hasta que se disperse en gran cantidad de gotas que se extienden por todo el agua, quedando todo listo para tomar el baño. Este, que debe durar 20-30 minutos, también se puede tomar con agua fría, aunque es mejor que esté al menos templada.

> Aceite de avellana para pieles secas

Ingredientes:
· 250 ml de aceite de avellana en un botellín

Aplicación:
El tratamiento es para lociones faciales (cara y cuello) y se hace vertiendo sobre las yemas de los dedos unas gotas de aceite, que se aplica dando suaves fricciones durante 3-4 minutos sobre las partes de la piel afectada por el mal. Se deja actuar durante unos 20-30 minutos y después se lava con agua tibia. Para los codos, brazos, rodillas y piernas, se realiza un suave masaje vertiendo en las manos unas gotas del aceite. Seguidamente, se deja actuar durante 20-30 minutos y después se lava con agua tibia.

> Aceite de cacahuete para pieles secas

Ingredientes:
· 250 ml de aceite de cacahuete en un botellín

Aplicación:
El tratamiento se realiza con la aplicación de una loción facial al día. Esta se aplica sobre la piel afectada de cara y cuello, vertiendo sobre las yemas de los dedos unas gotas de aceite y dando con ellas suaves fricciones durante 3-4 minutos. Se deja actuar durante unos 20-30 minutos y después se lava con agua tibia. Para los codos, brazos, rodillas y piernas, se realiza un suave masaje vertiendo en las manos

unas gotas del aceite; al poco rato se deja actuar durante 20 minutos y después se lava con agua tibia.

> **Aceite de jojoba para pieles secas**
Ingredientes:
· 200 ml de aceite de jojoba en un botellín

Aplicación:
El tratamiento se realiza con una loción facial al día, por la mañana o la noche. Esta se aplica sobre la piel afectada de cara y cuello, vertiendo sobre las yemas de los dedos unas gotas de aceite y dando con ellas suaves fricciones durante 3-4 minutos; se deja actuar durante unos 15-20 minutos y después se lava con agua tibia. Para los codos, brazos, rodillas y piernas, se realiza un suave masaje vertiendo en las manos unas gotas del aceite; luego se deja actuar durante 15-25 minutos y se lava con agua tibia.

> **Aceite de sésamo para pieles secas**
Ingredientes:
· 200 ml de aceite de sésamo en un botellín

Aplicación:
El tratamiento consiste en aplicar una loción sobre las partes afectadas del cuello y la cara. Esta loción se aplica vertiendo unas gotas del aceite en las yemas de los dedos y dando suaves fricciones sobre

la piel durante 3 minutos: se deja actuar durante
15-20 minutos y se lava con agua tibia. Para los
brazos, codos, piernas y rodillas, se realizan suaves
masajes con el aceite sobre las partes de la piel seca,
luego se deja durante 20 minutos y después se lava
con agua tibia.

> *Aceite de germen de trigo para pieles secas*
Ingredientes:
· *250 ml de aceite de germen de trigo*
  en un botellín

Aplicación:
El tratamiento consiste en aplicar una loción fa-
cial al día (cara y cuello), vertiendo unas gotas del
aceite en las yemas de los dedos y dando unas fric-
ciones suaves sobre la piel afectada durante 3 mi-
nutos; luego, se deja actuar durante 15-20 minutos
y después se lava con agua tibia. Para los brazos,
codos, piernas y rodillas, se dan masajes suaves con
el aceite sobre las partes de la piel seca; se deja ac-
tuar durante 15-25 minutos y después se lava con
agua tibia.

> *Aceite antiarrugas de melocotón*
  y albaricoque

Ingredientes:
· *50 ml (5 cucharadas) de aceite de melocotón*
· *50 ml (5 cucharadas) de aceite de albaricoque*

Elaboración:
Poner en un botellín la mitad del aceite de melocotón, agregar el aceite de albaricoque y hacer rodar el botellín sobre una mesa con la palma de la mano como si fuese un rodillo durante unos minutos, para que quede bien la mezcla.

Uso:
El tratamiento consiste en aplicar este aceite dos veces al día, cuando aparecen pequeñas arrugas en la piel de cara y cuello. Estas aplicaciones se hacen una vez por la mañana y otra por la noche, antes de acostarse. Se aplica el aceite con suavidad sobre las partes afectadas de la piel y se deja actuar 20-25 minutos. En el caso de ciertas pieles se suele reducir el tiempo a 15 minutos. Después se lava con agua tibia.

> *Aceite de jojoba y aguacate*

Ingredientes:
· *50 ml (5 cucharadas) de aceite de jojoba*
· *50 ml (5 cucharadas) de aceite de aguacate*

Elaboración:
Poner en un frasco el aceite de jojoba y el de aguacate, remover con una cucharilla, cerrar bien y listo.

Uso:
El tratamiento se aplica 2 veces al día. Se masajean suavemente con este aceite las partes de cara y cuello con arrugas incipientes. Estas aplicaciones se deben realizar 2 veces al día, mañana y noche, antes de acostarse. El aceite se deja actuar durante 20 minutos y después se lava el cutis con agua tibia.

> **Aceite de avellana, albaricoque y aguacate**
Ingredientes:
· *40 ml (4 cucharadas) de aceite de avellana*
· *30 ml (3 cucharadas) de aceite de albaricoque*
· *30 ml (3 cucharadas) de aceite de aguacate*

Elaboración:
Poner los aceites en un frasco y remover con una cucharilla para que se mezclen bien. Una vez hecha la mezcla, cerrar el frasco y listo.

Uso:
El tratamiento consiste en aplicar suavemente este aceite 2 veces al día sobre las partes de la piel de la cara y el cuello afectadas por las arrugas. Estas aplicaciones se hacen una por la mañana y otra por

la noche, antes de acostarse. Se dejan actuar durante unos 20 minutos y después se aclara el cutis con agua tibia.

Nota:
Es uno de los mejores aceites compuestos para retrasar y atenuar las arrugas.

> ## Aceite antiarrugas de almendra dulce y jojoba

Ingredientes:
· *50 ml (5 cucharadas) de aceite de almendra dulce*
· *50 ml (5 cucharadas) de aceite de jojoba*

Elaboración:
Poner la mitad del aceite de almendra en un frasco, añadir la otra mitad del aceite de jojoba, volver a agregar la otra mitad del aceite de almendra y, al final, el resto del aceite de jojoba. Cerrar bien el frasco y hacerlo rodar sobre una mesa con la palma de la mano como si de un rodillo se tratara durante unos minutos, para que quede bien mezclado. Una vez hecho esto, está listo para ser utilizado.

Uso:
El tratamiento se debe aplicar 2 veces al día, una por la mañana y otra por la noche antes de acos-

tarse, cuando empiezan a aparecer las arrugas. Se aplica con suavidad sobre la cara y el cuello, se deja actuar 20 minutos y se lava con agua tibia.

> **Aceite antiarrugas de oliva virgen y de girasol**

Ingredientes:
· 50 ml (5 cucharadas) de aceite de oliva virgen de primera presión en frío de menos de 1°
· 50 ml (5 cucharadas) de aceite de girasol de 0,2°

Elaboración:
Poner en un frasco la mitad del aceite de oliva, añadir la mitad del aceite de girasol, volver a agregar la otra mitad del aceite de oliva y, al final, el resto del aceite de girasol. Cerrar bien el botellín, hacerlo rodar sobre una mesa con la palma de la mano como si fuese un rodillo durante unos minutos, para que quede bien mezclado y, una vez hecho esto, queda listo para ser utilizado.

Uso:
El tratamiento se debe aplicar suavemente 2 veces al día, una por la mañana y otra por la noche antes de acostarse, cuando las arrugas empiezan a aparecer en la cara y el cuello. Se deja actuar 20 minutos y se lava con agua tibia.

> Aceite antiarrugas de albaricoque y almendra dulce

Ingredientes:
· *50 ml (5 cucharadas) de aceite de albaricoque*
· *50 ml (5 cucharadas) de aceite de almendra dulce*

Elaboración:
Poner en un frasco la mitad del aceite de albaricoque, añadir la mitad del aceite de almendra, volver a agregar la otra mitad del albaricoque y, al final, el resto del aceite de almendra. Cerrar bien el botellín, hacerlo rodar sobre una mesa con la palma de la mano como si fuese un rodillo durante unos minutos, para que quede todo bien mezclado y, una vez hecho esto, queda listo para ser utilizado.

Uso:
El tratamiento consiste en aplicar el aceite nada más empiece a notarse alguna arruga en la piel del cuello y la cara. Se aplica suavemente 2 veces al día, por la mañana y por la noche, antes de acostarse. Luego se deja actuar 20 minutos y se lava con agua tibia.

Nota:
También se aplica el aceite de albaricoque solo sobre las arrugas, pero es más efectivo mezclado con el aceite de almendras, sobre todo en algunas pieles, debido al envejecimiento prematuro.

> Aceite antiarrugas de germen de trigo, almendra dulce y jojoba

Ingredientes:

· 60 ml (6 cucharadas) de aceite de germen de trigo
· 20 ml (2 cucharadas) de aceite de almendra dulce
· 20 ml (2 cucharadas) de aceite de jojoba

Elaboración:
Poner en un frasco los aceites, remover bien con una cucharilla y, hecho esto, cerrar el frasco. El aceite queda listo para ser aplicado.

Uso:
El tratamiento consiste en aplicar suavemente este aceite 2 veces al día, una por la mañana y otra por la noche antes de acostarse; si solo se aplica una vez al día, debe ser por la noche. Luego se deja actuar 20 minutos y se lava con agua tibia.

> Aceite de germen de trigo y miel

Ingredientes:

· 100 ml (10 cucharadas) de aceite de germen de trigo
· 3 cucharadas de miel diluida de azahar o de milflores

Elaboración:
Poner en un frasco el aceite y la miel, remover hasta que la mezcla quede bien hecha, cerrar el frasco y listo.

Uso:
Aplicar suavemente el aceite 2 veces al día, una por la mañana y otra por la noche, sobre las partes afectadas de la piel de la cara y el cuello. Luego se deja actuar 20 minutos y se lava con agua tibia.

> **Aceite de almendra dulce con esencia de ylang-ylang y sándalo para pieles secas e irritadas**

Ingredientes:
· *100 ml de aceite de almendra dulce*
· *20 gotas de esencia de ylang-ylang*
· *10 gotas de esencia de sándalo*

Elaboración:
Poner en un frasco la mitad del aceite y agregar las gotas de esencia. Se cierra bien el frasco, se hace rodar sobre una mesa con la palma de la mano como si fuese un rodillo, durante unos minutos, para que quede bien mezclado y, hecho esto, queda listo para su uso.

Uso:
Se emplea lo mismo en baños corporales que en lociones faciales de cutis y cuello. Indicado para pieles secas o irritadas.

Aplicación:
Aplicar 1-2 lociones a la semana sobre la piel del cutis y el cuello, dando unas suaves fricciones circulares con las yemas de los dedos empapadas en este aceite. Luego se deja actuar durante 20-25 minutos y después se lava con agua tibia. Esta aplicación, según algunas mujeres, les da mejor resultado. Para los baños corporales, se vierten 2 cucharadas soperas del aceite preparado en el agua caliente o templada, se remueve bien la mezcla y se toma el baño durante unos 15-20 minutos.

> **Aceite de girasol con esencia de geranio, rosa y sándalo para pieles secas e irritadas**
Ingredientes:
· *100 ml de aceite de girasol de 0,2°*
· *10 gotas de esencia de geranio*
· *10 gotas de esencia de rosa*
· *5 gotas de esencia de sándalo*

Elaboración:
Poner en un frasco la mitad del aceite, agregar las gotas de esencia y añadir la otra mitad del

aceite. Cerrar el frasco y ponerlo a rodar en una mesa con la palma de la mano, como si fuese un rodillo, durante unos minutos para homogeneizar el aceite con las esencias. Una vez homogeneizado el aceite con las esencias, queda listo para ser utilizado.

Uso:
Se emplea lo mismo en baños corporales que en lociones faciales del cutis y el cuello. Indicado para pieles secas e irritadas.

Aplicación:
El tratamiento consiste en aplicar este aceite esencial 1-2 veces por semana sobre la piel del cutis y el cuello, con las yemas de los dedos, dando unas suaves fricciones circulares sobre la cara y el cuello, durante un par de minutos. Se deja actuar durante 20-25 minutos y después se lava con agua tibia. Esta aplicación, según algunas mujeres, les da mejor resultado. Para los baños corporales, se vierten 2-3 cucharadas (unos 30 g) soperas del aceite preparado en el agua caliente o templada, se remueve bien y se toma el baño durante unos 20-25 minutos. Estos baños se toman 1-2 veces a la semana, hasta la recuperación vitalizante de la piel.

> *Aceite de aguacate con esencia de rosa*
  y pachulí para pieles secas y agrietadas

Ingredientes:
· *100 ml de aceite de aguacate o de oliva virgen*
  de primera presión en frío de menos de 1°
· *15 gotas de esencia de rosa*
· *15 gotas de esencia de pachulí*

Elaboración:
Poner en un botellín la mitad del aceite, agregar
las gotas de esencia y añadir la otra mitad del acei-
te, cerrar el botellín y ponerlo a rodar en una mesa
con la palma de la mano como si fuese un rodillo
durante unos minutos para homogeneizar el aceite
con las esencias. Una vez homogeneizado el acei-
te con las esencias, queda listo para ser utilizado.

Uso:
Se emplea como nutriente para las pieles secas o
agrietadas; también en lociones faciales de la piel
de cara y cuello. De la misma manera, nutre la
piel seca del cuerpo con los baños corporales.

Aplicación:
El tratamiento consiste en aplicar este aceite com-
puesto esencial, en 2-3 días a la semana, en lociones
sobre la piel afectada por la sequedad y las grietas.
Esta loción se aplica con las yemas de los dedos.

> Aceite de oliva virgen con esencia de rosa y espliego para pieles secas y avejentadas

Ingredientes:
· 100 ml de aceite de oliva virgen de 0,4° o de avellana de 1°
· 20 gotas de esencia de rosa
· 20 gotas de esencia de espliego

Elaboración:
Poner en un botellín la mitad del aceite, agregar las gotas de esencia, añadir el resto del aceite, cerrar bien el frasco y poner a rodar sobre una mesa con la palma de la mano como si fuese un rodillo, durante unos minutos. Una vez homogeneizada, la mezcla queda lista para usarse.

Uso:
Se emplea como nutriente para la piel seca y avejentada. También se usa en lociones faciales de la piel de cara y cuello, y en baños corporales.

Aplicación:
El tratamiento para el cutis y el cuello seco consiste en aplicar 2 días a la semana este aceite preparado con las yemas de los dedos, haciendo fricciones circulares con el aceite sobre la piel del cutis con suavidad y, en el caso del cuello, se hace desde el escote hacia la barbilla. Luego se deja actuar durante unos 20 minutos y se lava con agua tibia. Para los baños corporales, se vierten en el agua

caliente o templada 2 cucharadas del aceite preparado, se remueve con el agua y se toma el baño corporal una vez a la semana.

> **Aceite de jojoba con esencia de sándalo
  y palmarrosa o jazmín para pieles secas**

Ingredientes:
· *100 ml de aceite de jojoba o almendras dulces*
· *20 gotas de aceite de sándalo*
· *10 gotas de esencia de palmarrosa o jazmín*

Elaboración:
Poner en un botellín la mitad del aceite, agregar las gotas de esencia y añadir la otra mitad del aceite, cerrar bien el botellín y ponerlo a rodar sobre una mesa como si fuera un rodillo, durante unos minutos, para homogeneizar el aceite con las esencias. Una vez homogeneizada, la mezcla queda lista para ser aplicada.

Uso:
Se emplea para las pieles secas y agrietadas, en baños corporales y en lociones faciales de cutis, y cuello.

Aplicación:
El tratamiento para la piel seca del cutis consiste en hacer unas fricciones suaves con las yemas de los dedos empapadas en el aceite esencial compuesto.

Sobre la piel del cutis y el cuello, se realiza un suave masaje desde el escote hacia la barbilla, luego se deja actuar durante unos 20-25 minutos y se lava con agua tibia. Para los baños corporales, se vierten 2-3 cucharadas de este aceite esencial compuesto sobre el agua caliente o templada, se remueve y se toma el baño corporal durante unos 20-30 minutos. Las lociones se hacen 2-3 semanales, y los baños, 1-2 por semana.

> *Aceite de bálsamo con esencia de sándalo, geranio y rosa para pieles secas*

Ingredientes:
· *100 ml de aceite de bálsamo o de almendra dulce*
· *15 gotas de esencia de sándalo*
· *10 gotas de esencia de geranio*
· *8 gotas de esencia de rosa*

Elaboración:
Poner en un botellín la mitad del aceite y agregar las esencias, añadir la otra mitad del aceite, cerrar el botellín y ponerlo a rodar sobre la mesa con la palma de la mano como si fuera un rodillo, durante unos minutos, hasta que se homogeneice el aceite con las esencias. Así, queda listo para ser aplicado.

Uso:
Se emplea para los tratamientos de la piel seca del cutis y del cuello, así como para los baños corporales, para nutrir la piel seca del cuerpo.

Aplicación:
El tratamiento consiste en aplicar ese aceite esencial compuesto sobre la piel seca del cutis y el cuello 2-3 veces a la semana. Con las puntas de las yemas de los dedos, se aplica esta loción dando fricciones suaves sobre el cutis seco de la cara durante 2-3 minutos. Y, sobre el cuello, se hace desde el escote hasta la barbilla. Se deja actuar durante unos 20 minutos y se lava con agua tibia. El baño corporal se prepara vertiendo sobre el agua caliente o templada (también se puede hacer con agua fría, pero mejor con templada) 2-3 cucharadas del aceite compuesto esencial.

> ***Aceite de germen de trigo con esencia de sándalo y rosa o jazmín para pieles secas y agrietadas***

Ingredientes:
· *100 ml de aceite de germen de trigo o de aguacate*
· *25 gotas de esencia de sándalo*
· *20 gotas de esencia de rosa o jazmín*

Elaboración:

Poner en un botellín la mitad del aceite y agregar las esencias, añadir la otra mitad del aceite, cerrar el botellín y ponerlo a rodar sobre la mesa con la palma de la mano como si fuera un rodillo, durante unos minutos. Una vez homogeneizado, queda listo para su aplicación.

Uso:

Se emplea como revitalizante y nutritivo de las pieles secas y agrietadas, y se usa también en lociones faciales del cutis y del cuello, así como para baños corporales.

Aplicación:

El tratamiento consiste en aplicar ese aceite esencial compuesto sobre la piel seca del cutis y el cuello 2-3 veces a la semana. Con las puntas de las yemas de los dedos empapadas en el aceite, se aplica dando suaves fricciones sobre el cutis seco de la cara y el cuello durante 2-3 minutos. Después se deja actuar el aceite durante unos 15-20 minutos y se lava con agua tibia. Estas aplicaciones es preferible hacerlas por la noche. Los baños corporales se hacen vertiendo 2 cucharadas del aceite preparado sobre el agua caliente o templada del baño, se remueve la mezcla y queda lista para el baño, que se toma 1-2 veces a la semana (generalmente, una vez).

> Aceite de maíz con esencia de ylang-ylang e incienso para pieles secas y avejentadas

Ingredientes:
· 100 ml de aceite de maíz o de girasol
· 30 gotas de esencia de ylang-ylang
· 20 gotas de esencia de incienso

Elaboración:
Poner en un botellín la mitad del aceite y agregar las esencias, añadir la otra mitad del aceite, cerrar el botellín y ponerlo a rodar sobre una mesa con la palma de la mano como si fuera un rodillo, durante unos minutos. Una vez homogeneizado, queda listo para su uso.

Uso:
Se emplea para las pieles secas y envejecidas, en lociones faciales de cara y cuello, así como en baños corporales.

Aplicación:
El tratamiento consiste en aplicar este aceite preparado sobre la cara y el cuello 1-2 veces por semana. Con las yemas de los dedos empapadas en el aceite compuesto esencial, se aplica esta loción dando fricciones suaves sobre el cutis seco de cara y cuello durante 2-3 minutos. A continuación, se deja actuar el aceite durante unos 20 minutos y se lava con agua tibia. Los baños corporales se hacen vertiendo 2 cucharadas del aceite preparado so-

bre el agua caliente o templada de la bañera, y se remueve la mezcla hasta que queda lista para el baño, que se toma una vez a la semana.

> **Aceite de albaricoque con esencia de sándalo y palo de rosa (aniba rosaeadora) *para pieles secas y avejentadas***

Ingredientes:
· *100 g de aceite de albaricoque o de almendra dulce*
· *35 gotas de esencia de sándalo*
· *15 gotas de esencia de palo de rosa*

Elaboración:
Poner en un botellín la mitad del aceite y agregar las esencias, añadir la otra mitad del aceite, cerrar el botellín y ponerlo a rodar sobre una mesa con la palma de la mano como si fuera un rodillo, durante unos minutos. Una vez homogeneizado, queda listo para ser aplicado.

Uso:
Se emplea para activar y regenerar las pieles secas y avejentadas, en lociones de cara y cuello, así como en baños corporales.

Aplicación:
El tratamiento consiste en aplicar este aceite preparado sobre la cara y el cuello 1-2 veces por se-

mana. Con las yemas de los dedos empapadas en el aceite compuesto esencial, se aplica esta loción dando fricciones suaves sobre el cutis seco de la cara y el cuello durante 2 minutos. Se deja actuar durante unos 20-25 minutos y después se lava con agua tibia. Los baños corporales se hacen vertiendo 2 cucharadas del aceite preparado sobre el agua caliente o templada del baño. Luego se remueve la mezcla hasta que queda lista para el baño, que durará unos 20-30 minutos.

> **Aceite de avellana con esencia de espliego, rosa y geranio para pieles secas y agrietadas**

Ingredientes:
· *100 ml de aceite de avellana
  o de germen de trigo*
· *20 gotas de esencia de espliego*
· *10 gotas de esencia de rosa*
· *15 gotas de esencia de geranio*

Elaboración:
Poner en un botellín la mitad del aceite y agregar las esencias, añadir la otra mitad del aceite, cerrar el botellín y ponerlo a rodar sobre una mesa con la palma de la mano como si fuera un rodillo, durante unos minutos. Una vez homogeneizado, queda listo para ser aplicado.

Uso:
Se emplea para las pieles secas y agrietadas, en lociones para la cara y el cuello, así como en baños corporales.

Aplicación:
El tratamiento consiste en aplicar este aceite preparado sobre la cara y el cuello 1-2 veces por semana. Con las yemas de los dedos empapadas en el aceite compuesto esencial, se aplica esta loción dando fricciones suaves sobre el cutis seco de la cara y el cuello durante 2-3 minutos. Luego se deja actuar durante unos 20-25 minutos y se lava con agua tibia. Los baños corporales se hacen vertiendo 2 cucharadas del aceite preparado sobre el agua caliente o templada de la bañera, luego se remueve la mezcla hasta que quede lista para el baño, que se tomará 1-2 veces a la semana.

> **Aceite de albaricoque con esencia de palmarrosa o rosa para pieles secas, avejentadas e irritadas**
Ingredientes:
· *100 ml de aceite de albaricoque o de maíz*
· *50 gotas de esencia de palmarrosa o de rosa*

Elaboración:
Poner en un botellín la mitad del aceite y agregar las esencias, añadir la otra mitad del aceite, cerrar

el botellín y ponerlo a rodar sobre una mesa con la palma de la mano como si fuera un rodillo, durante unos minutos. Una vez homogeneizado, guardar en un lugar fresco. Queda listo para su uso.

Uso:
Se emplea para las pieles secas, irritadas y avejentadas. En lociones y baños corporales.

Aplicación:
El tratamiento se aplica 2-3 días a la semana sobre la piel seca, avejentada o irritada de la cara y del cuello. Este aceite se aplica con las yemas de los dedos, haciendo unas fricciones circulares de 2-3 minutos sobre la piel afectada de la cara o el cuello. Se deja actuar durante unos 20-25 minutos y después se lava con agua tibia. Para preparar el baño corporal, se vierten 2-3 cucharadas del aceite preparado sobre el agua caliente o templada, luego se remueve hasta que la mezcla queda lista para el baño, que suele durar 20-30 minutos.

> *Aceite de avellana con esencia de sándalo o jazmín para pieles secas y avejentadas*
Ingredientes:
· *100 ml de aceite de avellana o de almendra dulce*
· *50 gotas de esencia de sándalo o de jazmín*

Elaboración:
Poner en un botellín la mitad del aceite y agregar las esencias, añadir la otra mitad del aceite, cerrar el botellín y ponerlo a rodar sobre una mesa con la palma de la mano como si fuera un rodillo, durante unos minutos. Una vez homogeneizado, queda listo para su uso.

Uso:
Se emplea para las pieles secas y avejentadas, en lociones corporales y en baños.

Aplicación:
El tratamiento consiste en aplicar una loción al día 2-3 veces a la semana, sobre la piel seca de la cara y el cuello. Esta loción se aplica con las yemas de los dedos empapadas en aceite, haciendo fricciones circulares suaves sobre la piel seca y avejentada de la cara y el cuello; se deja actuar durante unos 20-25 minutos y después se lava con agua tibia. La preparación del baño corporal se hace vertiendo 2-3 cucharadas del aceite preparado sobre el agua caliente o templada de la bañera y se remueve todo bien hasta que quede listo para el baño, que durará 20-30 minutos. Se toman 1-2 baños semanales.

> **Aceite de almendra dulce y coco con esencia**
> **de sándalo o rosa para pieles secas**
> **y avejentadas**

Ingredientes:

· *150 ml de aceite de almendra dulce*
· *100 ml de aceite de coco*
· *50 gotas de esencia de sándalo o de rosa*

Elaboración:
Poner en un botellín los 2 aceites (el de coco se debe calentar primero un poco para que se diluya bien). Se mezclan bien y se agregan las gotas de esencia de sándalo o rosa. Se cierra bien el frasco y se poner a rodar unos minutos sobre una mesa con la palma de la mano como si fuese un rodillo, para homogeneizar bien el aceite y las esencias. Una vez hecho esto, la mezcla queda lista para ser usada.

Uso:
Se emplea como tratamiento para las pieles secas y avejentadas. Se usa en lociones faciales de la piel de la cara y el cuello, así como en baños corporales.

Aplicación:
El tratamiento consiste en aplicar 2-3 días a la semana este aceite preparado con las yemas de los dedos haciendo suaves fricciones circulares sobre la piel del cutis. Para el cuello se masajea desde el escote hacia la barbilla. Luego se deja actuar durante unos 20 minutos y se lava con agua tibia.

Para los baños corporales, se vierten en el agua caliente o templada 2 cucharadas del aceite preparado, se remueve la mezcla y se toma el baño, cuya duración será de 15-20 minutos, 1-2 veces a la semana. Es bueno dar unos suaves masajes sobre la piel durante el baño.

> **Aceite de germen de trigo y almendra dulce con esencia de lavanda o geranio para pieles secas y avejentadas de manera prematura**

Ingredientes:
· *100 ml de aceite de germen de trigo*
· *100 ml de aceite de almendra dulce*
· *60 gotas de esencia de lavanda o de geranio*

Elaboración:
Poner en un botellín los 2 aceites. Se mezclan bien y se agregan las gotas de esencia de lavanda o de geranio. Se cierra bien el frasco y se pone a rodar unos minutos sobre una mesa con la palma de la mano como si fuese un rodillo, para que se mezcle bien el aceite con las esencias. Una vez homogeneizada, queda lista para su uso.

Uso:
Se emplea en el tratamiento de la piel seca o avejentada, en lociones faciales y en baños corporales.

Aplicación:

El tratamiento consiste en aplicar durante 2-3 días una loción sobre las partes de la piel afectadas de la cara y el cuello, dando suaves fricciones circulares y del escote a la barbilla con las yemas de los dedos empapadas en el aceite. Se deja actuar durante unos 20 minutos y después se lava con agua tibia. Para el baño corporal, se vierten sobre el agua templada o caliente 3-4 cucharadas del aceite preparado y se toma el baño 1-2 veces a la semana durante 15 minutos.

> *Aceite de coco con esencia de sándalo y rosa o incienso para pieles secas y avejentadas*

Ingredientes:

· *100 ml de aceite de coco o de maíz*
· *20 gotas de sándalo*
· *15 gotas de esencia de rosa o de incienso*

Elaboración:

Poner en un frasco el aceite de coco (copra). Se trata de una grasa que hay que calentar un poco al baño María para que se derrita (con 24° basta). Una vez diluida, se le agregan las esencias, se remueve y se cierra el frasco, que queda listo para usarse.

Nota:

En caso de usar aceite de maíz, la elaboración es como la de los demás aceites.

Uso:
Se emplea para el tratamiento de la piel seca y ave-jentada en lociones de cara y cuello. Si se usa el aceite de maíz, este se emplea también en baños corporales.

Aplicación:
El tratamiento consiste en aplicar 2 días a la se-mana una loción facial sobre la cara y el cuello. Empapar las yemas de los dedos en el aceite de coco preparado (siempre se emplea en estado graso, así que se calienta un poco al baño María) y aplicar la loción dando fricciones o toques. Se deja actuar la mezcla durante unos 15-20 minutos y después se lava con agua tibia.

Nota:
En caso de realizarse con el aceite de maíz, se po-drá preparar un baño corporal vertiendo la mezcla en el agua caliente. El baño en cuestión durará 30 minutos.

> **Aceite de onagra con esencia
   de lavanda y rosa para pieles secas
   y avejentadas**

Ingredientes:
· *100 ml de aceite de onagra* (Oenothera biennis) *u oliva virgen de primera presión en frío de menos de 1º*

- 25 gotas de esencia de lavanda
- 25 gotas de esencia de rosa

Elaboración:
Poner en un botellín la mitad del aceite y las esencias y añadir la otra mitad del aceite. Se cierra el botellín, se pone unos minutos sobre una mesa y se rueda con la palma de la mano como si fuera un rodillo, hasta que la mezcla quede homogénea. Entonces, ya se puede aplicar.

Uso:
Se emplea en lociones y en baños para la piel seca y avejentada.

Aplicación:
El tratamiento consiste en aplicar, 2-3 veces al día, una loción sobre la piel seca de la cara y el cuello. La aplicación de este aceite preparado se hace con las yemas de los dedos, dando unas fricciones suaves circulares durante 2-3 minutos sobre la cara y el cuello (en este caso, desde el escote hasta la barbilla). Se deja actuar 20-25 minutos y después se lava con agua tibia. El baño se prepara vertiendo sobre el agua caliente o templada 2 cucharadas del aceite preparado. Se remueve bien y listo para tomar el baño, que durará 20-30 minutos.

> Aceite de almendra dulce con esencia de incienso

Ingredientes:
· 100 ml de aceite de almendra dulce o aguacate
· 45 gotas de esencia de incienso

Elaboración:
Poner en un botellín la mitad del aceite y las esencias, y añadir la otra mitad del aceite. Se cierra el botellín, se pone sobre una mesa y se rueda con la palma de la mano como si fuera un rodillo por unos minutos, hasta que la mezcla quede homogénea. Entonces, ya se puede aplicar.

Uso:
Se emplea en lociones y en baños corporales como tratamiento para la piel seca y el envejecimiento prematuro.

Aplicación:
El tratamiento consiste en aplicar, 2 días a la semana, una loción sobre la piel seca de la cara y el cuello. La aplicación de este aceite preparado se hace con las yemas de los dedos, dando unas fricciones suaves circulares durante 2-3 minutos sobre la cara y el cuello (en este caso, desde el escote hasta la barbilla). Se deja actuar durante 20-25 minutos y después se lava con agua tibia. El baño, que durará 20-30 minutos, se prepara vertiendo sobre el agua caliente o templada 2 cucharadas del

aceite preparado y removiendo bien hasta que la mezcla queda lista. Se tomará el baño 1-2 veces por semana.

> **Aceite de aguacate con esencia de rosa para pieles secas y avejentadas**

Ingredientes:
· *100 ml de aceite de aguacate o girasol*
· *50 gotas de esencia de rosa*

Elaboración:
Poner en un botellín la mitad del aceite, las esencia y añadir la otra mitad del aceite. Se cierra el botellín, se pone sobre una mesa y se rueda con la palma de la mano como si fuera un rodillo por unos minutos, hasta que quede una mezcla homogénea. Entonces, queda lista para aplicarse.

Uso:
Se emplea en lociones y en baños corporales como tratamiento para la piel seca y el envejecimiento prematuro.

Aplicación:
El tratamiento consiste en aplicar, 2 veces a la semana, una loción sobre la piel seca de la cara y el cuello; la aplicación de este aceite preparado se hace con las yemas de los dedos durante 3 minutos, dando unas fricciones suaves circulares durante

2-3 minutos sobre la cara y el cuello (en este caso, desde el escote a la barbilla). Se deja actuar durante 20 minutos y después se lava con agua tibia. El baño, de 20-30 minutos de duración, se prepara vertiendo sobre el agua caliente o templada 2 cucharadas del aceite preparado, removiendo bien, y quedando la mezcla lista.

> **Aceite de almendra con esencia de lavanda y rosa para pieles avejentadas y para combatir irritaciones, acné, sarpullido y granos**

Ingredientes:
· 200 g (100 gotas) de aceite de almendra
· 4 g (100 gotas) de esencia de lavanda
· 1 g (25 gotas) de esencia de rosa

Elaboración:
Poner en un frasco el aceite y las esencias, agitar bien y ya está listo. Primero se suele poner la mitad del aceite y, después, se le añaden las esencias; acto seguido se le agrega el resto del aceite. Y se mezcla bien.

Uso:
El empleo de estos aceites esenciales es muy bueno para las enfermedades de la piel y, según la enfermedad, se usan diversas esencias y aceites (almendra, oliva, girasol, maíz, soja).

Aplicación:

Una vez lavada y seca la piel con acné, se aplica el aceite esencial 2-3 veces al día, dando un suave masaje en la parte afectada. Se sigue con el tratamiento hasta que desaparezcan las molestias (es un buen aceite para aliviar también el prurito de la piel).

> **Aceite antiarrugas de aguacate con esencia de naranja**

Ingredientes:
· *100 ml de aceite de aguacate*
· *30-20 gotas de esencia de naranja*

Elaboración:

Poner en un botellín la mitad del aceite y agregar las gotas de la esencia; después añadir la otra mitad del aceite, cerrar bien el botellín y ponerlo a rodar en una mesa con la palma de la mano durante unos minutos para que se homogeneicen las gotas de la esencia con el aceite; una vez homogeneizado, queda listo para usarse.

Uso:

El tratamiento consiste en aplicar, 2 veces al día, este aceite esencial sobre la piel de la cara y el cuello afectada por las arrugas. Estas aplicaciones suaves se realizan una por la mañana y la otra por la noche, antes de acostarse. Se deja actuar durante

unos 15-20 minutos y después se lava con agua
tibia.

> *Aceite antiarrugas de almendra dulce*
  con esencia de enebro y bergamota

Ingredientes:
· *100 ml de aceite de almendra dulce o de girasol*
· *15 gotas de esencia de enebro*
· *10 gotas de esencia de bergamota*

Elaboración:
Poner en un botellín la mitad del aceite, las esen-
cias y añadir la otra mitad del aceite. Se cierra el
botellín, se pone sobre una mesa y se rueda con
la palma de la mano como si fuera un rodillo por
unos minutos, hasta que queda una mezcla homo-
génea. Entonces puede aplicarse.

Uso:
El tratamiento consiste en aplicar, 1-2 veces al día,
la loción sobre la piel de la cara y el cuello, por
las arrugas. Una aplicación por la mañana y otra
por la noche antes de acostarse; si solo se hace una
vez, por la noche, antes de acostarse. Se aplica este
aceite esencial suavemente sobre la piel durante
15 minutos y después se lava con agua tibia.

> Aceite antiarrugas de aguacate con esencia de incienso y limón

Ingredientes:
- 100 ml de aceite de aguacate o almendras
- 10 gotas de esencia de incienso
- 15 gotas de esencia de limón

Elaboración:
Poner en un botellín la mitad del aceite, las esencias y añadir la otra mitad del aceite. Se cierra el botellín, se pone sobre una mesa y se rueda con la palma de la mano como si fuera un rodillo por unos minutos, hasta que queda una mezcla homogénea. Entonces puede aplicarse.

Uso:
El tratamiento consiste en aplicar, 1-2 veces al día, la loción sobre la piel de la cara y el cuello por las arrugas. Una aplicación por la mañana y la otra por la noche antes de acostarse; si solo se hace una vez, que sea por la noche, antes de acostarse. Se aplica este aceite esencial suavemente sobre la piel durante 15-20 minutos y después se lava con agua tibia.

> **Aceite de germen de trigo con miel
> y esencia de rosa para las pieles avejentadas
> y agrietadas**

Ingredientes:
· *100 ml de aceite de germen de trigo*
· *2 cucharadas (50-60 g) de miel de azahar
  o de milflores*
· *40 gotas de esencia de rosa*

Elaboración:
*Poner en un botellín la mitad del aceite, la esencia
y la miel, y añadir la otra mitad del aceite. Se cierra
el botellín, se pone sobre una mesa y se rueda con
la palma de la mano como si fuera un rodillo por
unos minutos, hasta quedar una mezcla homogénea. Ahora puede aplicarse.*

Uso:
*Se emplea para la regeneración de la piel seca y
avejentada, así como para reducir las grietas de la
piel. Se usa en lociones faciales de cara y cuello, y
en baños corporales.*

Aplicación:
*El tratamiento consiste en aplicar 3 veces a la se-
mana, bien por la mañana o por la noche, en lociones, el aceite preparado con las yemas de los dedos con suavidad, dando las fricciones de manera
circular sobre la piel afectada durante 2 minutos
(para el cuello se hace desde el escote hasta la bar-*

billa). Se deja actuar durante 20 minutos y después se lava con agua tibia. Para el baño corporal, se prepara vertiendo 2-3 cucharadas de aceite sobre el agua caliente o templada, se remueve bien y la mezcla queda lista para el baño, que durará 20-30 minutos, y se tomará 1-2 veces por semana.

> **Aceite de germen de trigo y almendra dulce para pieles secas y avejentadas**

Ingredientes:
· *100 ml de aceite de germen de trigo*
· *100 ml de aceite de almendra dulce*

Elaboración:
Poner en un botellín la mitad del aceite de germen de trigo, agregar la mitad del aceite de almendra, añadir la otra mitad del aceite de trigo y, finalmente, el resto del aceite de almendra. Rodar el botellín sobre una mesa con la palma de la mano, hasta que se homogeneicen los 2 aceites.

Uso:
Se emplea para regenerar la piel seca y avejentada. Se usa en lociones y baños corporales.

Aplicación:
El tratamiento se aplica 3-4 días a la semana en la piel afectada de cara y cuello. Con las yemas de los dedos se hacen fricciones circulares suaves

durante unos 3 minutos, después se deja actuar du-
rante unos 30 minutos y se lava con agua tibia. La
preparación del baño se hace vertiendo en agua
caliente o templada 3 cucharadas del aceite com-
puesto. Se revuelve bien el agua y queda lista para
el baño, que será de 20-30 minutos, 1-2 veces por
semana.

> Aceite antiarrugas de almendra con esencia de naranja y espliego

Ingredientes:
· *50 ml de aceite de almendra o de oliva virgen de primera presión*
· *15 gotas de esencia de naranja*
· *10 gotas de esencia de espliego*

Elaboración:
Poner en un botellín el aceite y agregar las esen-
cias. Rodar el botellín sobre una mesa con la pal-
ma de la mano, hasta que se homogeneicen los 2
aceites. Listo para su aplicación.

Uso:
Aplicar 1-2 veces al día este aceite esencial empa-
pado en una torunda de algodón sobre las partes
de la cara afectadas por las arrugas. Estas aplica-
ciones se hacen suavemente, se dejan actuar por
15-20 minutos y después se lava la cara con agua
tibia.

> **Aceite antiarrugas de almendra con esencia de mandarina y limón**

Ingredientes:
· *50 ml de aceite de almendra o girasol*
· *20 gotas de esencia de mandarina*
· *10 gotas de esencia de limón*

Elaboración:
Poner en un botellín el aceite y agregar las esencias. Rodar el botellín sobre una mesa con la palma de la mano, hasta que se homogeneicen los 2 aceites. Queda listo para su aplicación.

Uso:
Aplicar 1-2 veces al día este aceite esencial sobre las partes afectadas de la cara por las arrugas. Una por la mañana y otra por la noche, antes de acostarse; si solo se da una, que sea por la noche. Se deja actuar 15-20 minutos y después se lava la cara con agua tibia.

> **Aceite antiarrugas de almendra dulce con esencia de jazmín, espliego y mandarina**

Ingredientes:
· *50 ml de aceite de almendra dulce o de girasol*
· *15 gotas de esencia de jazmín*
· *10 gotas de esencia de espliego*
· *10 gotas de esencia de mandarina*

Elaboración:

Poner en un botellín el aceite y agregar las esencias. Rodar el botellín sobre una mesa con la palma de la mano, hasta que se homogeneicen. Queda listo para su aplicación.

Uso:

Aplicar 2 veces al día este aceite esencial empapado en un trocito de algodón sobre las partes afectadas de la cara por las arrugas. Una aplicación por la mañana y otra por la noche, antes de acostarse; si solo se da una, que sea por la noche. Se deja actuar 20 minutos y después se lava la cara con agua tibia.

> *Aceite antiarrugas de almendra dulce con rosa y romero*

Ingredientes:
· *50 ml de aceite de almendra dulce*
· *10 gotas de esencia de romero*
· *10 gotas de esencia de rosa*

Elaboración:

Poner en un botellín el aceite y agregar las esencias. Rodar el botellín sobre una mesa con la palma de la mano, hasta que se homogeneicen los 2 aceites. Queda listo para su aplicación.

Uso:
Aplicar al día este aceite esencial empapado en un trocito de gasa sobre las partes afectadas por las arrugas 2 veces al día. Estas aplicaciones se hacen por la mañana y por la noche, antes de acostarse. Se deja actuar durante 15-20 minutos y después se lava la cara con agua tibia.

> **Aceite antiarrugas de avellana con esencia de espliego y romero**

Ingredientes:
· *50 g de avellana o girasol*
· *15 gotas de esencia de espliego*
· *5 gotas de esencia de romero*

Elaboración:
Poner en un botellín el aceite y agregar las esencias. Rodar el botellín sobre una mesa con la palma de la mano, hasta que se homogeneice la mezcla. Queda listo para su aplicación.

Uso:
Aplicar 2 veces al día este aceite esencial empapado en un trocito de algodón sobre las partes afectadas de la cara por las arrugas. Una aplicación por la mañana y otra por la noche, antes de acostarse; si solo se da una, que sea por la noche. Se deja actuar 15-20 minutos, después se lava la cara con agua tibia. Este tratamiento sirve para pieles sensibles.

> *Aceite antiarrugas de germen de trigo*
> *con esencia de hinojo y salvia*

Ingredientes:
· *50 ml de aceite de germen de trigo*
· *10 gotas de esencia de hinojo*
· *10 gotas de esencia de salvia*

Elaboración:
Poner en un botellín el aceite y agregar las esencias. Rodar el botellín sobre una mesa con la palma de la mano, hasta que se homogeneice la mezcla. Queda lista para su aplicación.

Uso:
Aplicar este aceite esencial empapado en un trocito de algodón sobre las partes afectadas de la cara por las arrugas 2 veces al día. Una aplicación por la mañana y otra por la noche, antes de acostarse; si solo se da una, que sea por la noche. Se deja actuar 15-20 minutos y después se lava la cara con agua tibia.

> *Aceite de almendra con esencia de sándalo,*
> *rosa y geranio*

Ingredientes:
· *50 ml de aceite de almendra o de oliva virgen de primera presión en frío de menos de 1°*
· *12 gotas de esencia de sándalo*
· *8 gotas de esencia de geranio*
· *5 gotas de esencia de rosa*

Elaboración:
Poner en un botellín el aceite y agregar las esencias. Rodar el botellín sobre una mesa con la palma de la mano, hasta que se homogeneice la mezcla. Queda lista para ser aplicada.

Uso:
Aplicar este aceite esencial sobre las partes afectadas de la cara por las arrugas, dando un suave masaje 2 veces al día. Una aplicación por la mañana y otra por la noche, antes de acostarse; si solo se da una, que sea por la noche. Se deja actuar 15-20 minutos, después se lava la cara con agua tibia. Es un remedio muy bueno para las pieles secas.

> **Aceite antiarrugas de almendra con esencia de pachulí y palo de rosa**

Ingredientes:
· *50 ml de aceite de almendra o girasol*
· *15 gotas de esencia de pachulí*
· *10 gotas de esencia de palo de rosa*

Elaboración:
Poner en un botellín el aceite y agregar las esencias. Rodar el botellín sobre una mesa con la palma de la mano, hasta que se homogeneice la mezcla. Queda lista para ser aplicada.

Uso:
El tratamiento consiste en aplicar 2 veces al día este aceite esencial empapado en un trozo de algodón sobre las partes afectadas de la cara por las arrugas, dando un suave masaje. Una aplicación por la mañana y otra por la noche, antes de acostarse; si solo se da una, que sea por la noche. Se deja actuar 20-25 minutos, después se lava la cara con agua tibia.

> **Aceite antiarrugas de almendra dulce,
  guayaco y benjuí**

Ingredientes:
· *50 ml de aceite de almendra dulce o de oliva
  puro de primera presión en frío de menos de 1°*
· *15 gotas de esencia de guayaco* (Guaiacum
  officinale)
· *10 gotas de tintura de benjuí* (Styrax benzoin)

Elaboración:
Poner en un botellín el aceite y agregar las esencias. Rodar el botellín sobre una mesa con la palma de la mano, hasta que se homogeneice la mezcla. Queda lista para ser aplicada.

Uso:
Aplicar 2 veces al día este aceite esencial sobre las partes afectadas de la cara por las arrugas, dando un suave masaje. Una aplicación por la mañana y

otra por la noche, antes de acostarse; si solo se da una, que sea por la noche. A los 20 minutos se lava la cara con agua tibia

> **Aceite antiarrugas de oliva con esencia de zanahoria y lavanda**

Ingredientes:
· *50 ml de aceite de oliva virgen de primera presión en frío de menos de 1° o de girasol*
· *12 gotas de esencia de zanahoria*
· *12 gotas de esencia de lavanda*

Elaboración:
Poner en un botellín el aceite y agregar las esencias. Rodar el botellín sobre una mesa con la palma de la mano, hasta que se homogeneice la mezcla. Queda lista para ser aplicada.

Uso:
Aplicar 2 veces al día este aceite esencial con un trocito de algodón sobre las partes afectadas de la cara por las arrugas, dando un suave masaje. Una aplicación por la mañana y otra por la noche, antes de acostarse. Se deja actuar durante 20-25 minutos y después se lava la cara con agua tibia..

> ## Aceite de almendra dulce con esencia de azahar y manzanilla

Ingredientes:
· 50 ml de aceite de almendra dulce o de girasol
· 15 gotas de esencia de azahar
· 10 gotas de esencia de manzanilla

Elaboración:
Poner en un botellín el aceite y agregar las esencias. Rodar el botellín sobre una mesa con la palma de la mano, hasta que se homogeneice la mezcla. Queda lista para ser aplicada.

Uso:
Aplicar 2 veces al día este aceite esencial sobre las partes afectadas de la cara por las arrugas, dando un suave masaje. Una aplicación por la mañana y otra por la noche, antes de acostarse. Si solo se da una, que sea por la noche. Las aplicaciones se hacen dando un masaje suave sobre las arrugas de la cara y, a los 20 minutos de haber aplicado el aceite, se lava la cara con agua tibia.

> ## Aceite antiarrugas de almendra dulce con esencia de incienso y zanahoria

Ingredientes:
· 50 ml de aceite de almendra dulce o jojoba u oliva virgen de primera presión en frío de menos de 1º

· *10 gotas de esencia de incienso*
· *20 gotas de esencia de zanahoria*

Elaboración:
Poner en un botellín el aceite y agregar las esencias. Rodar el botellín sobre una mesa con la palma de la mano, hasta que se homogeneice la mezcla. Queda lista para ser aplicada.

Uso:
Aplicar 2 veces al día este aceite esencial utilizando un algodón sobre las partes afectadas de la cara por las arrugas, dando un suave masaje. Una aplicación por la mañana y otra por la noche, antes de acostarse. Las aplicaciones se hacen pasando suavemente una torunda de algodón empapada por las arrugas. Después de cada aplicación, se lava la cara con agua tibia. Es uno de los mejores aceites esenciales para las arrugas.

> *Aceite antiarrugas de almendra dulce
   con esencia de manzanilla y pachulí*

Ingredientes:
· *50 ml de aceite de almendra dulce, de jojoba
   o girasol*
· *15 gotas de esencia de manzanilla*
· *10 gotas de esencia de pachulí*

Elaboración:
Poner en un botellín el aceite y agregar las esencias. Rodar el botellín sobre una mesa con la palma de la mano, hasta que se homogeneice la mezcla. Queda lista para ser aplicada.

Uso:
Aplicar 2 veces al día este aceite esencial sobre las partes afectadas de la cara por las arrugas, dando un suave masaje. Una aplicación por la mañana y otra por la noche, antes de acostarse; si solo se da una, que sea por la noche. Las aplicaciones se hacen dando un masaje suave sobre las arrugas de la cara y, a los 20 minutos de haber aplicado el aceite, se lava la cara con agua tibia.

> **Aceite antiarrugas de almendra dulce con esencia de ylang-ylang y sándalo**
Ingredientes:
· *50 g de aceite de almendra dulce o de jojoba*
· *20 gotas de esencia de ylang-ylang*
· *10 gotas de esencia de sándalo*

Elaboración:
Poner en un botellín el aceite y agregar las esencias. Rodar el botellín sobre una mesa con la palma de la mano, hasta que se homogeneice la mezcla. Queda lista para ser aplicada.

Uso:

Aplicar 2 veces al día este aceite esencial utilizando un algodón sobre las partes afectadas de la cara por las arrugas, dando un suave masaje. Una aplicación por la mañana y otra por la noche, antes de acostarse. Las aplicaciones se hacen dando un masaje suave sobre las arrugas de la cara y, a los 20 minutos, se lava la cara con agua tibia.

> **Aceite antiarrugas de almendra dulce
  con esencia de geranio, incienso y sándalo**

Ingredientes:
· *50 ml de aceite de almendra dulce, oliva virgen de primera presión en frío de menos de 1º o girasol*
· *10 gotas de esencia de geranio*
· *10 gotas de esencia de incienso*
· *5 gotas de esencia de sándalo*

Elaboración:
Poner en un botellín el aceite y agregar las esencias. Rodar el botellín sobre una mesa con la palma de la mano, hasta que se homogeneice la mezcla. Queda lista para ser aplicada.

Uso:
Aplicar 2 veces al día este aceite esencial sobre las partes afectadas de la cara por las arrugas, dando un suave masaje. Una aplicación por la mañana y

otra por la noche, antes de acostarse. Las aplicaciones se hacen utilizando un algodón, dando un masaje suave sobre las arrugas de la cara y, a los 20 minutos de haber aplicado el aceite, se lava la cara con agua tibia.

> **Aceite antiarrugas de almendra dulce con esencia de alcaravea e incienso**

Ingredientes:
· *50 g de aceite de almendra dulce o de oliva virgen de primera presión en frío de menos de 1º*
· *10 gotas de esencia de alcaravea*
· *8 gotas de esencia de incienso*

Elaboración:
Poner en un botellín el aceite y agregar las esencias. Rodar el botellín sobre una mesa con la palma de la mano, hasta que se homogeneice la mezcla. Queda lista para ser aplicada.

Uso:
Aplicar 2 veces al día este aceite esencial sobre las partes afectadas de la cara por las arrugas, dando un suave masaje. Una aplicación por la mañana y otra por la noche, antes de acostarse. Las aplicaciones se hacen utilizando un algodón, dando un masaje suave sobre las arrugas de la cara y, a los 15-20 minutos de haber aplicado el aceite, se lava la cara con agua tibia.

> *Aceite antiarrugas de almendra dulce*
  con esencia de ylang-ylang y palmarrosa

Ingredientes:

· *50 ml de aceite de almendra dulce o de oliva*
  virgen de primera presión en frío de menos de 1°
· *10 gotas de ylang-ylang*
· *20 gotas de esencia de palmarrosa*

Elaboración:

Poner en un botellín el aceite y agregar las esencias. Rodar el botellín sobre una mesa con la palma de la mano, hasta que se homogeneice la mezcla. Queda lista para ser aplicada.

Uso:

Aplicar 2 veces al día este aceite esencial sobre las partes afectadas de la cara por las arrugas, dando un suave masaje. Una aplicación por la mañana y otra por la noche, antes de acostarse. Las aplicaciones se hacen utilizando un algodón, dando un masaje suave sobre las arrugas de la cara y, a los 20 minutos de haber aplicado el aceite, se lava la cara con agua tibia.

> *Aceite antiarrugas de germen de trigo*
  con esencia de incienso y espliego

Ingredientes:

· *50 ml de aceite de germen de trigo*
  o de almendra dulce

· *20 gotas de esencia de incienso*
· *10 gotas de esencia de espliego*

Elaboración:
Poner en un botellín el aceite y agregar las esencias. Rodar el botellín sobre una mesa con la palma de la mano, hasta que se homogeneice la mezcla. Queda lista para ser aplicada.

Uso:
Aplicar 2 veces al día este aceite esencial sobre las partes afectadas de la cara por las arrugas, dando un suave masaje. Una aplicación por la mañana y otra por la noche, antes de acostarse. Las aplicaciones se hacen utilizando un algodón, dando un masaje suave sobre las arrugas de la cara y, a los 20 minutos de haber aplicado el aceite, se lava la cara con agua tibia.

> **Aceite antiarrugas de almendra dulce con esencia de rosa, sándalo y espliego**

Ingredientes:
· *50 ml de aceite de almendra dulce o de germen de trigo*
· *10 gotas de esencia de rosa*
· *8 gotas de esencia de sándalo*
· *7 gotas de esencia de espliego*

Elaboración:
Poner en un botellín el aceite y agregar las esencias. Rodar el botellín sobre una mesa con la palma de la mano, hasta que se homogeneice la mezcla. Queda lista para ser aplicada.

Uso:
Aplicar 2 veces al día este aceite esencial sobre las partes afectadas de la cara por las arrugas, dando un suave masaje. Una aplicación por la mañana y otra por la noche, antes de acostarse. Las aplicaciones se hacen utilizando un algodón, dando un masaje suave sobre las arrugas de la cara y, a los 20-25 minutos de haber aplicado el aceite, se lava la cara con agua tibia.

> *Aceite antiarrugas de aceite de oliva
  con esencia de naranja y limón*

Ingredientes:
· *50 ml de aceite de oliva de primera presión
  en frío de menos de 1° o de girasol*
· *10 gotas de esencia de naranja*
· *10 gotas de esencia de limón*

Elaboración:
Poner en un botellín el aceite y agregar las esencias. Rodar el botellín sobre una mesa con la palma de la mano, hasta que se homogeneice la mezcla. Queda lista para ser aplicada.

Uso:
Aplicar 2 veces al día este aceite esencial sobre las partes afectadas de la cara por las arrugas, dando un suave masaje. Una aplicación por la mañana y otra por la noche, antes de acostarse; si solo se hace una aplicación, que sea por la noche. Las aplicaciones se hacen utilizando un algodón, dando un masaje suave sobre las arrugas de la cara y, a los 15-20 minutos de haber aplicado el aceite, se lava la cara con agua tibia.

> **Aceite antiarrugas de oliva con esencia de tila y azahar**

Ingredientes:
· *50 ml de aceite de almendra dulce, de oliva virgen de primera presión en frío de menos de 1º o de girasol*
· *20 gotas de esencia de tila*
· *10 gotas de esencia de azahar*

Elaboración:
Poner en un botellín el aceite y agregar las esencias. Rodar el botellín sobre una mesa con la palma de la mano, hasta que se homogeneice la mezcla. Queda lista para ser aplicada.

Uso:
Aplicar 2 veces al día este aceite esencial sobre las partes afectadas de la cara por las arrugas, dando

un suave masaje. Una aplicación por la mañana y otra por la noche, antes de acostarse. Las aplicaciones se hacen utilizando un algodón, dando un masaje suave sobre las arrugas de la cara. Dejar actuar la aplicación 15-20 minutos. Lavar la cara con agua tibia.

> **Aceite antiarrugas de almendra dulce
  con esencia de rosa mosqueta y espliego**

Ingredientes:
· *50 ml de aceite de almendra dulce
  o de albaricoque*
· *15 gotas de esencia de rosa mosqueta*
· *15 gotas de esencia de espliego*

Elaboración:
Poner en un botellín el aceite y agregar las esencias. Rodar el botellín sobre una mesa con la palma de la mano, hasta que se homogeneice la mezcla. Queda lista para ser aplicada.

Uso:
Aplicar 2 veces al día este aceite esencial sobre las partes afectadas de la cara por las arrugas, dando un suave masaje. Una aplicación por la mañana y otra por la noche, antes de acostarse. Las aplicaciones se hacen utilizando un algodón, dando un masaje suave sobre las arrugas de la cara. Dejar actuar la aplicación durante unos 20 minutos. La-

var la cara con agua tibia. Es uno de los mejores remedios contra las arrugas.

> **Aceite antiarrugas de almendra dulce con esencia de geranio y azahar**

Ingredientes:
· *50 ml de aceite de almendra dulce o de jojoba*
· *15 gotas de esencia de geranio*
· *10 gotas de esencia de azahar*

Elaboración:
Poner en un botellín el aceite y agregar las esencias. Rodar el botellín sobre una mesa con la palma de la mano, hasta que se homogeneice la mezcla. Queda lista para ser aplicada.

Uso:
Aplicar 2 veces al día este aceite esencial sobre las partes afectadas de la cara por las arrugas, dando un suave masaje. Una aplicación por la mañana y otra por la noche, antes de acostarse. Las aplicaciones se hacen utilizando un algodón, dando un masaje circular suave sobre las arrugas de la cara. Dejar actuar la aplicación durante 20-25 minutos y lavar después la cara con agua tibia.

> Aceite antiarrugas de oliva con esencia de lavanda y rosa mosqueta

Ingredientes:

· 50 ml de aceite de oliva virgen de primera presión en frío de menos de 1°, de almendra dulce o de girasol
· 15 gotas de esencia de lavanda
· 10 gotas de esencia de rosa mosqueta

Elaboración:
Poner en un botellín el aceite y agregar las esencias. Rodar el botellín sobre una mesa con la palma de la mano, hasta que se homogeneice la mezcla. Queda lista para ser aplicada.

Uso:
Aplicar 2 veces al día este aceite esencial sobre las partes afectadas de la cara por las arrugas, dando un suave masaje. Una aplicación por la mañana y otra por la noche, antes de acostarse (algunas lo hacen solo una vez al día, por la mañana). Las aplicaciones se hacen utilizando un algodón, dando un masaje suave sobre las arrugas de la cara. Se deja actuar la aplicación 15-20 minutos y se lava la cara con agua tibia.

Leches hidratantes

> *Leche hidratante para cualquier tipo de piel.*
> *Para hombres y mujeres*

Ingredientes:
· *150 cc de leche entera*
· *20 cc de agua (4 cucharaditas de café)*
· *10 g de miel (una cucharadita de postre más
  o menos)*
· *1 yema de huevo grande*

Elaboración:
*Poner en un cazo el agua y la miel, a fuego mode-
rado y sin dejar de remover, hasta que se diluya la
miel. Se retira del fuego y se le agregan la leche y
la yema de huevo. Se bate todo bien hasta que se
homogeneice toda la mezcla, se mete en una botella y se guarda en la nevera.*

Uso:
*Esta leche hidratante la usaban, y creo que aún
lo hacen, los hombres y mujeres que trabajaban
en lugares secos y con mucho sol. Es muy buena y
limpia muy bien la piel a la vez que la fortalece y
suaviza.*

Aplicación:
*Se emplea en loción suave por el cutis, aplicando
un suave masaje facial por todo el rostro, una vez
por la noche y otra por la mañana, y así se evita*

la sequedad excesiva de la piel. Se suele dejar actuar durante unos 20-30 minutos, después se lava la cara con agua. Se sigue durante unos días esta receta y se verá cómo la piel adopta otra vitalidad. Es un producto barato y a la vez natural, sin efectos secundarios en la piel.

> **Leche hidratante de miel y lecitina de soja.
' Indicada para pieles secas**

Ingredientes:
· *200 ml de leche natural (un vaso grande)*
· *2 cucharadas de miel de milflores*
· *2 cucharadas de lecitina de soja*

Elaboración:
Poner en un frasco la leche con la miel, diluir esta, removiendo la mezcla (algunos ponen a calentar un poco la leche, para así diluir más rápidamente la miel, pero es mejor hacerlo con la leche fría). Una vez disuelta la miel, se le agrega la lecitina de soja, se remueve bien, se cierra el frasco y se deja reposar durante unas 6-8 horas en un lugar fresco o en la nevera. Se remueve de vez en cuando y, al cabo de un tiempo, se cuela a un tarro con cierre hermético y queda lista para ser aplicada. En caso de que la leche con la miel no se hiciese con la lecitina, se deja reposar una hora y queda lista para su uso.

Uso:
Esta leche hidratante se emplea para la piel seca y normal. Cuando en la receta solo se emplea la leche y la miel, está indicada para pieles secas y agrietadas.

Aplicación:
El tratamiento consiste en aplicar durante algunos días esta leche hidratante sobre las zonas de la piel afectadas por la sequedad. Se aplica la leche hidratante con las yemas de los dedos, dando un masaje suave con movimientos circulares sobre las partes de la piel afectada de la cara y el cuello. Suele ser mejor dar esta loción por la noche.

> *Leche hidratante de miel y pepino.*
  Indicada para pieles secas y normales
Ingredientes:
· *150 ml de leche entera*
· *3 cucharadas de pepino, pelado y triturado*
· *2 cucharadas de miel de milflores*

Elaboración:
Poner en un frasco la leche con la miel, diluir bien y agregar la carne de pepino pelado. Dejar actuar 2 horas y colar. Se remueve y se cierra el frasco, quedando listo para ser aplicado. Guardar en la nevera.

Uso:
Se emplea como hidratante suave de acción limpiadora de las escamas de la piel. Da buenos resultados en las pieles semisecas.

Aplicación:
El tratamiento consiste en aplicar sobre la cara con las bolsas o discos de algodón empapados en la leche hidratante, limpiando con suavidad la piel, a la vez que se hidrata.

> *Leche hidratante de miel. para pieles secas y agrietadas*

Ingredientes:
· *150 ml de leche entera*
· *2 cucharadas de miel de milflores*

Elaboración:
Poner en un frasco la leche y la miel, diluir bien y queda lista para ser aplicada. También se puede dejar reposar una hora y después aplicarla. Guardar en la nevera.

Uso:
Se emplea como hidratante para pieles secas y enfermizas.

Aplicación:
El tratamiento consiste en aplicar suavemente en la cara y el cuello, con un trozo de algodón en forma de bola o de disco, empapándolo con la leche hidratante. También se suele aplicar con las yemas de los dedos, dando la loción mediante unas fricciones suaves circulares sobre la piel de la cara.

> **Leche hidratante de almendras dulces para pieles secas**
Ingredientes:
· *150 ml de leche entera*
· *12 almendras bien molidas*

Elaboración:
Poner en un frasco la leche con las almendras molidas, se remueve hasta que la mezcla quede bien; se cierra el frasco y se guarda en el frigorífico, dejándola reposar unas 8-9 horas, y se remueve de vez en cuando, procurando que sea lo más frecuente posible. Pasado dicho tiempo, se filtra a un tarro, cerrándolo bien, y se guarda en la nevera. Queda lista para ser aplicada.

Uso:
Esta leche hidratante se emplea para la piel seca, en especial para el cuello y el cutis.

Aplicación:

Esta preparación se aplica sobre las partes de la piel afectadas. Las aplicaciones se hacen todos los días para la cara y el cuello, dando una loción suave con la leche hidratante; se puede hacer lo mismo de día, por la mañana, que por la noche.

> *Leche hidratante de melocotón para pieles secas*

Ingredientes:
· *150 ml de leche entera*
· *1 trozo de melocotón fresco pelado y cortado en trocitos (puede ser de 50 g)*

Elaboración:

Se pone en un frasco la leche y los trocitos de melocotón, se cierra el frasco y se agita un poco, dejándolo en reposo durante unas 10 horas en un lugar fresco (también se puede dejar en la nevera). Pasado dicho tiempo, se cuela a un tarro, se cierra bien y se guarda en la nevera, quedando lista para ser aplicada.

Uso:

Esta leche hidratante se emplea para la piel seca y normal. Especialmente para la cara y el cuello. También resulta una buena limpiadora de las pieles.

Aplicación:
El tratamiento consiste en aplicar esta leche hidratante sobre las partes afectadas de la piel de la cara y el cuello. Estas aplicaciones se hacen mejor por la noche, dando unas lociones con suavidad con la leche, aplicándola con las yemas de los dedos de la mano sobre las zonas afectadas.

> **Leche hidratante de albaricoque**
> **para pieles secas**

Ingredientes:
· *150-200 ml de leche entera*
· *2-3 albaricoques frescos, pelados y cortados en trocitos*

Elaboración:
Poner en un frasco la leche y el albaricoque troceado, remover un poco, cerrar el frasco y dejar reposar 8-10 horas en un lugar fresco o en la nevera. Pasado dicho tiempo, se cuela a un tarro con cierre hermético y se guarda en la nevera, quedando lista para ser aplicada.

Uso:
Se emplea como hidratante suave de acción limpiadora de la piel seca.

Aplicación:
El tratamiento consiste en aplicar esta leche hidra-
tante una vez al día, sobre las zonas de la piel afec-
tadas. Es muy buena para la piel seca de la cara y
el cuello. Se aplica en lociones con las yemas de los
dedos de la mano con suavidad sobre las partes
afectadas de la piel. Deja muy bien la piel y, sobre
todo, le aporta vitalidad.

Tisanas para uso cosmético

> *Infusión de hojas de abedul contra las*
> *afecciones de la piel (granos, sarpullidos,*
> *eczema, psoriasis)*

Ingredientes:
· *1 l de agua hirviendo*
· *60 g de hojas frescas, troceadas, de abedul*
  o 30 g de las secas
· *20 gotas de esencia de espliego o de rosa*

Elaboración:
Poner en un frasco las hojas de abedul y verter el
agua hirviendo sobre ellas. Tapar y dejar enfriar,
después colar en una botella y agregar las gotas de
esencia, agitando bien la botella. Queda lista para
ser aplicada.

Uso:
El tratamiento consiste en aplicar compresas humedecidas con la tisana en las partes afectadas de la piel, durante unos minutos. Estas aplicaciones se hacen 2-3 veces al día, una por la mañana y otra por la noche, y si se hacen tres, también al mediodía. Seguir con el tratamiento hasta que se quite el mal; si no se ve mejoría después de una semana, se suspende.

> *Infusión de hojas de acedera para combatir la inflamación y el enrojecimiento de la piel*
Ingredientes:
· *1 l de agua hirviendo*
· *60 g de las hojas y la raíz troceadas frescas de la acedera*

Elaboración:
Poner en un frasco las hojas y las raíces, y verter sobre ellas el agua hirviendo. Tapar y dejar enfriar. Después, colar a una botella. Queda lista para su aplicación.

Uso:
Se emplea en lavados y compresas humedecidas en la tisana 2-3 veces al día, mañana, tarde y noche; si solo son 2, mañana y noche.

Nota:

De la misma manera se preparan, cambiando de planta, otras tisanas para tratar el mismo mal, por ejemplo 60 g de la planta entera fresca troceada de la álsine; 50 g de las hojas y flores frescas o, en su lugar, 20 g de las secas de la angélica silvestre; 60 g de las hojas y tallos frescos, troceados, o 30 g de las flores y hojas secas de la borraja; 50 g de las hojas frescas troceadas o 25 g de las secas del frambueso; 60 g de las hojas y flores frescas troceadas de la margarita.

> *Infusión de flores de saúco para combatir las inflamaciones de la piel y los sarpullidos*

Ingredientes:
· 1 l de agua hirviendo
· 70 g de flores frescas del saúco o 30 g
  de las secas

Elaboración:
Poner en un frasco las flores y verter el agua hirviendo sobre ellas. Tapar y dejar reposar 10 minutos. Después, colar por prensado a una botella y queda lista para su uso.

Uso:
Se aplica para lavados y en compresas húmedas. Aplicar por las zonas afectadas de la piel durante unos minutos. Se hace 2-3 veces al día, mañana,

mediodía y noche; seguir con el remedio hasta que se remita el mal. Para los lavados, sobre todo en el cutis, se aplicará con un trozo de algodón o esponja natural, humedeciéndolo bien en la tisana. Se hacen 2 lavados del cutis, uno por la mañana y otro por la noche.

Infusiones limpiadoras del cutis y el cuello

> **Infusión de flor de saúco**

Ingredientes:
· *1 l de agua hirviendo*
· *20 g de flores secas del saúco o 60 g de las frescas*

Elaboración:
Poner en un frasco las flores del saúco y verter el agua hirviendo sobre ellas. Tapar y dejar reposar durante 10 minutos. Después, filtrar por prensado a una botella y queda lista para ser usada. Guardar en el frigorífico.

Uso:
Una o dos veces al día, cuando el cutis lo necesite, después del desmaquillaje, se aplica una loción con una bola de algodón humedecida en la infusión tibia o fría, durante unos minutos, sobre la piel de la cara y el cuello. Después de esta limpieza del cutis,

se puede dar una loción de agua de rosas o de la parietaria, como refrescante y tonificante.

> Infusión de capítulos florales de la manzanilla
Ingredientes:
· 1 l de agua hirviendo
· 50 g de flores (capítulos florales) secas
  de la manzanilla común o 100 g de las frescas

Elaboración:
Poner en un frasco las flores y verter el agua hirviendo sobre ellas. Tapar y dejar reposar durante 15 minutos, después filtrar por prensado a una botella y queda lista para ser usada. Guardar en el frigorífico.

Aplicación:
El tratamiento se hace 1-2 veces al día para limpiar el cutis de la suciedad acumulada durante la jornada. Se aplica una loción con una bola de algodón humedecida en la infusión tibia o fría, durante unos minutos, sobre la piel de la cara y el cuello. Después de esta limpieza del cutis, se puede dar una loción de agua de rosas o de espliego para refresca la piel y darle vigor.

> Cocimiento de sumidades floridas de lavanda

Ingredientes:
· 1 l de agua
· 35 g de sumidades floridas secas de la lavanda
  o 60 g de las frescas

Elaboración:
Poner a hervir en un recipiente con el agua las
sumidades floridas durante 10 minutos, después
retirar del fuego, dejar enfriar y colar por prensado
a una botella. Queda lista para ser aplicada. Se
guarda en el frigorífico.

Aplicación:
El tratamiento consiste en aplicar una loción con
una bola de algodón humedecida en la infusión,
durante unos minutos, sobre la piel de la cara y el
cuello; se mira si se ha quitado bien la suciedad,
si no se repite la loción. Es una loción limpiadora,
suavizante y neutralizante de la piel.

> Cocimiento de hojas de ortiga

Ingredientes:
· 1 l de agua
· 50 g de hojas secas de ortiga mayor o 100 g
  de las frescas

Elaboración:
Poner a hervir en un recipiente con el agua las hojas de ortiga durante 10 minutos. Después retirar del fuego, dejar enfriar y colar por prensado a una botella. Queda lista para ser aplicada. Si se quiere, se guarda en el frigorífico.

Aplicación:
El tratamiento consiste en aplicar una loción con una bola de algodón humedecida en la infusión, durante unos minutos, sobre la piel de la cara y el cuello; si no se ha quitado la suciedad, se puede dar una loción de agua de rosas o de agua de parietaria para dar brillo y a la vez neutralizar la piel. Esta loción de ortiga es también estimulante de la circulación sanguínea de las arterias de la piel. Se aplica 1-2 veces al día.

> **Cocimiento de hojas o sumidades floridas del pie de león**

Ingredientes:
· *1 l de agua*
· *50 g de hojas secas del pie de león o 100 g de las frescas troceadas*

Elaboración:
Poner en un recipiente con el agua las hojas o sumidades durante 5 minutos. Después retirar del fuego, dejar reposar 30 minutos y colar por prensa-

do a una botella, quedando lista para ser aplicada.
Si se quiere, se guarda en el frigorífico.

Aplicación:
El tratamiento consiste en aplicar esta loción 2 ve-
ces al día por la mañana y por la noche; si solo es
una, debe ser por la noche, y usar 2-3 veces por
semana. Se aplica con una bola de algodón hume-
decida en la infusión, durante unos minutos, sobre
la piel de la cara y el cuello; si no se ha quitado la
suciedad, se puede dar una loción de agua de rosas
o de parietaria.

> **Cocimiento de hojas de romero**
> **para la limpieza de cutis y cuello**

Ingredientes:
· *1 l de agua*
· *30 g de hojas secas de romero o 60 g de las frescas*

Elaboración:
Poner a hervir en un recipiente con el agua las ho-
jas de romero durante 10 minutos, después retirar
del fuego, dejar enfriar, colar a una botella y que-
da lista para ser aplicada. Después guardar en el
frigorífico.

Aplicación:
El tratamiento consiste en aplicar unas torundas
de algodón humedecidas en el líquido sobre la piel

de la cara y el cuello durante unos minutos, hasta eliminar todo rastro de suciedad de la piel. Esta aplicación activa la circulación sanguínea arterial. Después de esta también se aplica otra loción como final, para dar brillantez y suavidad con agua de rosas o menta y parietaria.

> *Cocimiento de sumidades floridas de serpol*

Ingredientes:
· *1 l de agua*
· *35 g de sumidades floridas secas de serpol*
  o 60 g de las frescas

Elaboración:
Poner a hervir en un recipiente el agua con las sumidades floridas de serpol durante 3 minutos, retirar del fuego y dejar reposar 15 minutos. Después se filtra a una botella y queda lista para ser aplicada. Se puede guardar en el frigorífico.

Aplicación:
Una o dos veces al día, una loción con una torunda de algodón empapada en el líquido, sobre la piel de la cara y el cuello, durante unos minutos. Una vez eliminada la suciedad, se puede dar una loción de agua de rosas o parietaria para dar brillo a la piel.

> Cocimiento de sumidades floridas de tomillo

Ingredientes:

· *1 l de agua*
· *40 g de sumidades floridas secas de tomillo
u 8 g de las frescas*

Elaboración:

Poner a hervir en un recipiente el agua con las sumidades floridas de tomillo durante 3 minutos, retirar del fuego y dejar reposar 15 minutos; después se filtra a una botella y queda lista para ser aplicada. Se puede guardar en el frigorífico.

Aplicación:

Aplicar 1-2 veces al día, durante varias semanas (3-6 semanas cada 3 meses) una loción con una torunda de algodón empapada en el líquido, sobre la piel de la cara y el cuello, durante unos minutos. Se aplica una vez por la mañana y otra por la noche; si solo se hace una, esta será por la noche. Una vez eliminada la suciedad, se puede dar una loción de agua de rosas o parietaria para dar brillo y suavidad a la piel.

> Crema limpiadora básica

Ingredientes:

· *100 ml de aceite de oliva virgen de primera presión en frío de menos de 1º o aceite de almendra*

- 35 g de lanolina
- 20 g de cera virgen
- 3 gotas de esencia de rosa o de espliego
- 3 cucharadas de tisana (infusión hecha con espliego al 1%)

Elaboración:
Se pone al baño María en un frasco la cera y la lanolina y se funde a fuego moderado. Una vez fundidas, se le agrega el aceite. Se retira del fuego y se le agrega el agua de la infusión, se remueve bien, se le agregan las gotas de esencia, se sigue revolviendo bien con una cucharilla hasta que se enfríe y una vez fría se envasa en un frasco o tarro y queda lista para ser aplicada.

Aplicación:
El tratamiento es para limpiar la piel mañana y noche. Se aplica un poco de la crema con la yema de los dedos, sobre la cara, dando masaje durante unos minutos, y al final se retira con un trozo de paño bien limpio, procurando no dejar rastros de la crema. Es una de las mejores cremas naturales para la limpieza de la piel.

> **Crema limpiadora para cara y cuello de yogur, saúco y miel**

Ingredientes:
- 25 cucharadas de yogur (2 yogures normales)
- 70 ml (7 cucharadas) de infusión de flor de saúco seco al 8%
- 120 g de miel de milflores o de espliego (4 cucharadas)

Elaboración:
Poner en un taza o frasco la infusión de flor de saúco con el yogur y la miel líquida. Se bate durante unos minutos hasta que se quede todo homogeneizado. Una vez homogeneizado, se pone en un frasco y se guarda en el frigorífico. Queda lista para ser aplicada.

Aplicación:
Aplicar bien por toda la piel de la cara y el cuello, procurando que se elimine bien la suciedad de la piel. Después de la aplicación, durante unos minutos se limpia con un algodón. Esta crema se utiliza sobre todo para quitar bien el maquillaje de la piel.

> **Crema limpiadora para cara y cuello de aceite de aguacate, lanolina, cera y lechuga**

Ingredientes:
- 100 ml de aceite de aguacate (10 cucharadas)
- 3 cucharadas de lanolina

· 5 cucharadas de cera virgen
· 5 cucharadas (50 mI) de tisana de lechuga
  (cocimiento de cuatro hojas verdes de lechuga,
  que estén bien limpias, en 250 ml de agua;
  poner a cocer durante 10 minutos, dejar enfriar
  y colar)

Elaboración:
Poner a fundir en un frasco la lanolina y la cera
al baño María. Una vez fundidas, se les agrega el
aceite, se remueve bien, se retira del fuego y se añade el agua de la tisana. Se sigue removiendo bien la
mezcla, durante el tiempo que tarde en enfriarse.
Después se envasa en un frasco y queda lista para
ser aplicada.

Aplicación:
Limpiar la piel de la cara y el cuello con la crema,
procurando eliminar toda la suciedad que tenga la
piel, debido al maquillaje o a otros productos. Al
final se retira con un trozo de algodón, procurando
eliminar los restos de maquillaje.

> **Crema limpiadora de aceite de oliva, cera
  y esencia de rosas**
Ingredientes:
· 100 ml de aceite de oliva virgen de primera
  presión en frío de menos de 1º o de almendra
  dulce

- *25 g de cera virgen rallada*
- *30 gotas de esencia de rosas*
- *2 cucharadas de agua (puede ser destilada)*

Elaboración:
Mezclar el aceite con las gotas de esencia en un botellín; cerrar bien y poner a rodar sobre una mesa con la palma de la mano, como si fuese un rodillo, para homogeneizar el aceite con la esencia. Reservar. Aparte se pone a fundir la cera en un frasco al baño María. Una vez fundida, se agrega el aceite preparado, se remueve bien y se retira del fuego, añadiéndole el agua sin parar de remover. Una vez fría, se envasa en un frasco y queda lista para ser utilizada.

Aplicación:
El tratamiento consiste en aplicar una pequeña cantidad, haciendo un buen masaje con la yema de los dedos de la mano durante unos minutos, sobre la piel de la cara y el cuello, y se limpia con un paño o algodón, procurando no dejar ningún rastro de suciedad en la piel (maquillaje u otros).

> *Leche limpiadora de manzana*
Ingredientes:
- *1 manzana (de unos 100 g) y si es reineta mejor*
- *200 ml de agua*
- *200 ml de leche desnatada*

Elaboración:
Poner a cocer en un recipiente con el agua la manzana con la piel, troceada, durante 20 minutos a fuego moderado. Pasado dicho tiempo, se retira del fuego, se cuela a un frasco y se deja enfriar. Después se mezcla con la leche y se remueve bien, quedando lista. Se envasa en una botella y se guarda en el frigorífico.

Aplicación:
El tratamiento es para limpiar la piel y a la vez hidratarla, cuando esté seca. Se aplica con trozos de algodón en forma de discos o bolas, humedecidas en la leche limpiadora, sobre el cutis (a veces es conveniente sobre el cuello, durante unos minutos). Después se limpia con un paño limpio, sin dejar rastro alguno del maquillaje u otros.

> **Leche limpiadora de pera**
Ingredientes:
· *1 pera madura (de 150 g en trocitos)*
· *200 ml de leche*
· *200 ml de agua*

Elaboración:
Poner la pera a cocer en un recipiente con el agua durante 20 minutos. Retirar del fuego y dejar enfriar, después colar a una botella y agregar la leche, agitando bien. Queda lista para ser utilizada. Se guarda en el frigorífico.

Aplicación:
El tratamiento consiste en aplicar con un trozo de algodón o paño, humedecido en la leche, sobre la piel de la cara durante unos minutos; después se lava con un paño limpio.

> **Crema limpiadora de yogur y zumo de limón**
Ingredientes:
· *2 cucharadas de yogur natural*
· *2 cucharadas de zumo de limón*

Elaboración:
Poner en un frasquito o en vaso el yogur con el zumo de limón, mezclar bien y queda lista para ser aplicada.

Aplicación:
El tratamiento consiste en aplicar en cara y cuello esta mezcla durante unos minutos. Después se limpia con un paño limpio. Es una crema limpiadora que elimina muy bien todo rastro de maquillaje.

> **Crema limpiadora de yogur con lima y miel**
Ingredientes:
· *125 g de yogur*
· *2 limas grandes y maduras (zumo).*
  Se puede hacer también con un limón grande
· *60 g de miel de milflores*

Elaboración:
Poner en un frasco el yogur, el zumo de limas o de limón y la miel, removiendo bien la mezcla hasta que se quede homogénea; después se envasa en un frasco y se guarda en la nevera, quedando lista para ser aplicada.

Aplicación:
El tratamiento consiste en aplicar en cara y cuello esta mezcla durante unos minutos; después se limpia con un paño limpio o con un trozo de algodón en forma de disco. Da buen resultado a la hora de eliminar todo rastro de maquillaje. Permite una buena limpieza del cutis, debido a otros elementos que producen suciedad en la piel.

> Crema limpiadora de pomelo y miel
Ingredientes:
· *125 g de yogur natural*
· *6 cucharadas de zumo de pomelo*
  (usar zumo de pomelo rojo)
· *2 cucharadas de miel de milflores*

Elaboración:
Poner en una taza el yogur, el zumo y la miel. Batir bien la mezcla para que se quede homogeneizada y envasar en un frasco, bien cerrado. Guardar en el frigorífico. Queda lista para ser utilizada.

Aplicación:
El tratamiento consiste en limpiar la piel del cutis y el cuello, aplicando la crema con bolas de algodón o con un paño durante unos minutos. Después se limpia con un paño suave y limpio.

> *Crema limpiadora de mayonesa*
Ingredientes:
· *80 ml de aceite de oliva virgen de primera presión en frío de menos de 1º*
· *10 ml de vinagre de sidra*
· *1 yema de huevo*
· *1 cucharadita de azúcar o de café*

Elaboración:
Poner en una taza o vaso la yema de huevo, el vinagre y el azúcar, remover bien para que la mezcla quede bien homogénea y añadir el aceite poco a poco, batiéndolo bien hasta que se quede en una crema, bien homogeneizada (también se prepara con una batidora). Queda como la mayonesa. Se envasa en un frasco y se guarda en el frigorífico, quedando lista para ser aplicada.

Aplicación:
Se aplica una pequeña cantidad sobre la cara y el cuello, para limpiar la piel. Se hace un buen masaje durante unos minutos y después se retira con un paño limpio, procurando eliminar todos los restos

de maquillaje o suciedad de la piel producida por otros elementos.

> **Crema de aceite de coco, miel de azahar y esencia de manzana para el tratamiento de la piel enfermiza (granos, acné, eczemas)**

Ingredientes:
· *50g de aceite de coco*
· *50 g de miel de azahar*
· *50 gotas de esencia de manzana*

Elaboración:
Se pone el aceite de coco al baño María. Cuando este se derrite, se pasa a un frasco, se sigue removiendo y a los 2 minutos se le agregan las gotas de la esencia de manzana. Se continua removiendo y, cuando ya empieza a hacerse la crema, se cierra el frasco, quedando lista para su uso.

Uso:
Es una crema muy antigua (únicamente es actual la adición de esencia de manzana), muy buena y con actividad regeneradora en la piel. También hace que los granos, acné, eczemas se puedan sanar rápidamente. Es un buen auxiliar de la medicina moderna.

Aplicación:
Se aplica 2-3 veces durante el día sobre las zonas afectadas, dando un suave masaje sobre ellas con

la crema. Primero se gasta el cremoso del coco y después se acaba gastando el poso de la miel.

Nota:
No hay que remover el frasco, ya que primero se gasta el aceite de coco y luego la miel.

> **Crema nutritiva de aceite de girasol con albaricoque, lanolina y vinagre de manzana contra la sequedad de la piel de codos, rodillas y cuello (arrugas y pliegues)**

Ingredientes:
· *50 ml de aceite de girasol de 0,2º (5 cucharadas)*
· *50 ml de aceite de albaricoque (5 cucharadas)*
· *50 g de lanolina (3 cucharadas)*
· *10 ml de vinagre de manzana (una cucharada)*

Elaboración:
Fundir la lanolina al baño María (también se puede calentar en un recipiente a fuego moderado). Una vez fundida, se le agrega el aceite de girasol y el albaricoque, se remueve bien con una cuchara, se añade el vinagre y se retira del baño María, removiendo bien la mezcla hasta que se enfríe. Después se envasa en un frasco y queda lista para ser aplicada.

Aplicación:
El tratamiento consiste en aplicar la crema una vez al día sobre el cuello con un masaje suave, a

base de golpecitos, que se dan sobre la piel con las yemas de los dedos, desde la parte alta del pecho hasta la barbilla, durante unos minutos. Después se deja actuar unos 20 minutos y finalmente se lava con agua tibia. Este tratamiento se puede hacer lo mismo por la mañana que por la noche, 3-5 días a la semana durante cierto tiempo. Para los codos y las rodillas se aplica un masaje suave con la crema por las partes afectadas por la sequedad y las arrugas. Se puede dar 2 veces al día, mañana y noche, friccionando con la crema bien por las partes afectadas. Seguir con el tratamiento hasta que la piel recobre su elasticidad y brillo.

Nota:
Para hacer esta crema, también se puede emplear aceite de aguacate, almendra dulce, oliva virgen de primera presión en frío de menos de 1° y maíz en vez del de girasol. Y en vez del de albaricoque se puede usar aceite de melocotón o de coco.

> **Crema nutritiva de margarina de girasol con aceite de oliva y miel contra la sequedad de la piel de codos, rodillas y cuello (arrugas y pliegues)**

Ingredientes:
· *50 g de margarina de girasol*
· *1 cucharada de aceite de oliva*
· *1 cucharada de postre de miel de milflores*

Elaboración:
Poner a fundir la margarina al baño María. Una vez fundida, se le agrega el aceite y la miel, se remueve bien la mezcla y se retira del fuego, removiendo hasta que se enfríe; una vez fría, se envasa en un frasco y se guarda en el frigorífico, lista para ser utilizada.

Aplicación:
El tratamiento consiste en aplicar la crema una vez al día sobre el cuello, mediante un masaje suave, a base de golpecitos, que se dan sobre la piel con las yemas de los dedos, desde la parte alta del pecho hasta la barbilla, durante unos minutos. Después se deja actuar unos 20 minutos y finalmente se lava con agua tibia. Para la sequedad de los codos y rodillas, se aplica de una a 2 veces al día y para el cuello se hace una vez al día, bien por la mañana o por la noche, durante algunas semanas.

> **Crema nutritiva de manteca de cacao con aceite de germen de trigo contra la sequedad de la piel de codos, rodillas y cuello (arrugas y pliegues)**

Ingredientes:
· *4 cucharadas de manteca de cacao*
· *2 cucharadas de aceite de germen de trigo o de jojoba*

Elaboración:
Poner la manteca de cacao a fundir al baño María.
Una vez fundida, se le agrega el aceite, se remueve
bien y se retira del baño María. Se sigue removien-
do hasta que se queda lista para ser aplicada.

Aplicación:
El tratamiento consiste en aplicar la crema una
vez al día sobre el cuello, mediante un masaje
suave, a base de golpecitos, que se dan sobre la
piel con la yema de los dedos, desde la parte alta
del pecho hasta la barbilla, durante unos minutos.
Después se deja actuar unos 20 minutos y final-
mente se lava con agua tibia. Este tratamiento se
hace una vez al día por la noche y se sigue durante
algunas semanas si la piel no se recupera al cabo de
3 semanas. Para los codos y las rodillas se aplica un
masaje suave con la crema por las partes afectadas
por la sequedad y las arrugas, nutriendo y dando
elasticidad.

> **Crema nutritiva de aceite de oliva con miel**
  y yema de huevo contra la sequedad de la piel
  de codos, rodillas y cuello (arrugas y pliegues)
Ingredientes:
· *30 g de aceite de oliva virgen de primera*
  presión en frío de menos de 1º (3 cucharadas)
· *50 g de miel de milflores (2 cucharadas)*
· *1 yema de huevo (batido)*

Elaboración:
Se ponen todos los ingredientes en una taza grande y se baten bien hasta conseguir una masa homogeneizada. Se envasa en un frasco y se guarda en el frigorífico.

Aplicación:
El tratamiento consiste en aplicar la crema una vez al día sobre el cuello, mediante un masaje suave, a base de golpecitos, que se dan sobre la piel con la yema de los dedos de las manos, desde la parte alta del pecho hasta la barbilla, durante unos minutos. Después se deja actuar unos 20 minutos y finalmente se lava con agua tibia. Este tratamiento se puede hacer lo mismo por la mañana que por la noche, 3-5 días a la semana durante cierto tiempo. Para los codos y las rodillas se aplica un masaje suave con la crema por las partes afectadas por la sequedad y las arrugas. Después se quita con un paño húmedo.

Nota:
Se puede hacer también esta crema con aceite de almendras, aguacate, jojoba, germen de trigo, girasol, maíz, soja y bálsamo. También se pueden poner 2 yemas de huevo batido en vez de una. Pero resulta muy bien con solo una yema de huevo.

> *Crema nutritiva de lanolina y mayonesa*
> *contra la sequedad de codos, rodillas y cuello*
> *(arrugas y pliegues)*

Ingredientes:
- *50 g de mayonesa (3 cucharadas rasas)*
- *1 cucharada rasa de lanolina (17 g). Algunos*
  lo hacen con cucharada y media (25 g)

Elaboración:
Se pone a calentar al baño María la lanolina hasta
que se funda y después se le agrega la mayonesa. Se
retira del baño María y se sigue removiendo hasta
que se enfríe. Una vez que la crema está fría, se
envasa en un frasquito y queda lista para ser utili-
zada. Se guarda en el frigorífico.

Aplicación:
El tratamiento consiste en aplicar la crema una
vez al día sobre el cuello, mediante un masaje
suave, a base de golpecitos, que se dan sobre la
piel con las yemas de los dedos, desde la parte alta
del pecho hasta la barbilla, durante unos minu-
tos. Después se deja actuar unos 20 minutos y fi-
nalmente se lava con agua tibia. Se hace esto por
lo menos 4 o 5 veces a la semana, durante cierto
tiempo. Este tratamiento se puede hacer lo mismo
por la mañana que por la noche. Para los codos y
las rodillas se aplica un masaje suave con la crema
por las partes afectadas por la sequedad y las arru-
gas, se deja actuar durante 20 minutos y se lava

con agua tibia. Este tratamiento se debe hacer hasta que veamos como se recupera la piel afectada, todos los días, por la noche o por la mañana. Deja muy bien la piel, pues activa la nutrición de la piel seca y a la vez le vuelve a dar brillo.

> **Crema nutritiva de manteca de cacao con aceite de almendra dulce contra la sequedad de la piel de codos, rodillas y cuello (arrugas y pliegues)**

Ingredientes:
· *60 g de manteca de cacao*
· *30 ml de aceite de almendra dulce (3 cucharadas)*

Elaboración:
Se pone a fundir al baño María en un recipiente o frasco la manteca de cacao. Una vez fundida, se le agrega el aceite removiéndola bien. Se retira del baño María y se sigue moviendo hasta que la mezcla se enfríe. También suele fundirse calentándola en un recipiente a fuego lento, pero es mejor fundirla al baño María.

Aplicación:
El tratamiento consiste en aplicar la crema sobre el cuello, mediante un masaje suave, a base de golpecitos, que se dan sobre la piel con las yemas de los dedos, desde la parte alta del pecho hasta la barbilla,

durante unos minutos. Después se deja actuar unos 20 minutos y finalmente se lava con agua tibia. Este tratamiento se hace por lo menos una vez al día, durante 3-4 días a la semana. Para los codos y las rodillas se aplica un masaje suave con la crema por las partes afectadas por la sequedad y las arrugas. Hay que seguir con este tratamiento hasta que la piel quede bien nutrida y a la vez desaparezca esa sequedad que afea mucho en las rodillas y los codos, ya que muchas mujeres no se dan cuenta que están descuidando una parte importante de su belleza.

> **Remedio para dar luminosidad a la piel del cutis y aliviar la irritación producida por causas diversas**

Ingredientes:
· *100 ml de agua*
· *250 g de las hojas frescas de lechuga, bien limpias*

Elaboración:
Poner a cocer la lechuga en un recipiente con el agua durante 10 minutos. Después retirar del fuego y dejar escurrir bien la lechuga, quedando listo para ser aplicado a temperatura idónea para la piel (que no queme).

Aplicación:
El tratamiento consiste en aplicar sobre el cutis la lechuga hasta que se enfríe; después se lava la cara con agua templada, con un algodón empapada en ella. Se hace por la noche, durante una semana. También se puede hacer por la mañana, un día sí y otro no durante diez días. Es un buen embellecedor del cutis que da un brillo natural a la piel seca y sin brillo. También alivia las irritaciones haciendo que estas vayan disminuyendo.

> **Remedio para endurecer el cuello**
>   **y las mejillas débiles**

Ingredientes:
· *1 tomate mediano (150 g) fresco bien maduro, o 2 tomates si fuese necesario*

Elaboración:
Poner el tomate triturado en un plato, que queda listo para ser aplicado.

Uso:
El tratamiento consiste en aplicar la pulpa del tomate en las partes afectadas por la debilidad, durante 20 a 25 minutos; después se limpia con agua templada. Estas aplicaciones se hacen por la noche. Seguir con el remedio hasta que quede a gusto de uno la dureza de las mejillas y el cuello.

> *Remedio contra las grietas de los labios y de la cara*

Ingredientes:

· *150 ml de agua hirviendo*
· *5 g de hojas de rosal silvestre secas o de rosal rojo, o 10 g de hojas frescas*
· *250 g de miel de azahar o de milflores*

Elaboración:

Poner en una taza las hojas y verter sobre ellas el agua hirviendo. Tapar y dejar reposar 10 minutos. Después filtrar a un frasco y añadir la miel, disolver bien y queda listo para ser aplicado.

Uso:

El tratamiento para los labios consistirá en aplicar varias veces durante el día una suave loción por la parte afectada o por todo el labio. Seguir con el tratamiento hasta que se cure. Para la cara se realiza 3-4 veces al día un suave masaje con la preparación. Una aplicación se hace por la mañana, otra al mediodía y otra por la noche, y si se hacen cuatro, una por la tarde. Si se va a salir a la calle, se limpia la cara con agua templada. Seguir el remedio hasta que remita el mal.

> Remedio contra las arrugas y falta de brillo en la piel

Ingredientes:
· 1 limón amarillo
· 1 cucharada de miel de milflores

Elaboración:
Extraer el zumo del limón y mezclar con la miel, envasar y queda listo para ser usado.

Uso:
El tratamiento consiste en aplicar 2 veces al día la mezcla sobre la parte afectada de la cara por las arrugas, dando un suave masaje sobre las arrugas. Una aplicación se hace por la mañana y otra por la noche, antes de acostarse. Seguir con el tratamiento hasta la mejoría. Da a la piel un brillo que resulta muy atractivo.

> Abrillantador de los pómulos de la cara

Ingredientes:
· 1 remolacha pequeña (100 a 125 g) madura
· 5 g de glicerina (una cucharada de postre)

Elaboración:
Sacar el zumo de la remolacha y colar. Después, mezclar con la glicerina, agitar bien el frasco y queda listo.

Uso:

Este remedio para dar un color rosáceo brillante a los pómulos de la cara es muy antiguo y su uso es muy bueno, a la vez que da brillo a los pómulos pálidos. Se suele tener guardado en la nevera y se da cuantas veces sea preciso. Este remedio para dar un color rosáceo brillante a los pómulos de la cara es muy antiguo y su uso es muy bueno, a la vez que da brillo a los pómulos pálidos. Se suele tener guardado en la nevera y se da cuantas veces sea preciso.

> *Remedio para las pieles muy grasas*
Ingredientes:
· *1 naranja de mesa*
· *1 limón amarillo*

Elaboración:
Pelar la naranja y el limón, extraer la pulpa de ambos, mezclarlos bien y queda listo para ser aplicado.

Uso:
El tratamiento consiste en aplicar sobre la cara la mezcla de pulpa durante 30 minutos, después retirar la pulpa y lavar la cara con agua templada. Este tratamiento se hace por la noche al acostarse. Seguir con el remedio como auxiliar para que la piel de la cara no esté grasienta. Este tratamiento,

que da muy buen resultado, se puede hacer 2-3 veces alternas a la semana y sus ingredientes son muy baratos.

Nota:
Algunas mujeres de las zonas rurales de algunos países mediterráneos emplean también el zumo de un limón por la mañana y por la noche. Aplicar dicho zumo dando unas fricciones suaves con ellas, sobre el rostro.

> **Tratamiento contra las espinillas y limpieza del cutis**

Ingredientes:
· *1 tomate muy maduro (150 g)*
· *20 g de glicerina (una cucharada sopera o algo más)*

Elaboración:
Extraer el zumo del tomate y colarlo por una gasa, pasarlo a un frasco y añadir la glicerina. Remover bien, hasta que se homogeneice la mezcla, tapar y queda listo. Se guarda en el frigorífico y se conserva durante cuatro días.

Uso:
Es uno de los remedios tónicos que mejor combaten las espinillas y a la vez limpia muy bien la piel con exceso de grasa.

Aplicación:
El tratamiento consiste en aplicarlo, una vez al día, sobre las partes afectadas de la piel (grasa o espinillas). Se va aplicando sobre el cutis con bolas de algodón o gasa, hasta que se queda cubierta toda la piel afectada por el tónico. Se tiene durante unos minutos y después se aclara con agua tibia. Seguir el remedio hasta que desaparezca el mal.

> Tónico para la piel débil o enfermiza

Ingredientes:
· *1 l de agua hirviendo*
· *35 g de sumidades floridas secas de romero o 70 g de las frescas*
· *50 cc de brandy o coñac*

Elaboración:
Poner en un frasco las sumidades floridas y añadir el agua hirviendo, tapar y dejar enfriar. Después filtrar a una botella y agregar el brandy o coñac, agitar bien y queda listo.

Uso:
Es otro de los tratamientos más útiles para las pieles débiles y enfermizas, pues es a la vez estimulante de los vasos sanguíneos (arterias) y estimulante cutáneo, óptimo para cualquier tipo de piel. Es deliciosamente aromático.

Aplicación:

Se empapa este tónico en un poco de algodón o gasa y se aplica por la noche y por la mañana. Después, se lava. Se debe seguir durante algún tiempo, hasta que la piel vuelva a coger el matiz sano y brillante. Estas lociones se hacen suavemente sobre el cutis.

> Quemaduras solares u otras (segundo grado)

Ingredientes:

· *580 cc de vinagre de sidra*
· *10 g de flores secas de saúco o 50 g de hojas frescas*
· *500 cc de agua*

Elaboración:

Poner en infusión el agua y las flores u hojas del saúco durante 15 minutos, después colar por expresión y añadir el vinagre, agitar bien y queda listo.

Uso:

Esta pócima se emplea para las quemaduras en que aparecen ampollas. Según la quemadura, se tendrá cuidado de no reventar la ampolla en el momento de aplicarla.

Aplicación:

Si no se han reventado las ampollas, se da una suave fricción con el preparado y si se han reven-

tado, se procura cortar el trozo de piel que queda colgando y se aplica el compuesto 3 veces al día; seguir con la receta hasta que se forme otra vez la piel. Actualmente, este remedio es un auxiliar de la medicina moderna como antiséptico. Se suele poner un paño o gasa empapado con el líquido sobre la quemadura.

> Quemaduras solares y otras

Ingredientes:
· 200 g de miel de espliego o romero
· 100 g de aceite de oliva virgen de primera presión en frío de menos de 1°

Elaboración:
Poner los ingredientes en un frasco y remover todo bien hasta que se quede todo hecho una masa. Queda listo.

Uso:
Este preparado de miel y aceite es muy bueno para las quemaduras solares, así como también para las producidas por otros elementos.

Aplicación:
Se limpia bien la piel afectada por la quemadura y se cubre la parte afectada con la miel. Después, si es preciso, se cubre con una gasa para protegerla, y cada 6 o 8 horas se vuelve a cubrir con otra porción

la superficie de la epidermis quemada, volviendo a cubrirla otra vez con una gasa, según la quemadura. Si es de primer grado, no hace falta cubrirla. Seguir con el tratamiento hasta que se cure. Es un buen auxiliar de la medicina moderna y a la vez da unos resultados muy buenos.

> **Crema especial para las ojeras y rugosidades de la piel**

Ingredientes:
· *40 g de lanolina*
· *10 ml de aceite de almendra dulce*
· *10 ml de aceite de jojoba o de albaricoque*
· *10 ml de aceite germen de trigo*

Elaboración:
Poner en un frasco a fundir al baño María la lanolina (algunos lo hacen directamente al fuego, pero eso no es lo correcto y pierde cualidades). Una vez derretida la lanolina, se retira del baño María y se le agregan los aceites. Se remueve bien y se envasa en un frasquito. Una vez que se enfría, se tapa y queda lista para ser aplicada cuanto se necesite.

Uso:
Es una vieja receta de cosmética que se empleaba hace años para el tratamiento de las rugosidades más cercanas de los ojos, que se suelen formar por la sequedad de la piel, y a la vez hace que las oje-

ras vayan desapareciendo. Se puede considerar una buena crema para el tratamiento natural de la piel seca y arrugada.

Aplicación:
El tratamiento es hacer un suave masaje con la yema de los dedos con un poco de la crema, durante unos minutos; después se deja actuar durante 15-20 minutos y se aclara con agua tibia. (Algunas personas no suelen aclararla, sino que pasan un pañito o gasa suavemente por las zonas donde se aplicó la crema. Este tratamiento se hace 2 veces al día, una por la mañana y la otra por la tarde o noche. Seguir con el remedio hasta que remita el mal.

Nota:
En caso de no tener medidor, se puede hacer también por cucharadas soperas: 18-20 g de lanolina son una cucharada rasa sopera. Los aceites son más o menos 9-10 ml por cucharada sopera rasa.

Los baños

Notas importantes sobre las aplicaciones

1. Hay varias clases de baños y los que mejor resultado dan son los de agua, aire, sol, sal, leche, arena, de aceites dispersantes y flotantes, de vinagre y de miel, así como los de barro.

2. La piel es la primera de las partes beneficiadas por cualquier clase de baño. Y a partir de ella favorecemos el funcionamiento de otros elementos más internos como el sistema circulatorio, los huesos y articulaciones, el aparato respiratorio, el sistema digestivo e incluso el nervioso.

3. Baños de aire: es un notable estímulo para la piel, y en particular para los vasos sanguíneos situados debajo de ella.

4. Se toman en los días en que hay una ligera brisa y algo de sol, en lugares amplios y bien ventilados, siendo suficiente con unos 5 a 10 minutos.

5. Baños de sol: están especialmente indicados para favorecer el sistema muscular, arterial y óseo.

6. El sol se debe tomar con moderación, y la mejor forma es caminando y no quietos.

7. En verano no deberíamos estar expuestos al sol más de 15 minutos, para así tener siempre la piel libre de quemaduras por exposiciones prolongadas al sol.

8. Baños de agua: estos baños pueden ser de agua salada, agua dulce o agua mineral.

9. Estas aguas resultan apropiadas para realizar diferentes ejercicios que, de otra forma, no podríamos practicar, al tiempo que supone una buena «alimentación» para la piel, en función de las sustancias minerales que incluyan.

10. Cuando se toman los baños de aguas, se debe friccionar y cepillar la piel, ya que con ello se estimula su limpieza y nutrición y al mismo tiempo se favorece el sistema de la circulación sanguínea.

11. Baños de sal: este tipo de baños posee efectos rela-

jantes y muy saludables para la piel, al tiempo que propicia cierto efecto exfoliante sobre la piel y le aporta un buen número de minerales que son imprescindibles para su buen funcionamiento.

12. Baños de leche: esta clase de baño tiene notables efectos relajantes, así como hidratantes y suavizantes para la piel.

13. Ducha (baño): es muy eficaz y estimulante para la mayor parte de los sistemas y aparatos del organismo.

14. Lo ideal es realizar la denominada ducha de agua alterna (primero agua templada-caliente durante unos minutos y terminar los últimos segundos con agua fría), junto con el cepillado o friccionado de la piel con guante de crin. Con ello se mejora el funcionamiento de la piel, se equilibra la sudoración, se facilita la actividad de las vías aéreas y se estimula la circulación sanguínea.

15. Baños de arena: son buenos como relajantes, tonificantes y estimulantes de la circulación. (Artrosis, artritis, reuma, contracturas musculares, celulitis, relajación de músculos tensos por culpa del estrés e insomnio.)

16. Esta terapia de arena, sal y sol consiste en bañarse en el mar y, sin secarse, enterrar en la arena de la playa todo el cuerpo excepto la cabeza. Se debe hacer en días cálidos y soleados.

> Baño de mar, tónico y fortificante en casa

Ingredientes:
- 2 kg de sal
- 100 g de algas marinas secas, cualquier tipo
- 2 l de agua

Elaboración:
Poner a hervir las algas con el agua durante 3 minutos, dejar reposar durante 15 minutos, colar y agregar al agua que está en la bañera para tomar el baño. Añadir la sal y remover hasta que se disuelva, quedando listo para tomar el baño.

Uso:
Se toma por la tarde o por la noche, durante 20 minutos, 2 días a la semana, uno por la noche y otro a la mañana siguiente. Vale la misma agua.

> Baño de mar tónico y fortificante en casa (II)

Ingredientes:
- 1 kg de sal gruesa
- 100 g de hojas frescas de nogal o 50 g de las secas
- 1 l de agua

Elaboración:
Hervir con el agua las hojas de nogal durante 5 minutos, dejar reposar 5 minutos, filtrar y verter sobre el agua de la bañera. Se le agrega la sal, se disuelve esta y queda listo para tomar el baño.

Uso:

Se toma este baño por la mañana o por la tarde, duante 15-20 minutos. Se toma 2 veces a la semana; pueden ser días seguidos o alternos, vale la misma agua. Estos baños de mar caseros son para la gente del interior que no pueden tomar baños de mar por estar muy lejos.

Nota:

También se hace según el agua que se quiera poner; por cada litro de agua se le agregan 9 g de sal (isotonizar).

> **Baño de mar fortificante y tónico del organismo**

Ingredientes:

· *2,5 kg de sal marina*
· *1 l de agua*
· *200 g de hojas frescas de nogal o 100 g de las secas*

Elaboración:

Poner a cocer en un recipiente el agua con las hojas de nogal durante 20 minutos a fuego moderado. Después retirar del fuego y colar a un frasco. Preparar la bañera con el agua y agregar la sal marina, disolver bien y añadir el agua de nogal. Remover bien y queda listo.

Uso:
Este baño marino es para aquellas personas que viven alejadas de las costas de nuestro país y no pueden tomar baños de mar. Fortalece la piel y a la vez es tónico de nuestro organismo, pues hace revivir a uno cuando toma un baño de estos.

Aplicación:
Una vez listo el baño (temperatura del agua según guste), se mete en el agua y se cubre todo el cuerpo bien dejando la cabeza fuera. Se está unos 15-20 minutos, se retira uno y si quiere se lava con agua fría o caliente. Secarse bien. Se sentirá que se estimula todo el cuerpo. Es uno de los mejores baños para los que no pueden tomar baños en el mar.

> **Baño para piel normal regenerador y vitalizante, con aceite de uva o de jojoba y esencia de rosa y geranio**

Ingredientes:
· *200 ml de aceite de uva o de jojoba*
· *35 gotas de esencia de rosa*
· *45 gotas de esencia de geranio*

Elaboración:
Poner en un botellín la mitad del aceite y agregar las gotas de la esencia. Después añadir la otra mitad del aceite, cerrar bien el botellín y poner a rodar durante unos minutos sobre una mesa con

*la palma de la mano como si fuese un rodillo. Una
vez homogeneizado, queda listo para el baño.*

Aplicación:
*El tratamiento consiste en poner en la bañera el
agua caliente o fría y verter sobre ella 2-3 cucharadas del aceite preparado y remover bien con el
agua, quedando lista para tomar el baño. La duración del baño será de 20 a 25 minutos. Se toma
un baño o 2 cada diez días. Se puede tomar también haciendo un masaje corporal con las manos
mojadas en la preparación del baño. Se hace con
suavidad, de forma circular hacia el corazón.*

> **Baño para piel normal con aceite de girasol o
>   de oliva virgen y esencia de bergamota
>   y jazmín o espliego**

Ingredientes:
· *250 ml de aceite de girasol o de oliva virgen*
· *30 gotas de esencia de bergamota*
· *60 gotas de esencia de jazmín o 20 gotas
  de esencia de espliego*

Elaboración:
*Poner en un botellín la mitad del aceite y agregar
las gotas de las esencias. Después añadir la otra
mitad del aceite, cerrar bien el botellín y poner
a rodar sobre una mesa con la palma de la mano
como si fuese un rodillo, durante unos minutos.*

Una vez homogeneizada la mezcla, queda lista para el baño.

Aplicación:
El tratamiento consiste en preparar el baño con agua caliente o fría, verter sobre ella 2-3 cucharadas del aceite preparado y remover bien con el agua, que queda lista para tomar el baño. La duración del baño será de 15-20 minutos. Se toma un baño o 2 a la semana. Se puede aplicar también dando un masaje corporal con las manos mojadas en el agua del baño, con suavidad, haciéndolo de forma circular hacia el corazón.

> **Baño para piel normal regenerador**
>   **y vitalizante, con aceite de almendra**
>   **o de albaricoque y esencia de espliego y rosa**

Ingredientes:
· *200 ml de aceite de almendra dulce*
  o de albaricoque
· *40 gotas de esencia de espliego*
· *30 gotas de esencia de rosa*

Elaboración:
Poner en un botellín la mitad del aceite y agregar las gotas de la esencia. Por último, añadir la otra mitad del aceite, cerrar bien el frasco y poner a rodar sobre una mesa con la palma de la mano como si fuese un rodillo, durante unos minutos.

Una vez homogeneizada la mezcla, queda lista para su aplicación para el baño.

Aplicación:
El tratamiento consiste en verter sobre el agua del baño (caliente o fría) 2-3 cucharadas del aceite preparado y remover bien con el agua, que queda lista para tomar el baño, cuya duración será de 25 a 30 minutos. Se toma un baño semanal. También se usa como masaje corporal, con las manos mojadas en dicha agua, haciéndolo suavemente en forma circular hacia el corazón.

> ***Baño para piel normal regenerador y vitalizante con aceite de albaricoque o de aguacate y esencia de limón y de lavanda***

Ingredientes:
· *200 ml de aceite de albaricoque o de aguacate*
· *30 gotas de esencia de limón*
· *30 gotas de esencia de lavanda*

Elaboración:
Poner en un botellín la mitad del aceite y agregar las gotas de la esencia. Después añadir la otra mitad del aceite, cerrar bien el botellín, y poner a rodar en una mesa con la palma de la mano como si fuese un rodillo, durante unos minutos. Una vez homogeneizada la mezcla, queda lista para el baño.

Aplicación:

El tratamiento consiste en poner el agua caliente o fría en la bañera y verter sobre ella 2-3 cucharadas del aceite preparado, removerla bien con el agua y queda lista para tomar el baño, cuya duración será de 15-20 minutos. Se toma un baño a la semana. Se puede hacer también un masaje corporal, con las manos mojadas en el agua preparada, con suavidad, de forma circular hacia el corazón.

> **Baño para piel madura con aceite de aguacate o de germen de trigo y esencia de incienso y pachulí**

Ingredientes:
· *200 ml de aceite de aguacate o germen de trigo*
· *50 gotas de esencia de incienso*
· *40 gotas de esencia de pachulí*

Elaboración:
Poner en un botellín la mitad del aceite y agregar las gotas de esencia. Después añadir la otra mitad del aceite, cerrar bien el botellín y poner a rodar sobre una mesa con la palma de la mano como si fuese un rodillo, durante unos minutos. Una vez homogeneizada la mezcla, queda lista para ser utilizada en el baño.

Aplicación:

El baño se prepara con agua caliente o fría y se vierten sobre el agua 2 cucharadas del aceite preparado. Se remueve bien con el agua y queda lista para tomar el baño. La duración del baño será de 15-20 minutos. Se toma un baño o dos a la semana. También se puede hacer un masaje corporal, dando un masaje suave en forma circular con la palma de la mano mojada en el agua, durante unos minutos.

> **Baño para piel normal regenerador
> y vitalizante con aceite de germen de trigo
> o de almendra dulce y esencia
> de azahar y jazmín**

Ingredientes:
· *200 ml de aceite de germen de trigo
  o de almendra dulce*
· *40 gotas de esencia de azahar*
· *40 gotas de esencia de jazmín*

Elaboración:

Poner en un botellín la mitad del aceite, agregar las gotas de esencia, añadir la otra mitad del aceite, cerrar bien el frasco y poner a rodar sobre una mesa con la palma de la mano como si fuese un rodillo, durante unos minutos, para homogeneizar el aceite con las esencias. Una vez bien mezclado, queda listo para ser utilizado en el baño.

Aplicación:

El tratamiento consiste en preparar el baño con agua caliente o fría y verter sobre ella 2 cucharadas de aceite preparado. Se remueve bien con el agua y queda lista para tomar el baño. La duración del baño será de 20 a 30 minutos. Se toma un baño a la semana. Se hace también un masaje corporal en forma circular hacia el corazón, con las manos mojadas en el agua del baño.

> **Baño para piel madura con aceite de germen de trigo o de almendra dulce con esencia de limón e incienso**

Ingredientes:
· *200 ml de aceite de germen de trigo o de almendra dulce*
· *35 gotas de esencia de limón*
· *35 gotas de esencia de incienso*

Elaboración:

Poner en un botellín la mitad de aceite, agregar las gotas de la esencia, añadir la otra mitad del aceite, cerrar bien el botellín y poner a rodar sobre una mesa con la palma de la mano como si fuera un rodillo para homogeneizar bien el aceite con las gotas de esencia. Una vez bien mezclado, queda listo para preparar el baño.

Aplicación:
Se prepara el baño con agua caliente o fría y se vierten sobre ella 2-3 cucharadas de aceite preparado, se remueve bien con el agua y queda lista para tomar el baño. La duración del baño será de 15-20 minutos. Se toma un baño o dos a la semana. También se puede hacer este baño con un masaje corporal con las manos mojadas en el agua preparada, haciéndolo de forma suave, con movimientos circulares hacia el corazón.

> **Baño para piel madura con aceite de uva**
>   **o de girasol y esencia de ciprés y espliego**

Ingredientes:
· *200 ml de aceite de uva o de girasol de 0,2°*
· *40 gotas de esencia de ciprés*
· *30 gotas de esencia de espliego*

Elaboración:
Poner en un botellín la mitad del aceite, agregar las gotas de la esencia, añadir la otra mitad del aceite, cerrar bien el botellín y poner a rodar sobre la mesa como si fuese un rodillo con la palma de la mano, durante unos minutos, para homogeneizar el aceite con las gotas de esencia. Una vez homogeneizada la mezcla, queda lista para el baño.

Aplicación:
El tratamiento consiste en poner en la bañera el agua caliente o fría y verter sobre ella 2-3 cucharadas del aceite preparado, remover bien con el agua y queda lista para tomar el baño. La duración del baño será de 20 a 25 minutos. Se toma un baño o dos a la semana. También se puede tomar el baño con un masaje corporal, con las manos mojadas en el agua del baño, haciendo suavemente movimientos circulares sobre el cuerpo hacia el corazón.

> **Baño para piel grasa con aceite de oliva virgen o de almendra, alcanfor y esencia de espliego**

Ingredientes:
· *250 ml de aceite de oliva virgen o de almendra dulce*
· *20 g de alcanfor cristalizado puro (3 cucharadas aproximadamente)*
· *30 gotas de esencia de espliego*

Elaboración:
Poner en un frasco al baño María el aceite con el alcanfor, calentándolo hasta que se disuelva, con el frasco bien cerrado. Una vez disuelto el alcanfor, se retira del baño María y se le agregan las gotas de esencia de espliego, se cierra bien el frasco y se pone a rodar sobre una mesa con la palma de la

mano como si fuese un rodillo, durante unos minutos, para homogeneizar el aceite alcanforado con la esencia. Una vez homogeneizada la mezcla, queda lista para ser usada en el baño.

Aplicación:
El tratamiento consiste en preparar el agua caliente o fría de la bañera y verter sobre ella 2-3 cucharadas del aceite preparado. Se remueve bien con el agua y queda lista para tomar el baño, cuya duración será de 15-20 minutos. Se toma un baño a la semana. También se puede realizar un masaje corporal con las manos mojadas en el agua preparada; se hace con suavidad, dando unas fricciones circulares suaves sobre todo el cuerpo, hacia el corazón.

> **Baño para piel grasa con aceite de girasol o de maíz y esencia de limón y bergamota**

Ingredientes:
· 250 ml de aceite de girasol o de maíz
· 50 gotas de esencia de limón
· 40 gotas de esencia de bergamota

Elaboración:
Poner en un botellín la mitad del aceite, agregar las gotas de esencia, añadir el resto del aceite, cerrar bien el botellín y poner a rodar sobre una mesa con la palma de la mano como si fuese un

rodillo, durante unos minutos. Una vez homoge-
neizada la mezcla, queda lista para el baño.

Aplicación:
El tratamiento consiste en poner el agua calien-
te o fría en la bañera y verter 2-3 cucharadas
de aceite preparado, remover bien con el agua
y queda lista para tomar el baño, cuya duración
será de 15-20 minutos. Se toman 1-2 baños a la
semana. Se puede tomar también el baño dando
un masaje suave de forma circular hacia el cora-
zón, con las manos mojadas en el agua preparada
del baño. Este baño corporal resulta muy bueno
si las fricciones del masaje se hacen con el agua
caliente.

> **Baño para piel grasa con aceite de girasol**
> **o de jojoba y esencia de limón y ciprés**

Ingredientes:
· *200 ml de aceite de girasol o de jojoba*
· *60 gotas de esencia de limón*
· *40 gotas de esencia de ciprés*

Elaboración:
Poner en un botellín la mitad del aceite de girasol
o de jojoba, agregar las gotas de esencia, añadir
la otra mitad del aceite, cerrar bien el botellín y
poner a rodar sobre una mesa con la palma de la
mano como si fuese un rodillo, durante unos mi-

nutos. Una vez homogeneizada la mezcla, queda
lista para ser utilizada para el baño.

Aplicación:
El tratamiento consiste en preparar la bañera con
el agua caliente o fría y verter 2 cucharadas soperas del aceite preparado. Se remueve bien con el
agua y queda lista para tomar el baño, cuya duración será de 20 a 30 minutos. Se toman 1-2 baños a la semana. Se puede aplicar también dando
masajes circulares sobre el cuerpo con el agua del
baño, mojando la mano en el agua.

> **Baño para piel inflamada o irritada
con aceite de almendra dulce o de sésamo
y esencia de manzanilla y de rosa**
Ingredientes:
· 200 ml de aceite de almendra dulce
  o de sésamo
· 40 gotas de esencia de manzanilla
· 40 gotas de esencia de rosa

Elaboración:
Poner en un botellín la mitad del aceite, agregar
las gotas de esencia, añadir la otra mitad del aceite, cerrar bien el frasco y poner a rodar sobre una
mesa con la palma de la mano como si fuese un
rodillo, durante unos minutos. Una vez homogeneizada la mezcla, se puede emplear para el baño.

Aplicación:
El tratamiento consiste en preparar agua caliente o fría y verter sobre ella 2-3 cucharadas del aceite preparado. Se remueve bien con el agua y queda preparado para tomar el baño, cuya duración es de 15-20 minutos. Se toman 1-2 baños a la semana.

> **Baño rejuvenecedor de la piel con aceite de coco y de almendra y esencia de rosa y romero**
Ingredientes:
· 100 ml de aceite de coco derretido
· 50 ml de aceite de almendras dulces
· 40 gotas de esencia de rosa
· 40 gotas de esencia de romero

Elaboración:
Poner en un botellín el aceite derretido de coco, agregar las gotas de esencia de rosa y romero, añadir el aceite de almendra, cerrar bien el botellín y poner a rodar sobre una mesa con la palma de la mano como si fuese un rodillo durante unos minutos, para homogeneizar los aceites con las esencias. Una vez homogeneizada la mezcla, queda lista para ser usada en el baño.

Aplicación:
El tratamiento consiste en preparar en la bañera el agua caliente, templada o fría, verter 2 cucharadas del aceite preparado, remover bien con el agua y

queda lista para tomar el baño, cuya duración será de 10-20 minutos. Se pueden tomar dos baños a la semana. Se toma este baño también masajeando todo el cuerpo en círculos con la mano humedecida en el agua.

> **Baño para piel seca con aceite de germen de trigo y de aguacate o de maíz, y esencia de sándalo y rosa**

Ingredientes:
· *100 ml de aceite de germen de trigo*
· *100 ml de aceite de aguacate o maíz*
· *50 gotas de esencia de sándalo*
· *40 gotas de esencia de rosa*

Elaboración:
Poner en un botellín el aceite de germen de trigo, agregar las gotas de esencia, añadir el aceite de aguacate o el de maíz, cerrar bien el botellín y poner a rodar sobre una mesa con la palma de la mano como si fuese un rodillo, durante unos minutos, para homogeneizar los aceites con las esencias. Una vez homogeneizada la mezcla, queda lista para ser usada en el baño.

Aplicación:
El tratamiento para el baño corporal consiste en preparar el agua caliente, templada o fría, y verter sobre ella 2 cucharadas del aceite preparado,

remover bien con el agua y queda listo para tomar el baño, cuya duración será de 20 a 30 minutos. Se pueden tomar 2 baños a la semana. También se puede masajear el cuerpo con masajes circulares suaves, durante unos minutos, con la palma de la mano bien mojada en el agua del baño.

Aguas de colonia según formularios caseros

Notas importantes sobre la aplicación

Estos formularios caseros de aguas de colonia para uso cosmético varían las cantidades de algunos de los ingredientes según el uso. No es lo mismo una colonia para dar un toque de buen olor corporal que para la cura de una piel enfermiza. Y cuando se emplean esencias, se debe hacer siempre una prueba, por si pudiera haber algún rechazo a dicha esencia. Es muy importante hacer esta prueba porque podríamos dañar más la piel enfermiza si esta la rechaza y la seguimos aplicando.

Dicha prueba se hace vertiendo una gota de la esencia sobre el brazo o en la muñeca; se tiene durante 1-2 horas y si en ese tiempo no se ha irritado la piel ni ha cogido un tono rojizo, se puede emplear la esencia en la preparación del agua de colonia.

> **Fórmula para granos y sarpullidos
> en pieles enfermizas**

Ingredientes:
- 500 ml de agua destilada (o agua corriente
  o de manantial)
- 500 ml de alcohol de 96° etílico
- 4 ml (100 gotas) de esencia de espliego
- 4 ml (100 gotas) de esencia de rosa

Elaboración:
Poner en un frasco o botella las esencias con 300 ml
de alcohol. Disolver muy bien la esencia con el alcohol. En otro frasco o botella se pone el agua con
los 200 ml de alcohol restante, se mezcla bien y se
le agrega al otro preparado con la esencia. Se cierra
bien y se deja en maceración durante 15 días. Se
agita una vez al día. Después se filtra a una botella
y queda lista para ser aplicada.

Uso:
El tratamiento consiste en poner en un recipiente (frasco) medio litro de agua templada, agregar
3 cucharadas del agua de colonia, disolver bien
y queda lista para ser aplicada con compresas o
algodón empapados en el líquido sobre las zonas
afectadas por el mal, 2-3 veces al día, una por la
mañana, otra a mediodía y la última por la noche.
Seguir con el remedio hasta que remita el mal. Las
aplicaciones se hacen suavemente durante unos
minutos. También es un agua de colonia para uso

corporal, aplicando unas suaves lociones sobre la piel sudorosa.

Nota:
También se hace esta misma fórmula pero con distintas esencias. Una de ellas incluye 5 ml de esencia de romero y 5 ml de esencia de azahar. Para la piel débil y enfermiza, con el mismo uso. Otra incluye 4 ml de esencia de geranio y 4 ml de esencia de ylang-ylang. Para el mismo uso, así como para la piel sudorosa. Otra fórmula incluye 5 ml de esencia de clavo y 5 ml de esencia de bergamota. Para el mismo uso, pero también se emplea cuando la piel transpira mal olor.

Observación:
Una cucharada de postre de esencia lleva 5 ml.

> **Fórmula para piel sudorosa y grasienta**
Ingredientes:
· *700 ml de alcohol de 96° etílico*
· *300 ml de agua destilada (o agua corriente o de manantial)*
· *10 ml (una cucharada) de esencia*
· *de mandarina*
· *10 ml (una cucharada) de esencia*
· *de bergamota*

Elaboración:

Poner en un frasco o botella 500 ml de alcohol, agregar las esencias y mezclar bien. En otro frasco o botella se pone el agua con el resto del alcohol (200 ml). Se mezcla con la otra parte, se cierra bien la botella y se deja en maceración durante 15 días. Después se filtra a una botella y queda lista.

Uso:

El tratamiento es hacer una mezcla de 500 ml de agua con 4 a 5 cucharadas del agua de colonia. Se hace la mezcla bien y dicho preparado se aplica con compresas o algodones empapados en dicho líquido sobre las partes afectadas de la piel. Estas aplicaciones se hacen 2-3 veces al día, durante unos minutos cada vez. Se hacen por la mañana, a mediodía y por la noche, y si solo se hacen dos veces, se hacen por la mañana y por la noche. Seguir con el remedio hasta que remita el mal.

Nota:

También sirve como agua de colonia corporal para tener un aroma muy agradable, pues esta agua de colonia tiene 75° de alcohol. También se hace la misma fórmula pero con otras esencias para los mismos usos. Una de ellas consiste en usar 10 ml de esencia de limón y 10 ml de esencia de menta. Hay otra con 10 ml de esencia de sándalo y 10 ml de esencia de vainilla. Otra de esencia de jazmín (10 ml) y esencia de naranja (10 ml).

> Fórmula antiséptica para piel enfermiza

Ingredientes:
· 500 ml de agua destilada (o agua corriente)
· 500 ml de alcohol de 96° etílico
· 10 ml (una cucharada) de esencia de lavanda o de rosa

Elaboración:
Poner en una botella la mitad del alcohol y agregarle la esencia. En otra botella poner el agua con la otra mitad del alcohol. Después se mezcla esta con la otra parte, se agita la botella y se cierra bien y se deja en maceración durante 15 días. Se agita todos los días una vez, después se filtra a una botella y queda lista para ser aplicada.

Uso:
El tratamiento consiste en aplicar una loción suave con un trozo de algodón sobre la piel afectada, 1-2 veces al día, mañana y noche. Seguir con el remedio hasta que remita el mal.

Nota:
Se puede hacer esta fórmula cambiando de esencia. Se pueden emplear las esencias siguientes: palmarrosa, espliego, salvia, romero, clavo, sándalo, azahar, mandarina, pomelo, piña, ylang-ylang, angélica, hierba luisa, violeta. Se emplea también como agua de colonia corporal para toda clase de piel.

> **Aguas de tocador de fragancias aromáticas para hombres (fragancia aromática de lavanda)**

Ingredientes:
- 225 ml de alcohol de 96° etílico
- 25 ml de agua destilada (o agua corriente o de manantial)
- 20-15 ml de esencia de lavanda

Elaboración:
Poner en una botella la mitad del alcohol, agregar la esencia y mezclar bien. En otra botella poner el agua con la parte restante del alcohol y añadirlo al otro preparado. Se agita un poco el frasco y se cierra bien, dejando en maceración durante 15 días. Se agita la botella todos los días. Después se filtra y queda lista para su uso.

Uso:
Se emplea todos los días como fragancia aromática corporal, una vez al día, por la mañana.

> **Aguas de tocador de fragancia aromática para uso masculino**

Ingredientes:
- 500 ml de alcohol de 96° etílico
- 50 ml de agua destilada (o agua corriente)
- 40 ml de esencia de vainilla

Elaboración:

Poner en una botella la mitad del alcohol y agregar la esencia. En un frasco se pone el agua con la otra mitad del alcohol y se mezcla bien. Se agrega a la botella que está preparada con la esencia, se mezcla muy bien y se deja en maceración durante unos 15 días. Se agita la botella una vez al día. Después se filtra y queda lista para su uso corporal.

Uso:

Se emplea como colonia corporal, una vez al día, por la mañana o por la noche.

Nota:

Se pueden preparar las dos recetas mencionadas cambiando las esencias. Por ejemplo con esencias de espliego, verbena aromática, manzana, heno, guayaba o albaricoque. También se preparan haciendo mezclas de esencias, por ejemplo: mitad de esencia de espliego y mitad de verbena aromática (hierba luisa) o también esencia de vainilla con esencia de sándalo. Se pueden hacer diversas aguas de tocador para hombre con las fragancias aromáticas. Hay un agua de tocador que también es muy agradable, sobre todo para los jóvenes. Véase la siguiente receta.

> **Agua de tocador de espliego y bergamota**
> **para uso masculino**

Ingredientes:
- *400 ml de alcohol de 96° etílico*
- *100 ml de agua destilada (o agua corriente)*
- *10 ml de esencia de espliego*
- *10 ml de esencia de bergamota*

Elaboración:
Poner la mitad del alcohol en una botella con las esencias de espliego y bergamota, mezclar bien. Aparte, en otro frasco, se mezcla el agua con la otra mitad del alcohol y, una vez mezclado, se agrega a la botella donde se halla la otra preparación. Se agita todo bien y se deja en maceración durante unos 15 días, moviendo la botella todos los días. Después se filtra (algunos no lo hacen) y queda lista para su uso.

Uso:
Se emplea como fragancia aromática corporal. Se usa una vez o dos al día o por la noche.

> **Agua de tocador de clavo y bergamota**
> **para uso masculino y femenino**

Ingredientes:
- *400 ml de alcohol de 96° etílico*
- *100 ml de agua destilada (o agua corriente)*
- *5 ml de esencia de clavo*
- *5 ml de esencia de bergamota*

Elaboración:
Poner en una botella la mitad del alcohol y agregar las esencias de clavo y bergamota, mezclando bien. Aparte, en otra botella o frasco, se pone el agua con la otra mitad del alcohol, se mezcla y se le agrega al otro preparado con las esencias. Se agita bien y se cierra, dejando en maceración durante unos 15 días. Se mueve todos los días la botella. Después se filtra y queda lista para su uso.

Uso:
Se emplea como fragancia aromática corporal, sobre todo en las épocas calurosas, cuando el cuerpo suele emitir más olor debido a la sudoración de la piel.

Nota:
Este agua de tocador se emplea también como limpiadora de la piel además de ser antiséptica y estimulante de las células. Se emplea de la siguiente forma: poner en una taza 250 ml de agua tibia o fría, y agregarle 3 cucharadas de la preparación. Se remueve bien y se aplica sobre cara, brazos y pechos, con un trozo de algodón o bien con una esponja fina. Dejar actuar durante unos 10 minutos, después se dan unas suaves lociones con un poco de aceite de almendra o de jojoba y a los 10 minutos se lava con agua tibia. Se suele hacer 3-4 días a la semana, una vez al día, por la mañana o por la noche.

> **Agua de tocador con fragancia aromática de rosa para uso femenino**

Ingredientes:
· *400 ml de alcohol de 96° etílico*
· *100 ml de agua destilada (o agua corriente)*
· *20 ml de esencia de rosa*

Elaboración:
Poner en una botella la mitad del alcohol con la esencia de rosa, mezclar bien. Poner aparte en una botella o frasco el agua con la otra mitad del alcohol, mezclar y agregarlo a la botella preparada con la esencia y el alcohol. Se mezcla bien, se cierra y se deja en maceración durante unos 15 días, agitando la botella todos los días. Después se filtra y queda lista para su uso.

Uso:
Se emplea como fragancia aromática para uso corporal.

Nota:
También se llama «agua de colonia de rosas».

> **Agua de tocador con fragancia aromática de lavanda, rosa y bergamota para uso femenino**

Ingredientes:
· *500 ml de alcohol de 96° etílico*
· *50 ml de agua destilada (o agua corriente)*

- 15 ml de esencia de lavanda
- 10 ml de esencia de rosa
- 10 ml de esencia de bergamota

Elaboración:
Poner en una botella la mitad del alcohol con todas las esencias, mezclar bien. Poner aparte en una botella o frasco el agua con la otra mitad del alcohol, mezclar bien y agregarlo a la botella donde se hallan las esencias con el alcohol. Mezclar bien, cerrar (tapar) bien y dejar en maceración durante unos 15 días. Después se filtra a una botella y queda lista para ser usada como fragancia corporal.

Uso:
Se emplea 1-2 veces al día como fragancia corporal, y también se emplea para dar lociones en pieles enfermizas (granos, sarpullidos), así como estimulante de la piel, sobre todo para lociones corporales: por cada litro de agua tibia o fría, se añaden 5 cucharadas del agua de tocador, se remueve bien y se aplican lociones con un trozo de algodón empapado en el agua, suavemente durante unos minutos, sobre las partes afectadas de la piel. Se hacen dos veces al día, mañana y noche. Seguir con el remedio hasta que remita el mal.

Nota:
Esta misma agua de tocador se puede preparar con distintas esencias, solas o compuestas. Ejem-

plos: esencia de menta y romero, esencia de clavo y canela. Esencias solas: espliego, lavanda, rosa, jazmín, geranio, azahar, verbena olorosa, manzana, melocotón, guayaba, fresa, sándalo, salvia, heno (mandarina, con azahar y espliego).

Observación:
En todas estas preparaciones se emplea, por cada litro de agua fría o tibia, de 4 a 5 cucharadas del agua de tocador para lociones aplicadas mediante compresas, sobre la piel enfermiza.

> *Perfume de verano de hojas de nogal y rosas rojas, llamado también el perfume del diablo*

Ingredientes:
· *500 cc de agua de rosas caliente*
· *35 g de hojas frescas de nogal troceadas*

Elaboración:
Poner en un frasco las hojas frescas y verter sobre ellas el agua de rosas caliente, tapar y dejar reposar unas 3 horas. Después se filtra y queda listo.

Uso:
Este perfume es muy antiguo y, según cuenta la leyenda, en algunos pueblos de Europa lo preparaba el diablo para que las brujas lo usasen para atraer a los hombres. Según cuentan, se equivocó con las dosis de las hojas y en vez de atraer a los

hombres decía que atraía a las mujeres. Y cuenta la tradición que hace siglos había un nogal grandísimo (Roma) y se decía que la iglesia de Santa María del Popolo había sido construida por orden de Pascual II en el lugar en que se elevaba antes el gran nogal, alrededor del cual bailaban por la noche millares de brujos, los cuales se daban este perfume para atraer a las mujeres. Puedo decir que más que un perfume es un agua aromática y a la vez estimulante de la piel para las noches calurosas del verano.

Aplicación:
Se da como si fuese una agua de colonia sobre las zonas del cuerpo donde se desea que aporte un aroma agradable. Se puede decir que da resultados buenos sobre la piel.

> *Agua de colonia antiséptica de lavanda*
Ingredientes:
· *65 cc de alcohol 96°*
· *35 cc de agua destilada*
· *60 gotas de esencia de lavanda*

Elaboración:
Poner en un frasco o botellín el alcohol, el agua y la gotas de esencia, agitar bien y dejar reposar durante 24 horas, quedando listo. (Algunos suelen filtrarla.)

Uso:
Esta colonia artesanal se usa en personas que tengan la piel grasienta, con granos o sarpullidos.

Aplicación:
Se aplica en baños, echando sobre el agua caliente unas 2 cucharaditas de café (5 g); también para lavados, vertiendo unas gotas sobre un tazón de agua caliente, así como aplicándolo solo dos veces al día sobre las partes afectadas de la piel.

Nota:
Esta colonia se aplica generalmente sobre piel dura.

> **Tratamiento de la piel enfermiza,
>   acné común, sarpullidos y granos**

Ingredientes:
· *1 l de agua*
· *2 g de esencia de geranio (50 gotas)*
· *2 g de esencia de rosa (50 gotas)*

Elaboración:
Poner el agua en una botella y agregarle las esencias. Agitar bien y dejar reposar 3 días. Si se quiere, se puede filtrar y queda listo.

Uso:
Esta agua perfumada se emplea para lavar las partes afectadas por el mal 3 veces al día. Es muy anti-

guo el uso de estas aguas perfumadas para el trata-
miento del acné.

Aplicación:
Se hacen 2-3 lavados diarios, bien aplicando una
grasa empapada en el agua, o también directamen-
te con las manos, lavándonos la parte afectada por
el mal. Una vez que se seca el agua en el acné, se
aplica el aceite esencial que se tenga para ello según
la clase de acné.

Jabones para uso cosmético cutáneo

Notas importantes sobre la aplicaciones

Los jabones para los lavados, según la piel de la persona, deben ser poco irritantes y a la vez limpiar e hidratar la piel, exfoliándola. Y según las preferencias, dentro de la gran variedad de jabones que hay en el mercado, al menos para mí, los mejores son los siguientes: el jabón «Chimbo», cuando la piel está sana, para limpiar todas las grasas, manchas de productos de petróleos y diésel, y aceites que pueden tener nuestra piel. El jabón de glicerina, de aceite de oliva, de coco, el jabón neutro y el de Palma son los que se emplean cuando la piel está en tratamiento (piel envejecida, seca, húmeda, grasienta, arrugas y grietas). Y después están los jabones preparados con sodio de palmera, sodio de coco, agua, glicerina, sorbitol y fragancias (esencias) hechas de textura cremosa que limpia e hidrata la piel, exfoliándola. Dentro de la gama de estos jabones están considerados como los mejores, al no tener grasa animal en su composición, los siguientes: jabón de avena, de manzana, de miel, de melocotón, de vainilla y de glicerina con esencia de rosa, los preparan diversas casas de productos cosméticos.

Hay también otros como el de naranja, mandarina, limón, lima, de miel con almendra. Estos jabones se preparan al 100% con producto vegetal.

Cuando la piel está enfermiza y envejecida, es muy importante hacer el lavado con jabones hidratantes y exfoliadores. Cuando la piel está seca y arrugada, se deben usar jabones de coco, de almendras, de oliva y glicerina, y cuando la piel está grasienta y húmeda, jabones de lima, limón, mandarina y naranja. Para las pieles sanas es muy bueno el jabón de manzana y de avena, aunque también cuando están enfermas. El jabón de vainilla se emplea como exfoliante contra las escamas de la piel. Hay otro jabón en el mercado que también da buen resultado para el tratamiento de la piel seca y envejecida: el jabón de leche.

Nota:

Con estos jabones que mencionamos también se pueden preparar sustitutos del gel (jabón líquido), como los que figuran a continuación.

> *Jabón líquido de avena con esencia de rosa*

Ingredientes:

· *500 ml de agua hirviendo*
· *3 cucharadas de jabón de avena rallada*
· *60 gotas de esencia de rosa*

Elaboración:

Poner a derretir en un recipiente el jabón con el agua hirviendo, y remover bien con el agua. Una vez disuelto el jabón con el agua, se envasa en un frasco o botella y se le agregan las gotas de esencia. Se cierra y se agita un poco el frasco, quedando listo para su uso.

Uso:

Cuando se emplea este jabón, antes se tiene que agitar un poco el frasco. Se emplea para los lavados de las pieles envejecidas, secas y con arrugas. Es bueno también para las grietas de la piel.

Nota:

Con esta misma fórmula se pueden emplear los diversos jabones naturales, añadiéndoles las mejores esencias para la piel, que son las de rosa, espliego, lavanda, sándalo, geranio, palmarrosa, ylang-ylang, mandarina, menta, incienso, benjuí y romero.

> *Jabón líquido con eucalipto para piel débil y enfermiza (granos, sarpullidos)*

Ingredientes:
· *500 ml de agua*
· *30 g de hojas de eucalipto secas, o 60 g de las frescas, troceadas*
· *2 cucharadas soperas de jabón rallado, del Chimbo (también se hace con jabón de glicerina o jabón neutro). También se puede hacer con 3 cucharadas.*

Elaboración:
Poner a hervir en un recipiente el agua, las hojas de eucalipto y el jabón durante 10 minutos, a fuego moderado. Después retirar del fuego y colar a un frasco o botella, dejando reposar durante una hora, para que se enfríe. Después se cierra el frasco y queda listo para su uso.

Uso:
Algunos llaman a este jabón líquido el jabón de la recuperación de la piel enferma. Según la clase de piel que sea, en vez de usar el jabón fuerte, se emplean jabones suaves como son el de glicerina, el de coco, el de oliva y el neutro. Es bueno emplearlo al ducharse, así como para el lavado diario mientras se tengan problemas en la piel.

> **Jabón líquido con poleo para los cuidados
> de la piel dañada por arrugas y grietas**

Ingredientes:
- *500 ml de agua*
- *20 g de hojas, tallos y flores secas de poleo,
  o 40 g de las frescas, troceadas (también se
  puede hacer con menta piperita o hierbabuena)*
- *2 cucharadas de jabón rallado de glicerina
  o de coco (se puede hacer también con
  3 cucharadas de jabón)*

Elaboración:
*Poner a hervir en un recipiente el agua, el poleo-
menta y el jabón (tapado). Después se retira del
fuego y se deja reposar 5 minutos. Después se cuela
en un frasco o botella y queda listo para ser usado
en cuanto se enfríe.*

Uso:
*Se emplea para las pieles secas y arrugadas, así
como paras las grietas, dándoles frescura y a la
vez hidratándolas. Aplicarlo en los baños, duchas
y lavados mientras se tengan problemas con la piel.*

Nota:
*Para hacer estos jabones líquidos, a los que tam-
bién se llamó en años pasados sustitos del gel, se
pueden emplear diversas plantas, como rosa, lavanda, espliego, salvia, romero, ajedrea, mentas,
hinojo, naranja, manzana, avena, cebada, limón,*

lima, manzanilla, laurel, algas, albahaca, saúco, milenrama y mandarina.

> **Jabón líquido de algas para pieles enfermizas y sanas**

Ingredientes:
· *500 ml de agua*
· *40 g de algas secas (sargazo) o 100 g de algas frescas troceadas*
· *2 cucharadas (o 3) de jabón de glicerina rallado*

Elaboración:
Poner a hervir en un recipiente el agua, las algas y el jabón durante 10 minutos a fuego moderado. Después se retira del fuego y se cuela a una botella o frasco, se deja enfriar y queda listo para su uso. Se suele guardar en lugares frescos o también en la nevera.

Uso:
Se aplica en toda clase de pieles como jabón líquido estimulante de la piel y a la vez antiséptico. Es muy bueno emplearlo en baños, duchas y lavados. Seguir con este jabón líquido durante un tiempo y se verá cómo en la piel desaparecen los sarpullidos y granitos, y a la vez se recupera.

> Jabón líquido de coco con esencia de lavanda para pieles enfermizas y secas

Ingredientes:

· 500 ml de agua
· 3 cucharadas de jabón de coco rallado
  (se emplea el jabón cosmético de coco,
  que se vende en los comercios)
· 50 gotas de esencia de lavanda
· 2 cucharadas de glicerina

Elaboración:

Poner a hervir en un recipiente el agua y el jabón, hasta que se funda el jabón. Después se retira del fuego y se deja que se enfríe un poco. Se le agrega la glicerina y las gotas de esencia. Se remueve bien y se cierra el frasco, dejando que se enfríe. Una vez frío, se guarda en un lugar fresco o en la nevera. Queda listo para ser aplicado.

Uso:

Se emplea como auxiliar de las pieles secas, en los baños, duchas y lavados que se hacen a diario, siendo de una suavidad muy estimulante en la piel. Hace desaparecer suciedades, sudores y otros elementos perjudiciales que a veces se pegan a la piel.

Nota:

Este jabón líquido de coco también se hace de la siguiente forma:

1. *Trocear la carne (pulpa) de medio coco.*
2. *Cocerla durante 15 minutos a fuego moderado.*
3. *Cuando faltan 5 minutos para terminar de cocer, se le agregan 3 cucharadas de jabón de glicerina rallada.*
4. *Después se cuela a una botella o frasco y se le añaden 50 gotas de esencia de lavanda o de rosa, se remueve bien y queda en reposo durante 2 horas, quedando lista para ser usada.*

Este jabón líquido es muy bueno. Lo único es que el coco debe ser de buena calidad y eso hoy en día se ve poco.

> **Loción jabonosa para primavera y verano contra granos, eczemas y psoriasis**

Ingredientes:
· *1 l de agua caliente*
· *60 g de jabón blanco rallado*
· *20 gotas de esencia de lavanda*
· *20 gotas de esencia de rosa*

Elaboración:
Disolver en el agua caliente el jabón rallado. Una vez disuelto, se envasa en una botella y se le agregan las gotas de esencia de lavanda y rosa, se agita bien la botella y queda listo.

Uso:
Esta loción jabonosa es muy buena y algunos la consideran una de las mejores que hay para la limpieza de las partes afectadas de la piel por granos, eczemas y psoriasis, así como las costras producidas por llagas y úlceras.

Aplicación:
El tratamiento consiste en lavar dos veces al día las partes afectadas y seguir con el remedio hasta lograr la curación del mal.

Nota:
En el mercado hay varias marcas de jabones dermatológicos que valen también para hacer esta loción.

> *Jabón de algas marinas para la piel enferma*
Ingredientes:
· *100 g de algas frescas, troceadas*
· *200 cc de agua*
· *100 g de escamas de jabón o jabón picado neutro*
· *500 g de jabón de glicerina, bien troceado*

Elaboración:
Poner a cocer en un recipiente las algas y el agua durante 10 minutos a fuego moderado, y colar. En otro recipiente se pone el jabón picado y se le

agrega el jabón de glicerina. Poner a cocer, a fuego moderado, hasta que se derrita todo el jabón, removiendo bien durante la cocción. Se retira del fuego y se vierte sobre un molde o frasquito. Este jabón es muy bueno para tomar un baño lavándose con él. Si es de escamas, se dan muy bien.

Nota:
100 cc de líquido hecho con 100 g de jabón de escamas. Queda muy bien.

Nota:
Este jabón de algas puede hacerse también con otros jabones que suele haber, bien en copos o pastillas. Puede hacerse también más seco poniendo 3 partes de jabón y una de algas, como también puede hacerse jabón (agua de jabón) con 3 partes de algas y una de jabón.

Las dietas más importantes

Notas importantes sobre la aplicación:

Dieta en los tratamientos de las arrugas de la piel, rica en vitaminas A y C

Carne magra de ternera, cerdo, conejo, pollo, pavo y pescados.

Huevos, quesos. Hortalizas. Verduras. Frutas frescas. Germen de cereales.

Levadura de cerveza, huevos y leche.

Rechazar el tabaco, el alcohol y las especias.

Dieta para cabellos enfermizos, rica en vitaminas A, B y F

Hígado de buey, ternera, cerdo, pollo. Pavo. Faisán. Paloma, menudillos de pollo (aves). Pescados grasos (sardinas, salmón, trucha, anguila, besugo, chicharro, congrio). Mantequilla, margarina, huevos, leche natural, yogur, germen de trigo, levadura, derivados lácteos (quesos, natas). Hortalizas, verduras. Frutas (sobre todo zumos de naranja, mandarina, piña), aguacate, guayaquil, mango, papaya, plátano.

Dieta para cabellos grasos

Carne magra de ternera, cerdo, conejo, pollo, pavo, perdiz, hígado. Huevos, queso blando, leche descremada, yogur, hortalizas (patatas, boniatos, reducir las que tengan mucha fécula). Reducir el consumo de productos grasos: embutidos, pescados grasos, carnes grasas, quesos curados, frutos secos (nueces, almendras, avellanas, cacahuetes), semillas de girasol, aceitunas. Consumir frutas (tomar sobre todo zumos de naranja, mandarina, piña, uva, melocotón, melón, sandía), cerezas, ciruelas, pera, manzana, níspero, etc. Es muy importante tomar verduras de hoja verde (sobre todo en las ensaladas), acelgas, alcachofas, cardos, berros, col, coliflor, apio, endivia, escarola, lechuga). Levadura de cerveza y germen de trigo y de soja. Poco tabaco y licores.

Dieta para los cabellos secos, rica en vitaminas B y E

Carne magra de ternera, de cerdo, hígado, riñones, pechuga de pollo, menudillos de aves, jamón curado, yema de huevo, aceites (oliva, girasol, maíz). Productos lácteos (leche, mantequilla, nata, queso, yogur). Hortalizas: alcachofas, boniatos, espárragos, apionabo, rabanitos, pimientos rojos y verdes, tomates, calabaza, calabacín, pepino, zanahoria, verduras de hoja verde (acelgas, cardos, apio, berros, brécol, col, coliflor, col de Bruselas, endivia, escarola, lechuga). Frutos frescos y secos. Importante tomar un zumo de naranja o de piña en ayunas por la mañana.

Nota:
Es importante tener en cuenta que todas las dietas que se practiquen en el recetario cosmético se deberán también complementar a menudo con las legumbres: alubias, garbanzos, lentejas, soja, guisantes, habas, cacahuetes, y con las gramíneas: arroz, trigo, avena, cebada, centeno, mijo, maíz (harinas y pastas).

· EL CABELLO ·

Uno de los problemas que más preocupación causa tanto en la mujer como en el hombre es la pérdida del cabello, que suele deberse a diversos problemas, entre ellos, el mal cuidado, el exceso de tintes, la exposición a los secadores muy continua del cabello que se está dando en las mujeres, debido a veces al exceso de uso. Después están los debidos a problemas o enfermedades, causados por factores genéticos, infecciones del cuero cabelludo, factores emocionales, por efecto de las hormonas sexuales masculinas (andrógenos), etc.

Para mantener el cabello fuerte y sano, hay que procurar tratarlo con los productos más naturales que se puedan dar y procurar usar lo menos posible productos químicos, así como diversos aparatos, como por ejemplo los secadores de pelo.

Pongo las consideradas mejores recetas para la conservación del cabello, crecimiento en algunas fases, retención de la caída, durante muchos años, en muy pocos pelos (no es lo mismo quedarse medio calvo a los 35 años que a los 70). Se puede decir que hay muchas recetas para el tratamiento del pelo, pero las que dan mejores resultados son muy pocas y entre ellas están las siguientes plantas, aceites, vinagres y licores.

Plantas: sauce llorón, ortiga mayor, ortiga menor, romero, capuchina, tomillo. Culantrillo de pozo. Salvia, serpol, abrótano macho.

Aceites: oliva, ricino, almendra dulce.

Vinagres: de vino blanco y de sidra (manzana).

Vinos: blanco.

Licores: ron negro (negrita), vodka, brandy. Alcoholes: alcohol de 96° etílico.

Estos son los productos que mejores resultados dan en los tratamientos de la recuperación y conservación del cabello, y entre estos se pueden destacar los tratamientos con el sauce llorón, los de la ortiga mayor y el romero.

> *Limpiador del cabello de hinojo*

Ingredientes:
· *1 l de vinagre puro de vino blanco*
· *50 g de hinojo fresco (sumidades floridas)*
  o 30 g de las secas

Elaboración:
Poner en un frasco el vinagre y el hinojo, cerrar bien y dejar macerar durante 15 días, agitando una vez al día el frasco. Pasado el tiempo, se cuela por prensado a una botella y queda listo.

Uso:
El vinagre de hinojo tiene varias aplicaciones y una de ellas es para emplearla como enjuague para los cabellos sucios.

Aplicación:
El tratamiento para el cabello sucio es: una vez que uno se ha lavado el pelo, pero sin hacer el último aclarado, se pone una taza grande (250 cc) de vinagre en el agua del último aclarado que se va a hacer. Dejará el cabello limpio y a la vez perfumado con aroma muy suave de anís. Después de un

tiempo se vuelve a lavar otra vez, cada vez que se vea que el cabello se queda muy sucio.

> *Fijador de cabello (brillantina)*
Ingredientes:
· *200 cc de alcohol de 70°*
  (algunos usan alcohol de 96°)
· *50 cc de aceite de ricino*
· *20 gotas de esencia de manzana o de bergamota*
· *Frutas*

Elaboración:
Poner en un frasco el alcohol y el aceite de ricino, cerrar el frasco y agitar fuertemente hasta que se homogeneicen los 2 ingredientes, quedando listo para ser usado. Al final se echan las gotas de esencia, se agita y listo.

Uso:
Esta receta para hacer una brillantina casera es bastante antigua y creo que ya nadie la usa. Pero es muy buena, sobre todo para los cabellos rebeldes.

Aplicación:
Se aplica un poquito por el cabello para que el pelo se quede ordenado y fijado. Se puede usar todos los días.

> Tratamiento para los cabellos rebeldes y rizados

Ingredientes:
- 2 l de cerveza de barril o de botella
- 200 cc de vinagre de sidra

Elaboración:
Poner en un frasco la cerveza y el vinagre, mezclarlo bien y listo.

Uso:
Es un remedio que se hace en algunos países de Europa y permite domar los cabellos rebeldes; esta pócima hace que uno pueda tratar el cabello ya domado.

Aplicación:
Este remedio se aplica solamente una vez al día, y se hace generalmente por la mañana.

> Tónico capilar de cola de caballo y ron

Ingredientes:
- 30 g de cola de caballo mayor seca o 60 g de la fresca
- 10 g de hojas y flores de romero secas o 20 g de las frescas
- 100 cc de ron negro (un vasito)

Elaboración:
Poner en un frasco las plantas y agregar el agua hirviendo. Tapar y dejar reposar 3 horas, filtrar a una botella y añadir el ron. Agitar bien y listo.

Uso:
Es un remedio que va muy bien para tonificar los folículos pilosos, aportando nutrientes. Es remineralizante y fortalece el cabello débil. Tónico para toda clase de cabello.

Aplicación:
Este remedio se aplica después del lavado, dando un suave masaje por todo el cuero cabelludo, así como por el cabello. Se debe usar este remedio con regularidad para que sea eficaz y el cabello débil vaya cogiendo fuerza. Usar 2-3 veces por semana como mínimo.

> *Tónico capilar para rejuvenecer el cabello débil*

Ingredientes:
· *100 g de raíz de ortigas frescas*
  o 50 g de las secas
· *50 g de la raíz de bardana menor fresca*
  o 25 g de la seca
· *25 g de sumidades floridas frescas de romero*
  o 15 g de las secas
· *1 l de agua*
· *1 copa de ron negro*

Elaboración:
Poner a hervir el agua con las raíces de ortigas y bardana durante 15 minutos, a fuego moderado. Después retirar del fuego y añadir el romero. Se tapa y se deja reposar una hora. Después se cuela y se le agrega el ron, quedando listo para su uso.

Uso:
Es un buen remedio para evitar o, mejor dicho, para retrasar la caída del cabello y a la vez fortalecer las raíces de los cabellos débiles. Es un buen tónico capilar para toda clase de cabellos.

Aplicación:
Este remedio se emplea mediante fricciones capilares. Se hacen 3-4 días durante un par de semanas; después, 2 días. Estas fricciones se realizan suavemente, aplicando un poco de tónico sobre el cuero cabelludo, así como por la cabellera. Este remedio debería emplearse por lo menos cada 4-6 meses. Retrasa la caída del cabello, haciendo que las raíces sigan naciendo en más cantidad.

Caída del cabello (alopecia), conservación. Cabello graso y caspa

> *Cocimiento de las hojas y ramas*
> *del sauce llorón para la caída del cabello.*
> *Conservación: cabello graso y caspa*

Ingredientes:
· *1 l de agua*
· *60 g de hojas y ramitas de sauce llorón frescas*
  o 40 g de las hojas y ramitas secas, troceadas

Elaboración:
Poner a hervir en un recipiente el agua, las hojas y ramitas de sauce llorón durante 10 a 12 minutos, a fuego moderado. Retirar del fuego y dejar enfriar. Después filtrar a una botella y listo.

Aplicación:
El tratamiento es el siguiente: por las mañanas se lavará el pelo con dicho líquido frío y a la vez se dará un masaje capilar durante unos 3 minutos, dando unas fricciones con la yema de los dedos de las manos. En pocos días se notará una fuerte rehabilitación del cabello y al mismo tiempo desaparecerá el picor debido a la caspa. El tratamiento para la caída del cabello será prolongado durante unos meses (6-9 meses), para después descansar 2-3 meses.

Para los que solo tienen caspa será de 15 días y después se dejará, aplicándose cuando vuelva a producirse.

Al lavarse la cabeza, se procurará usar un ja-
bón natural neutro, como el que se emplea para
los niños.

También es bueno para los cabellos que tengan
mucha grasa y para las mujeres, que suelen tenerlo
muy largo. Los que sufren bastante caída del ca-
bello deberán darse por lo menos dos veces al día
(mañana y tarde) estas fricciones y el masaje con
el líquido preparado durante unos 3 minutos sobre
el cuero cabelludo.

Se puede decir que si una persona se va a quedar
calva, hace que esto se retrase. Si se iba a que-
dar calvo o con mucha falta de pelo hacia los 30 o
los 40 años y llega a retrasarse la caída hasta los 60
años o más es un buen logro, porque no es lo mismo
tanto en una mujer como en un hombre quedarse
calvo a los 40 años que a los 60.

Este es uno de los mejores remedios que hay
y es verdad que es poco conocido aún por los que
sufren de la caída del cabello.

Es un vitalizante muy energético para los ca-
bellos enfermos.

Nota:
Se puede agregar, por cada litro del cocimiento,
después del filtrado, una copa de ron negro o de
brandy.

Caída y conservación del cabello

> **Cocimiento de raíces de ortiga mayor o menor con vinagre contra la caída del cabello y para la conservación**

Ingredientes:
· *1 l de agua*
· *200 g de raíces troceadas de ortiga fresca o 100 g de las secas troceadas*
· *100 ml de vinagre puro de vino blanco o de sidra (manzana)*

Elaboración:
Poner a hervir en un recipiente el agua, las raíces de la ortiga y el vinagre durante 10 minutos. Retirar del fuego y dejar enfriar. Después se cuela a una botella y queda listo para usar.

Aplicación:
El tratamiento es hacer 1-2 veces al día unas fricciones, según sea la caída del cabello. Generalmente se hace una vez al día, por la mañana o por la noche. Estas fricciones se hacen con la yema de los dedos de las manos sobre el cuero cabelludo, durante unos minutos (de 3 a 4), con el líquido frío. Generalmente se hace por las mañanas, ya que lo vigoriza y hace que coja una vitalidad. Se hacen estas fricciones según vea uno, sin control de días. Lo mismo puede ser un mes que cuatro, según uno note cómo le va.

Cuando se aplica este tratamiento, nada de champús ni otras lociones para cabello de productos químicos.

Se lavará siempre la cabeza con jabón común o neutro.

> Cocimiento de raíces de ortiga mayor o menor con romero y vinagre contra la caída del cabello y la caspa

Ingredientes:
- *1 l de agua*
- *500 ml de vinagre de vino blanco o de sidra (manzana)*
- *200 g de raíces frescas troceadas de ortiga*
- *100 g de tallos y hojas frescas de romero, troceadas, o 50 g de las secas*

Elaboración:
Poner a hervir en un recipiente el agua, el vinagre, las raíces de la ortiga y el romero durante 10 minutos a fuego moderado. Retirar del fuego y colar a un par de botellas. Queda lista para su uso.

Aplicación:
El tratamiento se hace de 3 a 4 días a la semana durante un par de meses: se dan unas fricciones por la noche con el líquido preparado y frío, y después, por la mañana, se lava con jabón común o neutro, nunca con champús ni con productos químicos. Las

fricciones se hacen con las yemas de los dedos de la mano, durante unos 3 o 4 minutos sobre el cuero cabelludo. Para la caspa el tratamiento se realiza de 15 a 21 días.

Nota:
Después del lavado, algunos suelen aplicar un suave masaje con aceite de oliva virgen de 0,4°; se suele calentar un poco el aceite, y se aplica una suave loción sobre el cuero cabelludo 2-3 veces a la semana. Es un remedio muy bueno para fortalecer el pelo y hacer que recupere la vitalidad, retrasando su caída durante años si se sigue este tratamiento, por lo menos 2-4 meses por año.

Caída y conservación del cabello (caspa)

> *Cocimiento de hojas y ramas de sauce llorón con ron negro (negrita) contra la caída del pelo y la caspa*

Ingredientes:
· *1 l de agua*
· *50 g de hojas y ramitas frescas, troceadas, de sauce llorón o 35 g de las hojas secas troceadas*
· *1 vaso de ron negro (100 ml)*

Elaboración:
Poner a hervir en un recipiente el agua con las hojas y ramitas, a fuego moderado, durante 10 mi-

nutos. Después se retira del fuego y se deja enfriar, se cuela una botella y se agrega el vaso de ron. Acto seguido se agita bien y queda listo para su aplicación.

Aplicación:
El tratamiento consiste en hacerlo una vez al día durante un mes; se descansa de 4 a 5 días y se vuelve a repetir otro mes. Se dará todos los días una fricción de este líquido por el cuero cabelludo, bien mojado, durante unos 10 minutos, pudiendo hacerse lo mismo por la mañana que por la tarde.

Las fricciones se hacen con las yemas de los dedos, dando a la vez un masaje suave sobre el cuero cabelludo.

Mientras se use este remedio no aplicar ningún champú ni otros derivados, sino solamente jabón corriente como el Chimbo o el Lagarto. Secarse solamente con una toalla. En poco tiempo se nota una mejoría, poniéndose el cabello más fuerte, y veremos también cómo la caspa va desapareciendo.

Para la caspa, el tratamiento es más corto; se puede hacer 3 semanas al mes y descansar una semana para volver a repetir.

> Cocimiento de hojas y ramitas de sauce llorón con alcohol etílico de 96° contra la caspa y para vigorizar el cabello

Ingredientes:
· 1 l de agua
· 1 copa de alcohol de 96°
· 40 g de hojas y ramitas frescas de sauce llorón, troceadas, o 25 g de hojas y ramitas secas, troceadas

Elaboración:
Poner a hervir en un recipiente el agua, las hojas y las ramitas de sauce llorón durante 10 a 12 minutos. Se retira del fuego y se deja enfriar, después se cuela en una botella y se le agregan 50 a 75 ml de alcohol de 96° (una copa), y queda listo para ser aplicado.

Aplicación:
El tratamiento consiste en lavar la cabeza, dando unas fricciones con los dedos de las manos, con el líquido preparado durante unos minutos, una vez al día, durante 3 semanas.

Si se hace bien, da muy buenos resultados para quitar la caspa, además de dar fuerza y vitalidad al cabello. Procúrese no usar ningún champú (usar solamente jabón normal y corriente), así como secar la cabeza con una toalla o al natural.

Este tratamiento se puede hacer cada 2-3 meses, para conservar el cabello sano y fuerte.

> Cocimiento de raíces de ortiga, romero, vinagre y ron para la conservación y caída del cabello (alopecia) y para la caspa

Ingredientes:
· *500 ml de agua*
· *500 ml de vinagre de vino blanco o de sidra (manzana)*
· *200 g de raíces troceadas frescas de ortiga o 100 g de las secas troceadas*
· *100 g de ramitas y hojas frescas de romero o 50 g de las secas*
· *50 ml de ron negro (una copita)*

Elaboración:
Poner a hervir en un recipiente el agua, el vinagre, la ortiga y el romero durante 10 minutos, a fuego moderado. Retirar del fuego y dejar enfriar. Colar a 1-2 botellas y agregar la copita de ron, agitar la botella y queda listo para ser aplicado.

Aplicación:
El tratamiento se hace una vez al día durante un mes. Se descansa durante 3-4 días y se vuelve a repetir otro mes. Se dan fricciones con las yemas de los dedos de la mano, con el líquido preparado, durante unos 3 minutos y se deja secar solo. Estas fricciones se hacen lo mismo por la mañana que durante el día. Mientras se está con este remedio, no se debe lavar la cabeza con champú ni otros derivados químicos, sino con jabón neutro o el

que se emplea para los niños. Las fricciones sobre el cuero cabelludo se hacen con poco líquido; por eso la preparación debe durar bastante tiempo. Se procura que esté en un lugar fresco o también, si se quiere, se puede guardar en la nevera.

Nota:
En caso de que la preparación fuese muy fuerte para el cuero cabelludo (se dan algunos casos en que resulta muy fuerte su aplicación), entonces se rebaja mezclando 2 partes de la preparación por una de agua o 3 partes por una de agua. Para la caspa se hacen fricciones con el líquido durante 2-3 semanas, una vez al día, dando un masaje suave con las yemas de los dedos, durante 2-3 minutos. Se hace lo mismo por la mañana que por la noche.

> **Infusión de raíces de ortiga mayor o menor contra la caída del cabello**

Ingredientes:
· 1 l de agua hirviendo
· 200 g de raíz fresca troceada de ortiga o 80 g de la seca troceada

Elaboración:
Poner en un recipiente las raíces de la ortiga y agregar el agua hirviendo, tapar y dejar enfriar. Se filtra a una botella y queda lista para ser utilizada. Se guarda en la nevera.

Aplicación:

El tratamiento es hacer 1-2 lociones diarias, según sea el proceso de la caída del cabello. Si aún no se ha caído, lo fortalece y vigoriza. Se hace siempre la loción capilar por la mañana y por la tarde o noche. Se hace también un masaje capilar suave con la yema de los dedos durante unos 3 minutos. Cuando solo se hace una loción, esta se aplica por las mañanas y, después de la loción con la infusión, se hace el masaje capilar.

Estas aplicaciones se harán según vea uno, pero sin control de días, lo mismo un mes que cuatro, y según note cómo le va.

Con este tratamiento no se debe lavar la cabeza con champú, ni secar el cabello con el secador. Cuando se seque, se hará con una toalla, y se lavará con jabón neutro o común.

> **Cocimiento de raíces de ortiga, romero y salvia contra la caída del cabello y la caspa**

Ingredientes:
· *1 l de agua*
· *30 g de raíces secas de ortiga o 60 g de las frescas troceadas*
· *30 g de hojas secas de romero o 60 g de las frescas*
· *30 g de hojas de salvia frescas o 60 g de secas*

Elaboración:

Poner a hervir en un recipiente el agua y la raíz de ortiga durante 15 minutos. Pasado dicho tiempo se le agregan las hojas de romero y de salvia, se tapa y se retira del fuego, dejándolo enfriar. Una vez frío se filtra a una botella y se le agrega el ron o vodka, se agita bien la botella y queda listo para ser aplicado.

Aplicación:

El tratamiento consiste en aplicar 1-2 días, durante varias semanas, unas fricciones del cuero cabelludo, cuya duración será 2-3 minutos por vez. Estas se pueden aplicar por la mañana y por la noche, y si solo se aplica una vez, se hace por la mañana. Las fricciones se hacen con el líquido frío, con las yemas de los dedos de las manos sobre el cuero cabelludo. Mientras se esté con este tratamiento no se debe lavar la cabeza con champú ni con otros derivados, sino solamente con jabón neutro.

Para la caspa, el tratamiento será de 2-3 semanas, o alguna más si fuese preciso. Solo se hace una vez al día por la mañana.

> **Cocimiento de hojas de romero y ron**
> **o brandy contra la caída del cabello (alopecia)**

Ingredientes:

· *1 l de agua*
· *40 g de hojas secas de romero o 100 g de las frescas.*

Elaboración:

Poner a hervir en un recipiente el agua y las hojas de romero durante 10 minutos. Retirar del fuego y dejar enfriar. Una vez frío se filtra a una botella y se le agrega el ron o el brandy. Se agita bien y queda listo para ser aplicado.

Aplicación:

El tratamiento consiste en hacer 2-3 veces al día una fricción del cuero cabelludo con el líquido preparado, durante varias semanas (unos 2 meses). Las fricciones se hacen con la yema de los dedos de las manos con el líquido frío, durante unos 3 minutos. Se hacen por la mañana y por la noche, y si solo se hace una vez, se hace por la mañana. No se debe lavar con champú ni con otros derivados. No usar secadores de cabello; secar con la toalla. Se lava la cabeza una vez a la semana con el jabón neutro o común.

> **Cocimiento de hojas y ramas de sauce llorón contra la grasa del cabello y la caspa**

Ingredientes:
· *1 l de agua*
· *60 g de hojas y ramitas frescas de sauce llorón o 30 g de hojas y ramitas secas troceadas*
· *50 ml (una copita) de ron negro o vodka*

Elaboración:
Poner a hervir en un recipiente el agua y las hojas y ramitas de sauce llorón, a fuego moderado, durante 10 minutos. Se retira del fuego y se deja enfriar. Después se cuela a una botella y se le agrega el licor (para mí es mejor el ron). Se agita bien y queda listo para ser aplicado. Se guarda si se quiere en la nevera.

Aplicación:
El tratamiento para el pelo graso y para la caspa es el mismo. Se hace un lavado diario por la mañana para el pelo graso, durante 15 a 21 días, con el líquido tibio o frío, dando a la vez unas fricciones por la cabeza, suaves, con las yemas de los dedos.

Para la caspa, también se procura hacer el lavado con el líquido frío, dando unas fricciones en el cuero cabelludo durante 3-4 minutos, por la mañana o por la noche, durante 2-3 semanas. Y cuando la caspa vuelve a salir, se repite el tratamiento.

Cuando se use este remedio, se evitará toda clase de champú u otros derivados. Se empleará únicamente jabón corriente o común, como por ejemplo Chimbo o Lagarto, secándose al natural, después de haber pasado la toalla.

> Cocimiento de hojas y ramitas de sauce llorón con ortigas y ron contra la alopecia (caída del cabello debido a enfermedades)

Ingredientes:
- 1 l de agua
- 40 g de hojas y ramitas frescas de sauce llorón o 20 g de las hojas y ramitas secas troceadas
- 30 g de hojas frescas troceadas de ortiga o 15 g de las secas
- 1 copa de ron o de brandy

Elaboración:
Poner a hervir en un recipiente el agua, el sauce llorón y la ortiga durante 10 minutos, a fuego moderado, retirar del fuego y dejar enfriar. Después colar a una botella y agregar el ron o el brandy. Cerrar bien la botella y agitar, quedando listo para ser aplicado.

Aplicación:
El tratamiento consiste en hacer diariamente durante un mes unas fricciones sobre el cuero cabelludo, con la yema de los dedos de las manos, durante 3-4 minutos con el líquido preparado, en frío. Estas fricciones se hacen lo mismo por la mañana que por la tarde. Se deberá hacer este tratamiento para frenar la caída del cabello, y así vitalizarlo, en tratamientos prolongados de 1-2 meses cada 3 meses. También se puede hacer cada 3 semanas, con descanso de una semana.

Cuando se emplea esta receta no se debe lavar con champú.

Lociones capilares para la conservación del cabello (fragilidad y caída del pelo)

> **Cocimiento de hojas de abrótano hembra (santolina chamaecyparissus)** *contra la caída del cabello*

Ingredientes:
· *1 l de agua*
· *35 g de hojas y flores secas de abrótano hembra*

Elaboración:
Poner a hervir en un recipiente el agua y las hojas secas durante 10 minutos. Después se retira del fuego y se cuela a una botella, quedando listo para ser aplicado. Se puede guardar en el frigorífico.

Aplicación:
Se emplea en lavados capilares del cuero cabelludo, y a la vez se hace un masaje suave durante unos minutos. Estos lavados se hacen una vez al día, por la mañana; después se seca con una toalla la cabeza. Da buenos resultados para combatir la fragilidad del cabello.

> Cocimiento de hojas y flores de albahaca contra la fragilidad y caída del cabello

Ingredientes:
· 500 ml de agua
· 15 g de hojas secas de albahaca o 30 g de las frescas

Elaboración:
Poner a hervir en un recipiente el agua y las hojas de albahaca durante 3 minutos. Retirar del fuego y dejar reposar 20 minutos. Después se filtra a una botella y queda listo para ser aplicado.

Aplicación:
El tratamiento consiste en aplicar 1-2 lociones diarias durante un tiempo. Estas lociones se aplican friccionando el cuero cabelludo con la yema de los dedos de las manos, con el líquido durante unos minutos, dando a la vez un masaje sobre las zonas donde se note más la falta de cabello.

> Cocimiento de raíces de ortiga mayor o menor y romero contra la caída del cabello

Ingredientes:
· 1 l de agua
· 100 g de raíces de ortiga secas, troceadas, o 200 g de las frescas
· 20 g de hojas secas de romero o 40 g de las frescas
· 100 ml de vinagre puro de vino blanco

Elaboración:
Poner a hervir en un recipiente el agua y todos los demás ingredientes durante 15 minutos. Después se retira del fuego y se deja enfriar. Se cuela a una botella y queda listo para ser aplicado.

Aplicación:
El tratamiento consiste en aplicar una loción al día durante varias semanas. Esta loción se aplica lo mismo por la mañana que por la noche. Esta loción también se puede aplicar 5 días a la semana sobre el cuero cabelludo, con las yemas de los dedos con el líquido, durante unos minutos, haciendo un suave masaje capilar si la piel tiene granos o heridas.

> *Cocimiento de hojas de boj contra la caída del cabello*

Ingredientes:
· *1 l de agua*
· *30 g de hojas de boj secas o 60 g de las frescas*
· *100 ml de ron negro o de coñac (brandy), un vaso*

Elaboración:
Poner a hervir en un recipiente el agua y las hojas de boj durante 3 minutos. Después se deja reposar 30 minutos, se cuela a una botella y se le agrega el ron o el coñac. Se agita bien la botella y queda listo para ser aplicado.

Aplicación:
El tratamiento consiste en aplicar las lociones una vez al día sobre el cuero cabelludo, por la mañana, durante varias semanas. Estas lociones se aplican con las yemas de los dedos con el líquido durante unos minutos, haciendo unas fricciones sobre el cuero cabelludo. Algunos, antes de dar la loción, suelen dar un masaje con las yemas de los dedos en seco frotando bien el cuero cabelludo y después se aplican la loción. Este remedio suele dar buen resultado.

> **Cocimiento de hojas de romero contra la caída del cabello y la fragilidad capilar**

Ingredientes:
· *500 ml de agua*
· *15 g de hojas secas de romero o 30 g de las frescas*

Elaboración:
Poner a hervir en un recipiente el agua con las hojas de romero durante 10 minutos. Retirar del fuego, dejar reposar 10 minutos y colar a una botella, quedando listo para ser usado.

Aplicación:
El tratamiento consiste en hacer 1-2 lociones al día, mañana y noche, y si se hace solo una, que sea por la noche. Esta loción se aplica con las yemas de

los dedos, dando unas fricciones con el líquido so-
bre el cuero cabelludo durante unos minutos. Estas
lociones se hacen durante varias semanas; también
se pueden hacer cinco días a la semana.

> **Cocimiento de hojas de serpol**
  contra la fragilidad capilar

Ingredientes:
· *1 l de agua*
· *50 g de sumidades floridas de serpol o la planta*
  entera, seca, o 100 g de la fresca

Elaboración:
Poner a hervir en un recipiente el agua y las ho-
jas o la planta entera durante 2 minutos. Después
retirar del fuego y dejar reposar 15 minutos. Des-
pués se filtra a una botella y queda listo para ser
utilizado.

Aplicación:
El tratamiento consiste en hacer 1-2 lociones al
día, una por la mañana y la otra por la noche, y
si solo se hace una, hacerla por la noche. Se aplica
esta loción friccionando con el líquido el cuero ca-
belludo con las yemas de los dedos durante unos
minutos.

> Cocimiento de sumidades de tomillo contra la debilidad y la caída del cabello

Ingredientes:
- 1 l de agua
- 50 g de sumidades floridas de tomillo secas o bien 80 g de las frescas

Elaboración:
Se pone a hervir el agua con las sumidades durante 10-15 minutos. Se deja enfriar y se cuela.

Aplicación:
El tratamiento se aplica 1-2 veces al día. Si solo se aplica una vez, se hace por la mañana. Se da la loción con las yemas de los dedos empapadas con el líquido sobre el cuero cabelludo durante unos minutos, friccionando toda la cabeza. Se debe procurar que se dé bien el líquido por toda la piel capilar. Algunos también hacen antes de darse esta loción un masaje con las yemas de los dedos, friccionando unos minutos en seco para después darse la loción.

> Cocimiento de hojas de salvia y romero contra la caída del cabello y la fragilidad del cuero cabelludo

Ingredientes:
- 1 l de agua
- 20 g de hojas de salvia secas o 40 g de las frescas

- 20 g de hojas de romero secas o 40 g de las frescas
- 100 ml de ron negro o vodka. (Si se quiere, no se le agrega el licor y solo se emplea el cocimiento, pero da mejor resultado si se le agrega el licor)

Elaboración:
Se pone a hervir en un recipiente el agua con las hojas de salvia y romero durante 10 minutos. Se deja enfriar y se cuela por expresión a una botella, agregándole el licor. Se agita bien la botella y queda listo para ser utilizado.

Aplicación:
Se aplica 1-2 veces al día una loción. Si solo se hace una, se hará por la noche. Se hace este tratamiento durante varias semanas. Cada loción generalmente se hace con 2-3 cucharadas soperas del líquido, que se pone en una tacita. Las lociones se aplican con las yemas de los dedos en el líquido, dando unas fricciones sobre el cuero cabelludo durante unos minutos. También se hace un masaje antes de dar la loción, con la yema de los dedos sobre el cuero cabelludo, durante unos minutos, frotando bien la cabeza, y después se aplica la loción.

> **Tintura de romero y salvia contra la caída del cabello y la caspa**

Ingredientes:
- *250 ml de alcohol etílico de 96°*
- *20 g de hojas secas de romero*
- *20 g de hojas secas de salvia, desmenuzadas*
- *300 ml de agua destilada (o agua corriente)*

Elaboración:
Poner en un frasco el alcohol con el romero y la salvia. Cerrar bien el frasco y dejar en maceración durante 9 días, agitando el frasco cada 2-3 días. Después se filtra a una botella y se le agrega el agua. Se agita bien y queda lista para ser aplicada.

Aplicación:
El tratamiento consiste en hacer fricciones una vez al día, durante 3-4 semanas, sobre el cuero cabelludo. Esta fricción se hace por la mañana, aunque también se puede hacer por la noche. Se hace con las yemas de los dedos, haciendo a la vez un suave masaje capilar. Se prepara poniendo 2-3 cucharadas de la tintura preparada en una tacita y mojando los dedos en la tintura. Se aplica suavemente sobre el cuero cabelludo, procurando que toda la zona capilar quede cubierta por la preparación.

Nota:

Es muy bueno que a las 3-4 semanas de tratamiento se descanse una semana y se vuelva a repetir el tratamiento.

También se suelen aplicar las fricciones 2 veces al día, mañana y tarde. Se hacen estas cuatro a cinco días de la semana. El tratamiento será de 3 semanas, descansando 3 días para volver a repetirlo otras 3 semanas.

> **Tintura de romero y boj contra la caída del cabello y la caspa**

Ingredientes:
· *1.000 ml de alcohol etílico de 60°*
· *60 g de hojas de romero secas o 100 g de las frescas*
· *40 g de hojas secas de boj o 60 g de las frescas*

Elaboración:
Poner en un frasco el alcohol con el romero y el boj, cerrar bien y dejar en maceración durante 15 días, agitando el frasco de vez en cuando. Se filtra a una botella y queda lista para ser aplicada.

Aplicación:
El tratamiento consiste en aplicar 2 veces al día en fricciones, durante 3-4 días por semana (algunos se la aplican solo dos días). Las fricciones se realizan sobre el cuero cabelludo, haciendo un masaje sua-

ve con la yema de los dedos de las manos durante unos 3-4 minutos con la tintura. Estas fricciones se hacen por la mañana y por la noche.

Nota:
En caso de ser muy fuerte esta tintura para el cuero cabelludo, se recomienda poner una cucharada de la tintura y otra de agua en un vaso y remover. Dar las fricciones con suavidad.

Contra la caspa se hace una fricción al día, por la mañana o por la noche, durante 2-3 semanas, según se vea cómo va disminuyendo. Se fricciona con suavidad toda la zona del cuero cabelludo, procurando que quede cubierta con la tintura.

> **Tintura de salvia y ron contra la caída del cabello**

Ingredientes:
· *100 ml de alcohol de 70°*
· *20 g de hojas secas de salvia o 50 g de las hojas frescas, desmenuzadas*
· *100 ml de ron negro (negrita)*

Elaboración:
Poner en un frasco el alcohol con las hojas de salvia, cerrar bien el frasco y dejar en maceración durante 10 días, agitando de vez en cuando el frasco. Filtrar a una botella y agregar el ron, agitar bien y queda lista para ser aplicada.

Aplicación:
El tratamiento consiste en aplicar 1-2 fricciones capilares al día durante 2-3 días a la semana. Estas fricciones se hacen una por la mañana y otra por la noche.

> **Cocimiento de salvia y romero con ron y brandy**

Ingredientes:
· 1 l de agua
· 20 g de hojas secas de salvia o 40 g de las frescas, desmenuzadas
· 20 g de hojas secas de romero o 40 g de las frescas
· 100 ml de ron negro (negrita) o de brandy

Elaboración:
Poner a hervir en un recipiente el agua con la salvia y el romero durante 10 minutos a fuego lento. Retirar del fuego y dejar enfriar. Después filtrar a una botella y agregar el vaso de ron o brandy. Algunos no suelen agregar el licor, pero resulta mucho mejor como estimulante del crecimiento y regeneración del pelo con el ron y el brandy. Se cierra la botella y queda listo para ser aplicado.

Aplicación:
El tratamiento consiste en aplicar 2 veces al día en fricciones en el cuero cabelludo durante unas

semanas. *Las fricciones se hacen con la yema de los dedos de las manos, dando a la vez un suave masaje sobre el cuero cabelludo con el líquido preparado, por la mañana y por la noche.*

Cuando esté uno en tratamiento de recuperación y crecimiento del cabello, se debe procurar no hacer ningún lavado de cabeza con champú ni otros derivados, ni usar el secador del pelo. Se debe lavar con jabones neutros o de los que se usan para los niños.

Caída del cabello debido a la seborrea y la calvicie precoz

> **Tintura de capuchina y esencia de espliego contra la caída del cabello por culpa de la seborrea y la calvicie precoz**

Ingredientes:
· *500 ml de alcohol etílico de 60°*
· *100 g de hojas, flores y semillas secas de capuchina o 300 g de las hojas y flores secas*
· *50 gotas de esencia de espliego*

Elaboración:
Poner en un frasco el alcohol con las hojas, flores y semillas de la capuchina, cerrar bien y dejar en maceración durante 15 días. Después se filtra por prensado a una botella y se le agregan las gotas de la esencia de espliego, se agita bien la botella y queda lista para ser aplicada.

Aplicación:
El tratamiento consiste en aplicar fricciones 1-2 veces al día, durante varias semanas (de 6 a 8); se descansa una semana y se vuelve a repetir el tratamiento. Las fricciones se hacen sobre el cuero cabelludo con la yema de los dedos de las manos con un poco de la tintura, haciendo un suave masaje.

En caso de notar que es muy fuerte para la piel capilar, esta tintura se rebaja poniendo la mitad de la tintura y la mitad de agua, o bien 3 partes de la tintura y una de agua. Se hacen las fricciones por la mañana si solo es una vez, y si son 2 veces, mañana y tarde, o noche.

> **Tintura de capuchina y tomillo contra la caída del cabello debido a la seborrea y la calvicie precoz**

Ingredientes:
· *1 l de alcohol de 90° etílico*
· *60 g de hojas y semillas secas de capuchina*
· *60 g de sumidades floridas secas de tomillo*

Elaboración:
Poner en un frasco el alcohol con la capuchina y el tomillo, cerrar bien y dejar en maceración durante 10 días, agitando de vez en cuando el frasco. Se filtra a una botella y queda lista para ser aplicada.

Aplicación:

El tratamiento consiste en aplicar 1-2 veces al día la fricción del cuero cabelludo con la tintura, durante varias semanas. Estas fricciones se hacen suavemente durante unos minutos con las yemas de los dedos sobre el cuero cabelludo, con la tintura. En caso de que la tintura sea fuerte para la piel, se puede rebajar, poniendo la mitad de tintura y de agua o bien 3 partes de la tintura por una de agua.

Para el tratamiento de la calvicie precoz (para hacer que tarde un poco más en extenderse y hacerle aminorar la caída del pelo), se da una fricción al día durante varios meses (2-3 meses) y después se descansa un tiempo (dos semanas). También se hacen las aplicaciones según se vea el resultado. Si es bueno o regular, se puede hacer un mes de tratamiento y descansar 1-2 semanas y seguir así durante un tiempo.

Nota:

Esta misma receta contra la calvicie precoz vale también para la de la tintura solo de capuchina con esencia de espliego.

> **Cocimiento de culantrillo de pozo con esencia de espliego y ron**

Ingredientes:
· 1 l de agua
· 100 g de frondes, troceados, del culantrillo de pozo
· 200 ml (2 vasos) de ron
· 50 gotas de esencia de espliego

Elaboración:
Poner a hervir en un recipiente el agua y los frondes del culantrillo de pozo durante 30 minutos a fuego lento. Después retirar del fuego y filtrar en una botella. Aparte se mezcla las gotas de esencia de espliego con el ron, se remueve y se le agrega al cocimiento en la botella. Agitar bien y queda listo para ser aplicado.

Aplicación:
El tratamiento consiste en hacer 1-2 fricciones diarias en el cuero cabelludo con la preparación, durante varias semanas. Estas fricciones se hacen por la mañana y por la noche, y si solo se hace una, será por la mañana. Se hace la fricción capilar con la yema de los dedos de las manos, con suavidad, durante unos minutos. Se procurará que cubra bien toda la piel del cuero cabelludo. Mientras se hace este tratamiento, no se debe lavar la cabeza con champús ni con otros derivados, ni usar secador de pelo. Se lavará la cabeza

con jabón neutro (algunos emplean el jabón para niños) o el común.

> **Cocimiento de tomillo y romero con ron**

Ingredientes:

· *1 l de agua*
· *25 g de sumidades floridas de tomillo secas o 50 g de las frescas*
· *25 g de hojas de romero secas o 50 g de las frescas*
· *50 ml de ron negro (1 vasito)*

Elaboración:

Poner a hervir en un recipiente el agua, el tomillo y el romero durante 5 minutos. Retirar del fuego y dejar enfriar. Colar a una botella y agregar el ron. Se agita bien y queda listo para ser utilizado.

Aplicación:

El tratamiento consiste en hacer 1-2 fricciones diarias sobre el cuero cabelludo durante una semana (de 4 a 8), descansar una semana y volver a repetir el tratamiento.

Las fricciones se hacen por la mañana y por la noche, y si solo se da una, será por la mañana. Estas fricciones se hacen con las yemas de los dedos suavemente con el líquido frío.

> Alcoholaturo de tomillo contra la caída del pelo

Ingredientes:

· *500 ml de alcohol etílico de 50°*
· *100 g de sumidades floridas secas de tomillo o 200 g de las frescas*

Elaboración:

Poner en un frasco el alcohol con el tomillo, cerrar bien y dejar en maceración durante 10 días. Filtrar a una botella y queda listo para ser aplicado.

Aplicación:

El tratamiento consiste en hacer 1-2 fricciones capilares al día durante varias semanas (de 3 a 8), descansar una semana y volver a repetir el tratamiento. Estas fricciones se hacen con las yemas de los dedos con el alcoholaturo, dando un masaje suave sobre el cuero cabelludo durante unos minutos.

En caso que resultase muy fuerte para la piel capilar, se rebajará poniendo 3 partes por una de agua o también ambas partes iguales de alcoholaturo y agua, que deberá ser normal o fría.

Fragilidad capilar (enfermedad del cabello y posible comienzo de la calvicie)

> **Cocimiento de serpol contra la fragilidad capilar (enfermedad del cabello y posible comienzo de la calvicie)**

Ingredientes:
· *1 l de agua*
· *50 g de sumidades floridas secas de serpol o 100 g de las frescas*
· *50 ml de ron negro (un vasito) (Algunos no lo emplean, pero es mejor que lleve ron)*

Elaboración:
Poner a hervir en un recipiente con el agua las sumidades floridas de serpol durante 3 minutos. Después retirar del fuego y dejar reposar 15 minutos. Filtrar a una botella y agregar el vasito de ron. Agitar bien el frasco y queda listo para ser aplicado.

Aplicación:
El tratamiento se hace 1-2 veces al día mediante fricción del cuero cabelludo con el cocimiento durante unas semanas. Estas fricciones se hacen con la yema de los dedos de las manos con el líquido frío, dando unas suaves fricciones sobre la piel capilar durantes unos minutos. Se hacen estas fricciones una por la mañana y otra por la noche, y si solo es una vez, se hace por la mañana.

> *Alcoholaturo de serpol contra la fragilidad capilar (enfermedad del cabello y posible comienzo de la calvicie)*

Ingredientes:
- *500 ml de alcohol etílico de 50°*
- *100 g de sumidades floridas de serpol y hojas secas o 200 g de las frescas*

Elaboración:
Se pone en un frasco el alcohol con las sumidades floridas de serpol, se cierra el frasco y queda listo para ser usado.

Aplicación:
El tratamiento consiste en aplicar las fricciones 1-2 veces al día (generalmente se hacen 2 veces) durante varias semanas (entre 4 y 8) y después se descansa una semana y se vuelve a repetir el tratamiento. Las fricciones se hacen con la yema de los dedos de las manos suavemente sobre el cuero cabelludo con el líquido, durante unos minutos. Las fricciones se hacen por la mañana y por la noche, y si solo es una vez, se hace por la mañana.

Caída del cabello (alopecia) y dermatitis seborreica capilar

> **Tintura de abrótano macho contra la caída del cabello y la dermatitis seborreica capilar**

Ingredientes:
· *1 l de alcohol de 60°*
· *100 g de sumidades floridas y hojas secas de abrótano macho o 200 g de las frescas*

Elaboración:
Poner en un frasco el alcohol con las sumidades floridas del abrótano macho, cerrar bien el frasco y queda listo para dejar en maceración durante 10 días, agitando de vez en cuando el frasco. Se filtra a una botella o 2 y queda lista para ser aplicada.

Aplicación:
El tratamiento consiste en hacer 2 veces al día, mañana y noche, una suave fricción con la yema de los dedos de las manos con la tintura durante varias semanas.

Estas fricciones se hacen suavemente, procurando que llegue bien la tintura a las partes afectadas por el mal. Cuando se hace contra la seborrea del cuero cabelludo, se intenta que la fricción sobre la zona sea intensa, procurando después pasar un cepillo muy suave. En caso de que resultase muy fuerte para el cuero cabelludo, se puede rebajar, mezclando 3 partes de la tintura por una de agua o

2 partes de la tintura por una de agua, para hacer las fricciones y masajes capilares más suaves, y no irritar la piel.

> **Alcoholaturo de abrótano macho, espliego y romero contra la caída del cabello**

Ingredientes:
· *1 l de alcohol etílico de 60°*
· *30 g de hojas y sumidades floridas secas de abrótano macho*
· *20 g de flores secas de espliego*
· *20 g de hojas y sumidades floridas secas de romero*

Elaboración:
Poner en un frasco el alcohol con el abrótano, el espliego y el romero, cerrar bien el frasco y dejar en maceración durante 9 días, agitando de vez en cuando el frasco. Se filtra a 1-2 botellas y queda listo para ser aplicado.

Aplicación:
El tratamiento consiste en aplicar las fricciones capilares 2 veces al día durante varias semanas (4 a 8), después se descansa una semana y se vuelve a repetir el tratamiento.

Estas fricciones capilares se hacen con la yema de los dedos de las manos, procurando que el alcoholaturo cubra bien la zona capilar donde se nota más la caída del pelo. Se hace una vez por la mañana y la otra por la noche; se procura que las fricciones sean suaves cuando la piel del cuero cabelludo sea frágil. En caso de que resultase muy fuerte para la piel este alcoholaturo, se pueden mezclar 3 partes del alcoholaturo con una de agua o 2 partes con una de agua.

> **Vinagre de sidra con agua contra la caída prematura del cabello**

Ingredientes:
· 500 ml de vinagre de sidra (manzana)
· 500 ml de agua y 50 ml de ron negro (un vasito)

Elaboración:
Mezclar bien el vinagre con el agua, y queda listo para agregar el vasito de ron. Se agita bien y se guarda en un lugar fresco, quedando listo para ser aplicado.

Aplicación:
El tratamiento se realiza una vez al día durante varias semanas sobre el cuero cabelludo. Se hace por la noche un masaje capilar, friccionando con la yema de los dedos de las manos durante unos minutos sobre la cabeza, dando un masaje con el líquido.

> Cocimiento de abrótano macho contra el cabello graso

Ingredientes:

· *1 l de agua*
· *30 g de hojas secas y sumidades floridas de abrótano macho o 60 g de las frescas*

Elaboración:

Poner a hervir en un recipiente el agua y el abrótano macho durante 2 minutos. Retirar del fuego y dejar reposar 30 minutos. Filtrar a una botella y queda listo para ser aplicado.

Aplicación:

El tratamiento consiste en hacer 1-2 lavados al día, como una loción, sobre el cuero cabelludo, durante cierto tiempo, hasta que se haya reducido o eliminado la grasa.

Se aplica esta loción una vez por la mañana y otra por la noche, con la yema de los dedos de las manos, procurando que se cubra bien toda la piel capilar, con el líquido preparado.

> Cocimiento de tomillo contra el cabello graso

Ingredientes:

· *1 l de agua*
· *35 g de sumidades floridas de tomillo secas o 70 g de las frescas*

Elaboración:
Poner a hervir en un recipiente el agua y el tomillo durante 3 minutos. Retirar del fuego y dejar reposar 30 minutos. Filtrar a una botella y queda listo para ser aplicado.

Aplicación:
Se emplea como loción capilar 2 veces al día, mañana y noche, durante cierto tiempo, hasta que se vea la reducción de la grasa del cuero cabelludo o la eliminación de la grasa del pelo. Se hacen estas lociones friccionando suavemente con la yema de los dedos de las manos durante unos minutos con el líquido frío (algunos suelen calentarlo un poco), que puede ser de entre 6 y 8 cucharadas.

> **Zumo de limón maduro contra el cabello graso**

Ingredientes:
· 1 limón maduro (su zumo)

Elaboración:
Extraer el zumo del limón y ponerlo en un vaso, quedando listo para su aplicación.

Aplicación:
El tratamiento consiste en aplicar como una loción capilar sobre el cuero cabelludo 1-2 veces a la semana, durante varias semanas o hasta que se

haya reducido bastante la grasa del pelo. Se hace por la noche, dando un masaje con las yemas de los dedos con suavidad sobre el cuero cabelludo durante unos minutos. También hay quien hace esta aplicación una vez a la semana, pero es pobre para solucionar la excesiva grasa que se tiene en el cabello, que puede deberse a factores hormonales, genéticos o alimentarios, por lo que habrá que vigilarlos.

> **Cocimiento de salvia y vinagre de sidra contra el exceso de grasa capilar**

Ingredientes:
· 1 l de agua
· 30 g de hojas de salvia secas o 60 g de las frescas
· 200 ml de vinagre de sidra (manzana)

Elaboración:
Poner a hervir en un recipiente el agua, la salvia y el vinagre de sidra durante 10 minutos. Después se retira del fuego y se deja enfriar. Se filtra a una botella y queda listo para ser aplicado.

Aplicación:
El tratamiento consiste en aplicar una loción al día, durante cierto tiempo, por las noches. Estas aplicaciones se hacen dando unas fricciones sobre el cuero cabelludo, durante unos minutos, con la yema de los dedos de las manos con el líquido. Se

debe seguir dicho remedio hasta que remita el exceso de grasa en el pelo.

> **Agua de rosas, ron y vinagre de sidra**
> **contra el exceso de grasa capilar**

Ingredientes:
· *250 ml de agua de rosas*
· *250 ml de ron negro*
· *250 ml de vinagre de sidra (manzana)*

Elaboración:
Poner en una botella el agua de rosas, el ron y el vinagre de sidra, agitar bien y queda listo para ser aplicado.

Aplicación:
Se aplica una loción al día, por la noche. Esta loción se da en forma de fricciones con las yemas de los dedos con el líquido, durante unos minutos, sobre el cuero cabelludo. Seguir con el tratamiento hasta que se reduzca la grasa del pelo.
También se hacen las fricciones por la tarde, pero si se puede, es mejor hacerlo por la noche. Algunos las hacen también por las mañanas. Después de haberse dado las fricciones, se lavan la cabeza con agua fría, acompañada con un poco de colonia, pasando una cepillo de pelo blando.

> Aceite de almendra dulce con aceite de germen de trigo para el tratamiento del cabello seco

Ingredientes:
· 100 ml de aceite de almendra dulce
· 100 ml de aceite de germen de trigo

Elaboración:
Poner en un botellín los 2 aceites, cerrar bien y con las palmas de las manos hacerlo rodar hasta que quede bien homogeneizada la mezcla. Una vez homogeneizada, queda lista para ser aplicada.

Aplicación:
El tratamiento consiste en dar un masaje del cuero cabelludo, de 1 a 3 días. El masaje se da con el aceite con los dedos de la mano sobre la piel capilar durante unos minutos y después se deja actuar de 1 a 2 horas, y finalmente se lava con jabón neutro. Se debe tener cuidado con los secadores de pelo que estén muy calientes, así como con los tintes y decolorantes y los detergentes. Se debe estar siempre atento a estos detalles, pues son muy perjudiciales para los cabellos secos.

> *Aceite de oliva virgen con aceite de germen de trigo para el tratamiento del cabello seco*

Ingredientes:
· *100 ml de aceite de oliva virgen de primera presión en frío a menos de 1º*
· *100 ml de aceite de germen de trigo*

Elaboración:
Poner en un botellín los dos aceites, cerrar bien y con las palmas de las manos hacerlo rodar hasta que quede bien homogeneizada la mezcla. Una vez homogeneizada, queda lista para ser aplicada.

Aplicación:
El tratamiento consiste en dar durante 2-3 días un masaje al día sobre el cuero cabelludo con el aceite. Este masaje se da lo mismo por la mañana que por la noche. Se da el masaje durante unos minutos con suavidad con la yema de los dedos de las manos, los cuales se mojarán un poco con el aceite. Se deja actuar durante 1-2 horas y después se lava con jabón neutro. Se procura que el agua esté tibia. Y se utilizará si es posible con champús muy suaves.

> *Aceite de oliva con aceite de almendra dulce*

Ingredientes:
· *100 ml de aceite de oliva virgen de primera presión en frío de menos de 1º*
· *100 ml de aceite de almendra dulce*

Elaboración:
Poner en un botellín los 2 aceites, mezclar bien y poner a rodar sobre las palmas de las manos hasta que se homogeneicen los dos aceites. Una vez homogeneizada la mezcla, queda lista para su uso.

Aplicación:
El tratamiento consiste en dar 2-3 días a la semana un masaje del cuero cabelludo con el aceite, dando unas suaves fricciones sobre el cuero cabelludo durante unos minutos. Después se deja actuar durante 1-2 horas y se lava con un champú suave o bien con jabón neutro. Se hace siempre el lavado con agua tibia. También se aplica 1-2 veces a la semana una fricción con muy poco aceite en la yema de los dedos de las manos y se deja actuar unas 4 horas, y después se lava con agua tibia con un poco de jabón neutro.

> *Aceite de almendra dulce con esencia de lavanda para el tratamiento del cabello seco*

Ingredientes:
· *200 ml de aceite de almendra dulce*
· *40 gotas de esencia de lavanda*

Elaboración:
Poner en un botellín el aceite con las gotas de esencia de lavanda, cerrar bien el botellín y ponerlo a

rodar sobre la mesa con la palma de la mano como si fuese un rodillo para homogeneizar el aceite con la esencia de lavanda. Una vez homogeneizada la mezcla, queda lista para ser aplicada.

Aplicación:
El tratamiento consiste en dar un masaje 2-3 días a la semana con el aceite preparado sobre el cuero cabelludo, durante unos minutos, y se deja actuar durante una hora. Después se lava con agua tibia y jabón neutro.

Nota:
Este aceite también se puede aplicar solo hasta que se atenúe el mal.

> **Aceite de germen de trigo con esencia de romero para el tratamiento del cabello seco**
Ingredientes:
· 200 ml de aceite de germen de trigo
· 30 gotas de esencia de romero

Elaboración:
Poner en un botellín el aceite con la esencia de romero, cerrarlo bien y poner a rodar sobre una mesa con la palma de la mano como si fuese un rodillo durante unos minutos, para homogeneizar el aceite con la esencia. Una vez homogeneizada la mezcla, queda lista para aplicarse.

Aplicación:
El tratamiento consiste en dar un masaje durante 2-3 días a la semana, que pueden ser alternos, un día sí y otro no. Se da por la mañana o al atardecer o por la noche. Aplicar suavemente el aceite con la yema de los dedos de las manos sobre el cuero cabelludo durante unos minutos. Después se deja actuar durante una hora y se lava con agua tibia o fría.

Nota:
También se pueden dar los masajes solo con el aceite, pero es mucho mejor darlos con la esencia de romero.

> **Aceite de girasol con aceite de germen de trigo para el tratamiento del cabello seco**

Ingredientes:
· *100 ml de aceite de girasol de 0,2°*
· *100 ml de aceite de germen de trigo*

Elaboración:
Poner los dos aceites en un botellín y mezclarlo bien para que quede bien homogeneizado. Una vez homogeneizado, queda listo para ser aplicado.

Aplicación:
El tratamiento consiste en aplicar un masaje con el aceite 2-3 días a la semana. Este masaje se da por

la tarde o noche con las yemas de los dedos durante unos minutos. Se deja actuar durante 1-2 horas y después se lava con agua tibia.

> Aceite de oliva con esencia de romero para el tratamiento del cabello seco

Ingredientes:
· 200 ml de aceite de oliva virgen de primera presión en frío de menos de 1°
· 30 gotas de esencia de romero

Elaboración:
Poner en un botellín la mitad del aceite y agregar las gotas de la esencia. Por último añadir la otra mitad del aceite, cerrar bien el botellín y ponerlo a rodar en una mesa como si fuese un rodillo con la palma de la mano, durante unos minutos, para que se homogeneice el aceite con las esencias. Una vez homogeneizada la mezcla, queda lista para aplicarse.

Aplicación:
El tratamiento consiste en dar un masaje 2-3 días a la semana, una vez al día, por la mañana o por la noche, con el aceite, mediante unas fricciones suaves sobre el cuero cabelludo, con las yemas de los dedos durante unos minutos. Después se deja actuar durante 1-2 horas y se lava con agua tibia con jabón neutro o con un champú suave.

Nota:

Este aceite también se puede emplear solo, sin la esencia, dando el masaje igual. También se da para lubricar el pelo, como si fuese una brillantina, 2-3 veces a la semana, y por cierto deja muy bien el pelo; yo mismo me doy hace años esta lubricación del cabello y me va muy bien. Se suelen poner unas gotas del aceite en los dedos de las manos y se aplica suavemente sobre el cabello, dándole brillo y oscureciendo a la vez un poco las canas. El aceite que se da en el cabello no debe ser calentado, sino estar al natural, y se puede asegurar que da un buen resultado, sobre todo para los cabellos que estén sin brillo y secos.

> *Aceite de aguacate con aceite de almendra dulce para el tratamiento del cabello seco*

Ingredientes:
· *50 ml de aceite de aguacate*
· *50 ml de aceite de almendra dulce*

Elaboración:
Poner en un botellín los aceites, cerrarlo bien y hacerlo rodar en una mesa como si fuese un rodillo con la palma de la mano, para que quede bien homogeneizado. Una vez homogeneizada la mezcla, queda lista para aplicarse.

Aplicación:
El tratamiento consiste en dar un masaje 2-3 días a la semana con el aceite, por la mañana o por la noche. Se da el masaje dando unas suaves fricciones sobre el cuero cabelludo, con las yemas de los dedos durante unos minutos, y se deja actuar durante una hora. Después se lava con agua tibia, o con champú o jabón neutros.

> **Tónico de vinagre de vino blanco con milenrama y romero contra la calvicie prematura y la caspa**

Ingredientes:
· *500 ml de vinagre puro de vino blanco*
· *500 ml de agua hirviendo*
· *30 g de hojas y flores secas de milenrama o 60 g de las frescas, troceadas*
· *20 g de hojas y sumidades floridas secas de romero o 40 g de las frescas.*

Elaboración:
Poner en un frasco la milenrama y el romero, verter encima el agua hirviendo, tapar y dejar reposar durante 15 minutos. Después filtrar a una botella por prensado y agregar el vinagre. También se prepara así: en cuanto hayan pasado los 15 minutos de reposo, se añade el vinagre y a las 24 horas se filtra por expresión a una botella y queda listo para ser aplicado.

Aplicación:
El tratamiento consiste en aplicar este tónico capilar cuando se ve el comienzo de la calvicie en el cuero cabelludo. Se aplica una loción al día, durante cierto tiempo, sobre el cuero cabelludo, haciendo unas fricciones con las yemas de los dedos con el tónico, dando a la vez un masaje, durante unos minutos. Para la caspa se hace igual, y cuando se ve que ya no queda, se deja de dar este tónico capilar.

> **Tónico de vinagre de vino blanco con tila y ron negro contra la caspa y estimulante del crecimiento del cabello**

Ingredientes:
· *500 ml de agua hirviendo*
· *30 g de las inflorescencias secas del tilo, o 60 g de las frescas*
· *500 ml de vinagre puro de vino blanco*
· *50 ml de ron negro (un vasito)*

Elaboración:
Poner en un frasco las inflorescencias (tila) del tilo y verter el agua hirviendo sobre ellas. Tapar y dejar reposar 15 minutos. Se le agrega el vinagre, se deja reposar 24 horas y se cuela a una botella, añadiéndole el vasito de ron. Se agita y queda listo para ser usado. También se prepara dejando reposar la infusión hasta que se quede fría y

colándola por prensado, añadiéndole el vinagre y el ron.

Aplicación:
El tratamiento consiste en aplicar una loción al día o dos, una por la mañana y la otra por la noche, sobre el cuero cabelludo, haciendo unas fricciones y masajes con la yema de los dedos durante unos minutos. Al cabo de unos 20 minutos, si se quiere, se lava la cabeza con agua tibia, pero es mejor no hacerlo. Después de la aplicación se pueden dar unas friegas con un poco de agua de colonia.

Cuando se ve que la caspa ya ha remitido, se deja de aplicar este tónico. Para el tratamiento de la calvicie se hace durante cierto tiempo. Se puede aplicar de cuatro a cinco días por semana.

> **Champú de huevo y romero**
   para el tratamiento del cabello seco
Ingredientes:
· *1 a 2 yemas de huevo*
· *1 cucharada de hojas de romero secas*
· *7 cucharadas soperas de agua hirviendo*

Elaboración:
Poner en un vaso la cucharada de romero y verter sobre ella el agua hirviendo, tapar y dejar reposar 15 minutos, después filtrar. En una tacita aparte se tienen las yemas del huevo. Si se tuviese mucho

cabello, entonces se ponen las 2 yemas, pero si se tiene una cantidad normal, se pone una yema. Sobre estas (si son 2 yemas) se vierten cuatro cucharadas de la tisana filtrada del romero; si solo es una yema, se le agregan 2 cucharadas, se remueve bien y queda lista para ser aplicada. (Algunos suelen poner también solo agua un poco templada con la yema, pero es mucho mejor hacerlo con la tisana de la infusión de romero.)

Uso:
Es un champú natural que hace años se empleó mucho en las zonas rurales de gran parte de Europa. Se puede decir que es uno de los remedios caseros más sanos y baratos, que pueden competir muy bien con los champús comerciales de hoy en día que hay para el cabello seco.

Aplicación:
El tratamiento consiste en aplicar sobre el cabello, frotándolo bien con el champú, para que cubra muy bien todo el cuero cabelludo y los cabellos. Después de darse el champú, se deja que este actúe durante unos 15-20 minutos. Mientras se está secando, a veces cae un poco por la frente o el cuello; entonces se suele pasar una toalla para secar. Una vez pasado el tiempo de los 20 minutos, se aclara con agua tibia y queda listo. Este champú se aplica 1-2 veces a la semana, y si se hace por la noche o tarde, mejor.

Da a los cabellos viveza y, a la vez, como es un limpiador muy suave, no estropea los cabellos débiles.

Nota:
Algunas veces también se emplea la yema de un huevo con 5 cucharadas de infusión de tomillo (50 ml de agua y una cucharada de postre de tomillo seco, en infusión durante 10 minutos), y se suele aplicar cuando también se tiene picor en el cuero cabelludo y a la vez para limpiar el cabello seco.

No se debe cubrir la cabeza cuando se da este champú, ni tampoco usar secador.

Importante:
Es fundamental en los tratamientos de la caída del cabello, así como de la debilidad del cabello, hacer un masaje sobre el cuero cabelludo con las yemas de los dedos durante unos minutos, ya que hace que se active la circulación sanguínea del cuero cabelludo. Este masaje se hace con suavidad.

> *Fórmula para conservar el cabello sano y brillante*
Ingredientes:
· *250 cc de ron negro*
· *150 g de cebolla roja fresca, cortada en láminas finas*
· *20 gotas de esencia de romero*

Elaboración:
Se ponen todos los ingredientes en un frasco, se cierra bien y se deja en maceración durante 2 días. Después se filtra a una botellita y queda listo.

Uso:
Esta fórmula es muy antigua, empleada en varios países de Europa para tener el cabello sano y brillante, sobre todo los que llevan largos mechones. Algunos solo empleaban el ron y la cebolla, pero es mejor emplear también el romero, pues este ayuda a quitar la caspa.

Aplicación:
Se dan lociones sobre el cuero cabelludo y el pelo. Se hacen de 3 a 5 días por semana. Se emplea muy poco. A veces basta con dar sobre el pelo desde la raíz a la punta. Es un remedio para las personas que tienen el pelo poco brillante o con tonos muy oscuros.

Quizá sea uno de los abrillantadores de cabello más sano y a la vez antiséptico.

> *Tónico capilar para cabellos débiles*
Ingredientes:
· *1 l de agua*
· *50 cc de alcohol de romero*
· *60 g de cola de caballo seca o 120 g de la fresca*
· *60 g de florescencia seca de tilo o 120 g de la fresca*

Elaboración:
Poner todo en un recipiente al fuego, procurando que no hierva, solamente calentándolo a fuego moderado, durante 20 minutos. Después se retira del fuego y se deja reposar durante 12 horas. Se cuela a una botella, agregándole el alcohol de romero, y queda listo.

Uso:
Se emplea para fortalecer los cabellos débiles, los cuales a veces se rompen fácilmente, a nada que se peine uno.

Aplicación:
Se emplea en lociones capilares, dando las fricciones suavemente, todos los días, durante un tiempo, hasta que veamos cómo se fortalece el cabello.

Nota:
Es un buen tonificante capilar y no solo lo deben usar los que tienen problemas de pelo débil, sino que también los que lo tienen bien deberían darse de vez en cuando unas lociones, durante unos días al mes, para mejorar la fortaleza del cabello.

> Fórmula para disimular las canas prematuras

Ingredientes:
· *10 g de salvia seca, troceada (hojas)*
· *10 g de hojas de té secas, troceadas*
· *1 l de agua destilada*
· *50 cc de ron negro*

Elaboración:
Poner a cocer en un recipiente el agua y las plantas durante 2 horas a fuego lento (moderado). Después retirar del fuego y dejar enfriar. Una vez frío, colar por prensado a una botella y agregar el ron, remover bien y queda listo.

Uso:
Es una fórmula antigua, que no desmerece de las modernas, para el tratamiento del inicio prematuro de las canas, que a veces suelen dar cierta rabia porque es la señal de que comienza nuestra vejez. Este cocimiento es bueno para que podamos disimular estas primeras canas, sobre todo en las mujeres.

Aplicación:
Se dará de cuatro a cinco días a la semana una friega con este cocimiento. Se da una vez por la mañana o bien por la noche. En poco tiempo veremos cómo estas canas se oscurecen. Se deben dar las friegas con las yemas de los dedos.

> Fórmula para oscurecer el cabello gradualmente (canas)

Ingredientes:

· 30 g de cáscara verde de nuez, troceada
· 100 cc de alcohol de 96°
· 10 gotas de aceite esencia de romero

Elaboración:
Poner en un frasco el alcohol y la cáscara de nuez verde, cerrar bien el frasco y dejar macerar durante 10 días, agitando una vez el frasco todos los días. Pasado dicho tiempo, se filtra a una botellita y se agregan las gotas del aceite esencial de romero. Agitar bien el frasco y queda listo.

Uso:
Esta tintura se emplea para disimular las canas prematuras. Oscurece muy bien las raíces salientes de las canas.

Aplicación:
Primero se lava la cabeza, después se seca y se da una loción o friega con esta tintura sobre el cuero cabelludo y el cabello. Aplicándolo regularmente, veremos cómo se oscurecen las canas recién salidas, a la vez que hace que las raíces que empiecen a encanecer tarden más tiempo en descubrirse. Se da cada vez que salen algunas canas.

La depilación del vello

La eliminación del vello, según la piel que se tenga, puede producir ciertos males a la piel, cuando se abusa de las ceras, así como de ciertas cremas sobre todo la que emplea látex de tártago (hay varias plantas de tártago, tártago marino, tártago de bosque, lechetrezna, tártago de Valencia). En el siglo pasado se empleaba esta planta por las zonas rurales de Europa, pero creo que hoy en día ya no se emplea. Los tratamientos modernos como la depilación eléctrica, la fotodepilación con láser, el afeitado con cuchillas y maquinillas y la cera son los que actualmente se emplean.

> **> *Crema depilatoria de tártago con aceite de almendra para la piel normal (no deben tocarla los niños)***
> Ingredientes:
> · *2 cucharadas de látex de tártago*
> · *2 cucharadas de aceite de almendra o de oliva*
>
> *Elaboración:*
> *Poner en un vaso o frasquito el látex con el aceite, remover bien y queda lista para aplicarse.*

Uso:
Se empleaba hace años como depilatorio del vello de las piernas y brazos.

Aplicación:
Se aplica esta pasta o crema sobre la parte de la piel que se va a depilar, se cubre bien con la crema y se deja actuar durante un tiempo, hasta que se vea que el vello ha desaparecido, y esto se hace comprobándolo con un pequeño trozo de piel. Después de esta comprobación, viendo que el vello desaparece, se lava con agua tibia y después se aplica crema hidratante (Nivea).

Nota:
Procurar no aplicar cerca de los ojos ni en piel irritada, pues puede producir una fuerte rubificación de la piel, así como picor. Cuando se usa esta crema, deben lavarse las manos al terminar.

> **Crema depilatoria de tártago y miel
  (mantener alejada de los niños)**

Ingredientes:
· *3 cucharadas de látex (zumo) de tártago,
  o lechetrezna*
· *2 cucharadas de miel de milflores*

Elaboración:
Poner en un frasquito el látex con la miel, remover bien y queda lista para aplicarse.

Uso:
Su aplicación es más para el vello de las piernas y brazos. Algunas mujeres también lo aplicaban hace años para el vello de la cara, pero la mezcla era a partes iguales de látex y miel, y procuraban que no tocase la parte de la zona de los ojos y los labios, pues este látex blanco, como la leche, da un picor fuerte e irrita las zonas débiles.

Aplicación:
El tratamiento consiste en aplicar sobre las zonas afectadas por el vello una suave capa de esta crema. Se deja que vaya actuando hasta que desaparezca el vello. La comprobación se hace sobre un pequeño trozo de piel, pasando el dedo. Después se lava bien con agua tibia.

Nota:
Cuando se coge la planta, debe hacerse con el viento a favor; de lo contrario, podría entrar látex en los ojos y la garganta, irritándolos. Después deben lavarse bien las manos.

> *Depilación del vello con cera caliente*

Ingredientes:
· *3 cucharadas de cera virgen rallada*

Elaboración:
Poner la cera en un recipiente que resista el calor directo y calentar la cera hasta que se funda. Debe tener buena consistencia, como la miel, mientras dura el proceso de depilado.

Uso:
Se emplea la cera pura de abeja, así como ceras industriales preparadas por los laboratorio cosméticos.

Nota:
La piel debe estar limpia, sin alteraciones epidérmicas (como eczemas, granos, exposiciones prolongadas al sol), antes de aplicar la cera.

Aplicación:
Comprobar la temperatura de la cera. Se aplica con una espátula sobre la zona a depilar en dirección al crecimiento del vello, formando una capa de 6 cm de largo por 3 cm de ancho, con un espesor de 3 mm.

Una vez que pierde la temperatura, levantar la cera con los dedos del lado contrario del vello y tirar enérgicamente. Procurar tirar muy cerca de la piel, de forma paralela a la cera, y todo el vello saldrá de raíz.

Nota:
Para atenuar un poco la irritación de la piel después de la depilación se puede suavizar con aceite de almendra y diluirla en un poco de jugo de pepino.

Este mismo aceite de almendra diluido a partes iguales vale también para todos los tratamientos depilatorios después de eliminar el vello, para que la piel quede suave, y calma la posible irritación de esta.

Procurar siempre que todos los productos cosméticos estén fuera del alcance de los niños, tanto los caseros como los de cosmética industrial.

> **Crema de aguacate para aplicar después de la depilación**

Ingredientes:
· *Aguacate*

Elaboración:
Hay que utilizar la parte interna de la corteza (piel) del aguacate, una vez que hayamos extraído la pulpa o parte comestible.

Uso:
Remedio para prevenir la aparición de capilares (cuperosis), hematomas o melenas en las piernas que tanto las afean.

Aplicación:
Se aplica la parte que se queda pegada en la piel, que es de un color verde más oscuro, ya que es ahí solamente donde se encuentra un aceite esencial capaz de penetrar en la piel después de depilarse y restaurar la agresión que se produce con cualquier tipo de depilación, mejorar la microcirculación periférica e impedir que aparezcan la cuperosis en las piernas.

Remedios para cejas y pestañas

> **Remedio para estimular el crecimiento**
>   **y fortalecimiento de las pestañas**

Ingredientes:
· 50 ml de aceite de ricino puro

Uso:
Se emplea para dar brillo y estimular el crecimiento de las pestañas.

Aplicación:
El tratamiento consiste en frotar las pestañas todos los días 1-2 veces con el aceite de ricino, suavemente. Seguir con el remedio durante un tiempo y se verá el mejoramiento de las pestañas. Procurando que no entre en los ojos el aceite, se suele poner en las pestañas con un pincel fino o bien con un bastoncito de algodón.

Nota:
También se pueden emplear los siguientes aceites de la misma forma que el de ricino: oliva virgen de primera presión en frío de menos de 1°, almendra dulce, girasol de 0,2° y germen de trigo.

> *Remedio estimulante para cejas*
>   *(espesas y brillantes)*

Ingredientes:
· *500 ml de agua*
· *20 g de hojas de salvia secas o 40 g*
  de las frescas, troceadas

Elaboración:
Poner a hervir en un recipiente las hojas con el agua durante unos 10 minutos. Después retirar del fuego y colar por expresión a una botella, quedando listo para su aplicación.

Uso:
Esta tisana se emplea en compresas húmedas sobre los espacios de las cejas para dar brillo y a la vez espesarlas.

Aplicación:
El tratamiento consiste en dar primero un cepillado suave hacia arriba y después aplicar la tisana con un trozo de algodón.

> *Crema estimulante para cejas enfermizas*
> *(espesas y brillantes)*

Ingredientes:
· *3 cucharadas de aceite de ricino puro*
· *3 cucharadas de aceite de germen de trigo*
· *2 cucharadas de miel de lavanda o de milflores*

Elaboración:
Poner en un frasco pequeño todos los ingredientes, mezclar bien, removiéndolo todo hasta homogeneizarlo muy bien, quedando la crema lista para su aplicación.

Uso:
Esta mezcla activa el riego sanguíneo de las arterias de la piel de las cejas. Hay otra receta que se emplea con ácido gálico (ácido que se obtiene de las agallas y cortezas de roble y la encina, así como de otros árboles), pero su uso no da resultado en algunas personas porque suele irritar la piel; por eso es mejor la miel.

Aplicación:
El tratamiento consiste en aplicar la crema por la noche antes de acostarse, con fricciones suaves sobre las cejas durante unos minutos. Se deja actuar durante 15-20 minutos, después se aclara con agua tibia. Se sigue con el remedio hasta que se vea mejoría en las cejas.

· LAS MANOS ·

Lociones para las manos

Notas importantes sobre la aplicación

> **Loción de glicerina, aceite de almendra dulce y esencia de limón contra las grietas y la aspereza de las manos**

Ingredientes:
· *50 ml de glicerina*
· *50 ml de aceite de almendras dulces*
· *30 gotas de esencia de limón*

Elaboración:
Poner en un botellín la glicerina, agregar las gotas de la esencia de limón y, por último, añadir el aceite de almendra. Cerrar bien el botellín y ponerlo a rodar sobre una mesa como si fuese un rodillo con la palma de la mano, durante unos minutos. Una vez homogeneizada la mezcla, queda lista para su uso.

Aplicación:
El tratamiento consiste en aplicar la loción varias veces al día, dando una friega y a la vez frotando las manos con la loción durante un par de minutos. Se suele dar mañana, tarde y noche. Seguir así hasta que se pongan bien. Se deja actuar durante varios minutos y después se limpia con un paño humedecido en agua tibia.

> *Loción de glicerina, limón y miel contra*
> *las grietas y la aspereza de las manos*

Ingredientes:
· *1 cucharada de glicerina (10 ml)*
· *25 g (1 cucharada) de miel de milflores*
· *2 limones maduros (su zumo)*

Elaboración:
Poner en un frasco la miel, la glicerina y el zumo. Se remueve bien hasta que se homogeneice la mezcla. Se cierra el frasco y se guarda en el frigorífico, quedando lista para su uso.

Aplicación:
Se aplica la loción 3 veces al día, dando un buen masaje durante unos minutos.

> *Loción de zumo de limón con aceite*
> *de oliva o almendra dulce contra las grietas*
> *y la aspereza de las manos*

Ingredientes:
· *1 limón maduro (su zumo)*
· *5 ml (1 cucharadita) de aceite de oliva*
  o de almendra dulce

Elaboración:
Poner en un frasco el zumo de limón con el aceite, remover con una cucharilla, y queda lista para ser aplicada.

Aplicación:
Untar las partes afectadas de las manos con la loción por las noches, antes de acostarse.

> **Loción de glicerina, saúco, limón y esencia de rosa o espliego contra las grietas y la aspereza de las manos**

Ingredientes:
· *60 g (6 cucharadas) de glicerina*
· *80 ml (8 cucharadas) de infusión de flor seca de saúco*
· *1 limón maduro (su zumo)*
· *14 gotas de esencia de rosa o espliego*

Elaboración:
Poner en un recipiente 100 ml de agua a hervir, y en un vaso o taza poner 2 cucharadas de flores secas de saúco. Una vez hervida el agua, se vierte sobre las flores, se tapa y se deja reposar 10 minutos. Se cuela y se deja enfriar. Después se mezcla con la glicerina, agregándole a la vez el zumo de limón y las gotas de la esencia de rosa o de espliego. Se remueve bien y se envasa en un botellín o frasco. Se guarda en el frigorífico y queda lista para su uso.

Aplicación:
El tratamiento consiste en aplicar 3-4 veces al día, dando una friega, frotando las manos con la loción durante un par de minutos. Se hacen estas lociones

mañana, mediodía y noche. Seguir así hasta que
se quite el mal.

> *Loción de glicerina, aceite de almendra
y esencia de menta y azahar contra las grietas
y la aspereza de las manos*

Ingredientes:
· *50 g (5 cucharadas) de glicerina*
· *100 ml (10 cucharadas) de aceite
de almendra dulce*
· *15 gotas de esencia de menta*
· *15 gotas de esencia de azahar*

Elaboración:
*Poner en una botellín la glicerina, agregar las go-
tas de esencia de menta y azahar y, por último,
añadir el aceite de almendra. Cerrar bien el frasco
y ponerlo a rodar sobre una mesa como si fuese
un rodillo con la palma de la mano, durante unos
minutos, para homogeneizar bien la mezcla. Una
vez homogeneizada, queda lista para su uso.*

Aplicación:
*El tratamiento consiste en aplicar la loción 2-3 ve-
ces al día, dando unas friegas frotando las manos
con la loción durante 2-3 minutos. Se limpia con
un paño al cabo de 20 minutos. Seguir con el tratamiento hasta que desaparezca el mal en la piel.*

· LAS UÑAS ·

Remedios caseros para el tratamiento de las cutículas

Notas importantes sobre la aplicación

> **Crema de papaya, huevo y vinagre de sidra para suavizar las cutículas**

Ingredientes:
· *2 cucharadas de zumo fresco de papaya*
· *1 yema de huevo fresco*
· *Media cucharadita de vinagre de sidra (manzana)*

Elaboración:
Poner todos los ingredientes en un vaso y batir con la batidora u otro utensilio. Una vez hecha la crema, queda lista para ser aplicada.

Uso:
Esta crema se emplea para suavizar las durezas de la piel de las cutículas.

Aplicación:
El tratamiento consiste en frotar suavemente con la crema todas las cutículas de los dedos y se deja actuar la crema durante 30 minutos. Después se lava con agua tibia.

> Crema de zumo de piña, yema de huevo y vinagre de sidra para suavizar las cutículas

Ingredientes:

· 2 cucharadas de zumo fresco de piña
· 2 cucharadas de yema de huevo fresco (batir)
· Media cucharadita de vinagre de sidra (manzana)

Elaboración:
Poner en un vaso o frasquito el zumo y la yema batida. Mezclar bien, agitándolo, y queda lista para ser aplicada.

Uso:
Este remedio se emplea en diversos países como suavizante de la piel seca y endurecida de la cutícula. Hace unos 22 años se empleaba bastante esta receta de zumo de piña, huevo y vinagre de sidra. Hoy en día se usa poco, pues la industria cosmética tiene también ciertos productos suavizantes que dan resultados, y la comodidad de no tener que prepararla hace que esté en decaída este remedio, pero no por eso deja de ser un buen producto que puede competir bien con los cosméticos industriales.

Aplicación:
El tratamiento consiste en frotar suavemente con la crema las cutículas. Se deja que actúe la crema sobre ellas durante 20 a 30 minutos, después se lava con agua tibia.

Remedios caseros para el tratamiento de las uñas

> *Aceite de oliva virgen con esencia de limon para uñas quebradizas y enfermas*

Ingredientes:
· *100 ml (10 cucharadas) de aceite de oliva virgen caliente*
· *5 ml (una cucharadita) de esencia de limón*

Elaboración:
Poner en un botellín la mitad del aceite y agregar la esencia de limón. Por último, añadir la otra mitad del aceite, cerrar el botellín y poner a rodar sobre una mesa como si fuese un rodillo con la palma de la mano. Una vez homogeneizado, puede usarse.

Uso:
Este aceite esencial preparado se emplea para fortalecer las uñas enfermas, que a veces se rompen o se quedan quebradizas. También se usa para la otitis, así como para los sabañones.

Aplicación:
El tratamiento consiste en remojar en el aceite esencial templado las uñas durante unos minutos, entre 10 a 15 minutos, todos los días necesarios para fortalecer las uñas enfermas. El tratamiento se hace por la noche antes de acostarse. Una vez hecho, se lava con agua tibia, aclarándolo bien.

> Crema nutritiva y fortalecedora de las uñas

Ingredientes:
- 4 cucharadas de aceite de almendra o de germen de trigo
- 4 cucharadas de manteca de cacao rallado
- 4 cucharadas de cera virgen rallada
- 40 gotas de esencia de limón o lima

Elaboración:
Poner en un frasco la manteca de cacao y la cera a fundir al baño María. Una vez fundida, se le agrega el aceite, se remueve bien y cuando comienza a enfriarse, se le agrega la esencia. Remover bien hasta que quede bastante templado y envasar en un frasco.

Uso:
Esta crema se emplea para fortalecer y a la vez dar brillo a las uñas, así como para activar la acción revitalizante del tejido de la piel de la cutícula.

Aplicación:
El tratamiento consiste en frotar las uñas con la crema suavemente durante unos minutos y se deja actuar durante 10 a 15 minutos. Después se aclara con agua tibia. Este tratamiento se hace una vez al día, por la noche, antes de acostarse. Seguir con el remedio hasta que las uñas adquieran la fuerza y brillo.

> Zumo de pepino con harina de avena para uñas débiles y quebradizas

Ingredientes:
· 100 ml de zumo de pepino
· 1 cucharadita de harina de avena

Elaboración:
Se pone en un vaso el zumo con la harina de avena y se remueve bien la mezcla. Algunos suelen añadir un par de cucharadas de agua. Una vez bien preparada la mezcla, queda lista para tomar.

Uso:
Se emplea este zumo con harina de avena para fortalecer las uñas y que no se rompan. Esto a veces causa bastantes problemas en los dedos de las manos.

Aplicación:
El tratamiento consiste en tomar todo el zumo preparado una vez al día. Esta toma se hace antes de acostarse por la noche. Seguir con el tratamiento hasta que se recupere la fortaleza de las uñas débiles.

> Infusión de cola de caballo para fortalecer las uñas débiles

Ingredientes:
· 500 ml de agua hirviendo
· 180 g de la planta fresca de la cola de caballo mayor o menor u 80 g de las secas, troceadas

Elaboración:
Poner en un frasco la planta y verter el agua hirviendo sobre ellas. Tapar y dejar enfriar. Después se cuela a una botella, quedando lista para ser aplicada.

Uso:
Se emplea como remineralizante, para fortificar los huesos y las uñas.

Aplicación:
El tratamiento consiste en mojar las uñas en la tisana preparada durante 5 minutos. Después se deja que se sequen. Se hace dos veces al día, mañana y noche, antes de acostarse. Seguir con el remedio hasta que se fortalezcan las uñas. También se aplica solo una vez al día, por la noche, pero da resultados más seguros haciéndolo 2 veces al día.

> **Vinagre de sidra para regenerar las uñas débiles y quebradizas**
Ingredientes:
· *250 ml de vinagre de sidra (manzana)*

Elaboración:
Este vinagre se emplea para la regeneración de las uñas.

Aplicación:
El tratamiento consiste en mojar las uñas en el vinagre durante 5 minutos por la noche, antes de acostarse. Seguir así todos los días hasta que se note la regeneración de las uñas. Algunos suelen poner 3 partes de vinagre por una de agua, pero es mejor con el vinagre puro.

> *Piel de lima o limón para el fortalecimiento y limpieza de las uñas debiles*

Ingredientes:
· *1 lima madura (su corteza) o limón maduro*

Uso:
Se emplean ambos frutos para la limpieza y fortalecimiento de las uñas débiles.

Aplicación:
El tratamiento consiste en frotar las uñas durante unos minutos con la corteza de lima o de limón, 2-3 veces al día, mañana, tarde y noche. Si solo se hace dos veces: mañana y noche. Seguir con el remedio hasta lograr que las uñas se fortalezcan.

> Crema restauradora para el fortalecimiento de las uñas

Ingredientes:
- 10 ml (1 cucharada) de aceite de aguacate
- 25 g (1 cucharada) de miel de milflores
- 1 yema de huevo
- 1 pizca de sal marina fina

Elaboración:
Poner en un vaso o frasquito todos los ingredientes y batirlo hasta que quede hecha una pasta. Una vez bien mezclada, queda lista para su uso.

Uso:
Se emplea poco esta crema, pero se puede decir que compite muy bien con las cremas cosméticas industriales para la buena restauración de las uñas enfermas y débiles.

Aplicación:
El tratamiento consiste en frotar las uñas con la crema y dejar actuar durante 20 a 30 minutos (según la sensibilidad de los dedos). Después se lava con agua tibia.

> **Aceite de ricino y glicerina**
> **para el fortalecimiento de las uñas**

Ingredientes:

· *50 ml (5 cucharadas) de aceite de ricino*
· *50 ml (5 cucharadas) de glicerina*

Elaboración:
Poner todos los ingredientes en un botellín o frasquito y mezclarlo muy bien. Una vez bien homogeneizada la mezcla, queda lista para su uso.

Uso:
Se emplea en los tratamientos de las uñas débiles y enfermizas, así como para suavizar la piel dura de las cutículas.

Aplicación:
El tratamiento consiste en frotar las uñas con la mezcla durante unos minutos (5 minutos) y después se aclara con agua tibia.

Este tratamiento se hace una vez al día, por la noche, antes de acostarse. Seguir con el remedio hasta que se fortalezcan las uñas. Para las cutículas se frotan los dedos con la mezcla 1-2 veces al día, cuando estas cutículas (la piel delgada y fina) estén muy secas y duras.

> *Crema suavizante para las cutículas (piel fina y delicada)*

Ingredientes:

· *50 g de vaselina filante*
· *5 g de lanolina*
· *2 g de cera de abeja virgen*

Elaboración:

Poner en un frasco todos los ingredientes al baño María, a fuego moderado, y remover continuamente. Generalmente se pone primero la cera y una vez fundida, se le agrega la lanolina y después la vaselina. Una vez que ya está todo homogéneo, se retira del fuego (algunos lo ponen a enfriar en agua fría) y se sigue removiendo hasta enfriar. Se envasa en un frasquito y queda listo para su uso.

Uso:

El tratamiento consiste en aplicar la crema 2-3 veces al día con una fricción suave sobre la parte afectada de la cutícula y se deja actuar durante 20 minutos. Después se lava con agua tibia. Las aplicaciones se hacen una por la mañana, otra al mediodía y la última por la noche. Si solo se hace 2 veces, será mañana y noche. Seguir con el remedio hasta que la cutícula quede bien.

> Aceite esencial suavizante para las cutículas secas e irritadas

Ingredientes:
· 100 ml de aceite de almendra dulce o de oliva virgen de primera presión en frío de menos de 1º
· 10 gotas de esencia de rosa o de lavanda

Elaboración:
Poner en un botellín la mitad del aceite, agregar las gotas de la esencia de rosa o de lavanda y, por último, añadir la otra mitad del aceite. Cerrar bien y poner a rodar sobre una mesa como si fuese un rodillo con la palma de la mano, hasta homogeneizar el aceite con la esencia. Una vez homogeneizado, queda listo para ser aplicado.

Uso:
El tratamiento consiste en hacer 2-3 veces al día una fricción con el aceite sobre la piel de la cutícula afectada por el mal. Se deja actuar unos 20 minutos, después se lava con agua tibia. Estas aplicaciones se hacen mañana, mediodía y noche, y si solo se hace dos veces, será una por la mañana y la otra por la noche, antes de acostarse. Seguir con el remedio hasta que desaparezca el mal.

> *Ungüento de vaselina, cera y esencia*
  de espliego y limón para las durezas
  e irritaciones de la piel de las cutículas

Ingredientes:

· *50 g de vaselina filante*
· *10 g de cera de abeja virgen*
· *5 gotas de esencia de espliego*
· *50 gotas de esencia de limón*

Elaboración:

Poner a fundir en un frasco al baño María la cera y la vaselina. Una vez fundida, se retira del fuego y se le añaden las gotas de esencia, nada más que se empiece a enfriar, removiendo bien hasta que se quede frío. Se envasa en un frasquito y queda listo para su uso.

Uso:

El tratamiento consiste en aplicar 2 veces al día, mañana y noche, unas fricciones suaves con el ungüento sobre la piel afectada de la cutícula por la sequedad o irritación. Seguir con el remedio hasta que se cure. El ungüento se deja actuar sobre la piel de la cutícula durante 20 minutos; después se lava con agua tibia.

> *Aceite de oliva o girasol para las durezas*
  e irritaciones de las cutículas (así como
  la sequedad por elementos nocivos)

Ingredientes:
· *100 ml de aceite de oliva virgen de primera*
  presión en frío de menos de 1º o de girasol

Uso:
Se emplea para ablandar la piel delicada en los
bordes de las uñas que están muy secas y endure-
cidas. Alivia también las irritaciones producidas
por el mal cuidado de la cutícula.

Aplicación:
El tratamiento consiste en darse 2-3 veces al día una
pequeña fricción con el aceite sobre la cutícula. Se
deja actuar durante 20 a 30 minutos. Después se lava
con agua tibia. Estas fricciones con el aceite se hacen
una por la mañana y la otra por la noche. Seguir con
el remedio hasta que remita el mal de las uñas.

> *Crema fortalecedora de las uñas de aceite*
  de oliva, miel, yema de huevo y sal

Ingredientes:
· *60 ml (6 cucharadas) de aceite de oliva virgen*
  de primera presión en frío de menos de 1º
· *50 g (3 cucharadas) de miel de milflores*
· *1 yema de huevo*
· *1 cucharadita de café de sal marina*

Elaboración:
Poner en un frasco todos los ingredientes y mezclar bien, removiendo hasta que se quede bien homogeneizado. Una vez que la mezcla esté bien hecha, se envasa en un frasquito y queda lista para su uso.

Aplicación:
El tratamiento consiste en aplicar una vez al día esta crema sobre las uñas, frotándolas. Se aplican varias capas, dejando actuar durante 20 a 30 minutos. Después se aclara con agua tibia.

Esta aplicaciones se hacen un día sí y otro no. Seguir con el remedio hasta que se fortalezcan las uñas.

> **Aceite de oliva fortalecedor de las uñas quebradizas**

Ingredientes:
· *50 ml de aceite puro de oliva de primera presión en frío de menos de 1°*

Uso:
Se emplea para la hidratación de las uñas débiles y para fortalecerlas.

Aplicación:
El tratamiento consiste en hacer fricciones suaves con unas gotas del aceite sobre las uñas, dejando actuar el aceite hasta que sea absorbido (general-

mente se deja actuar durante unos minutos). Se aplica dos veces al día, mañana y noche. Seguir con el remedio hasta que queden bien fortalecidas.

Nota:
También se emplean de la misma forma que el aceite de oliva los aceites de aguacate, almendra dulce y ricino, como fortalecedores de las uñas débiles y quebradizas.

Observación:
Estas recetas se refieren al uso del aceite al natural, pero también se puede templar. Para mí es bastante mejor emplear los aceites al natural, sin templar, ya que dan mejor resultado, sobre todo en los extremos de las uñas.

· LOS SENOS ·

Revitalizantes de los senos.
Flacidez y caída del pecho

> *Pomada de mantequilla con perejil*
> *contra la flacidez del pecho*

Ingredientes:

· *30 g (2 cucharadas) de mantequilla*
· *4 cucharadas de perejil fresco, bien picado*
  y triturado

Elaboración:
Poner en un frasco la mantequilla y el perejil, remover bien la mezcla y queda lista para ser aplicada.

Aplicación:
El tratamiento consiste en friccionar el pecho con suavidad, realizando movimientos circulares sobre la mama, durante unos minutos. Se deja actuar durante 15 minutos y se lava con agua templada. Se hace este tratamiento durante 2-3 días a la semana, 2 veces al día, mañana y noche. Seguir con este remedio durante un tiempo, pero si a los 7 días no hay mejoría alguna, se deja el remedio.

> *Pasta de harina de avena, almendra molida*
> *y aceite de almendra*

Ingredientes:

· *2 cucharadas de harina de avena*
· *2 cucharadas de almendra molida*

· 2 cucharadas de aceite de almendra
  o de germen de trigo

Elaboración:
Poner en una taza pequeña todos los ingredientes
y mezclarlos bien, hasta lograr que esté homogénea la mezcla.

Aplicación:
El tratamiento consiste en aplicar la mezcla sobre
el pecho con suaves movimientos con las yemas
de los dedos, haciendo el masaje con movimientos
circulares, durante unos 2-3 minutos. Después se
deja actuar durante unos 20 minutos y finalmente
se lava con agua tibia. Se aplica este remedio 1-2
veces a la semana. Si a la tercera semana de tratamiento se viese que no hay mejoría alguna, se deja
de usar.

> **Ron negro o blanco con zumo de limón
   contra la flacidez del pecho**
Ingredientes:
· 100 ml de ron negro o blanco
· 100 ml de zumo de limón maduro

Elaboración:
Poner en un botellín el ron y el zumo de limón,
cerrar bien y agitar el frasco para que quede bien
homogeneizada la mezcla.

Aplicación:
El tratamiento consiste en dar al día 1-2 masajes,
3-4 días a la semana. También se hace un masaje
solo al día, pero todos los días. El masaje se da en
la parte superior del pecho, con las yemas de los
dedos, con suavidad, durante unos minutos. Seguir con el tratamiento hasta lograr la firmeza de
los pechos. Si a las 2 semanas no hubiese mejoría
alguna en la firmeza de los pechos, se deja el tratamiento.

> **Infusión de milenrama con ron negro**
Ingredientes:
· 20 g de flores secas de milenrama
· 500 ml de agua hirviendo
· 50 ml de ron negro

Elaboración:
Poner en un frasco las flores de milenrama y verter
sobre ellas el agua hirviendo. Tapar y dejar reposar
durante unos minutos (1/2 hora). Después se filtra
a una botella y se le agrega el ron, se agita bien la
botella y queda listo para su uso.

Aplicación:
El tratamiento consiste en aplicar unas compresas
de algodón, empapadas en el líquido templado,
2 veces al día, mañana y noche. Se aplica este algodón hidrófilo en forma de compresa también con la

infusión fría sobre los pechos, durante unos 20 minutos cada vez. Se cambian 2 veces las compresas. Si a los 7-8 días no se ve mejoría alguna en la recuperación de la vitalidad del pecho, se deja de aplicar el remedio.

> Infusión de hiedra contra la flacidez del pecho

Ingredientes:
· *500 ml de agua hirviendo*
· *20 g de hojas de hiedra secas o 40 g de las frescas, troceadas*

Elaboración:
Poner en un frasco las hojas secas de hiedra y verter sobre ellas el agua hirviendo. Se tapa y se deja reposar 15-30 minutos. Después se filtra a una botella y queda listo para su uso.

Aplicación:
El tratamiento consiste en aplicar compresas de algodón o gasas, empapadas en el líquido, 2-3 veces por semana. En estas aplicaciones de compresas humedecidas con el líquido se va extendiendo el líquido por los senos y se deja actuar durante 1/2 hora. Después se lava con agua tibia. Se procura hacer por la noche. Puede emplearse el líquido templado o frío; mejor templado. Cuando se aplican estas compresas, también se hace un masaje circu-

latorio muy suave. Se hace una vez al día. Si a las 3 semanas no se ve mejoría alguna en la firmeza de los pechos, se deja el tratamiento.

> Zumo de manzana contra la flacidez de los pechos

Ingredientes:
· 2 manzanas reinetas o golden (su zumo); extraer con la licuadora a poder ser

Aplicación:
El tratamiento consiste en aplicar sobre el pecho una gasa o paño mojado en el zumo y, cubriendo todo el seno con el zumo frío, se van dando unas suaves fricciones con movimientos circulares sobre las mamas. Se hace una vez al día y se deja actuar el zumo sobre la piel del pecho durante 20 minutos. Después se lava con agua tibia. Se puede hacer lo mismo por la mañana que por la noche. Seguir con el tratamiento durante varias semanas (también se hace un día sí y otro no). Si a las 2 semanas de tratamiento no hubiese mejoría en la revitalización de los senos, se deja.

> Decocción de la planta entera del zurrón para revitalizar y endurecer los pechos

Ingredientes:
· 1 l de agua

· *50 g de la planta entera del zurrón fresca*
o 30 g de la seca, troceada (Chenopodium
bonus-enricus)

Elaboración:
Poner a hervir en un frasco la planta troceada con
el agua durante unos 5 minutos. Después retirar
del fuego y dejar enfriar. Colar a una botella y
queda lista para ser aplicada.

Uso:
El tratamiento consiste en aplicar compresas em-
papadas en la tisana sobre los senos durante unos
minutos, dando a la vez unos masajes algo enérgi-
cos. Se aplican 2 veces al día, una por la mañana y
otra por la noche, y la duración de las aplicaciones
será de 15-20 minutos. Si a los 10 días no hubiese
mejoría en el endurecimiento de los senos, se deja.

> *Decocción de la planta entera del zurrón*
con ron negro contra la flacidez del pecho
Ingredientes:
· *1 l de agua*
· *60 g de la planta entera, del zurrón fresca*
o 30 g de la seca, trocecada
· *50 ml de ron negro*

Elaboración:
Poner a hervir en un recipiente la planta troceada con el agua durante 5 minutos. Retirar del fuego y dejar enfriar. Después se cuela en una botella y se le agrega el ron. Se agita bien la botella y queda listo para su uso.

Uso:
El tratamiento consiste en aplicar unas compresas humedecidas en la tisana fría sobre los pechos durante unos minutos, y a la vez se hacen unas fricciones fuertes sobre los senos. Se hace 2 veces al día, una por la mañana y otra por la noche; la duración suele ser de 10-15 minutos. Si a la semana siguiente no se notase una mejoría en los senos, se deja el remedio.

> **Vigorizante de piña y harina de trigo candeal contra la flacidez del pecho**

Ingredientes:
· 2 rodajas de piña fresca, picada en trozos y triturada
· 6 cucharadas de harina de trigo candeal

Elaboración:
Poner en una taza o frasco, la piña con la harina. Mezclar bien hasta que quede una masa lista para ser aplicada.

Uso:
El tratamiento consiste en aplicar en forma de em-
plasto sobre los senos y cubrir con una toalla peque-
ña o con un trozo de tela o venda; se tiene durante
20-25 minutos. Después se lava con agua fresca y
se da un suave masaje sobre la mama, con la yema
de los dedos de la mano, durante unos 2-3 minutos.
Se hacen estas aplicaciones una vez al día, 2-3 días
a la semana. Si a las 2 semanas no hubiese mejoría
de la vitalidad y dureza en los senos, se deja de usar
el tratamiento.

> **Cocimiento de las hojas y sumidades aéreas**
> **de bolsa de pastor contra la flacidez del pecho**

Ingredientes:
· *1 l de agua hirviendo*
· *60 g de hojas y sumidades aéreas frescas*
  de bolsa de pastor o 30 g de las secas

Elaboración:
Poner a hervir en un recipiente las hojas y las su-
midades aéreas con el agua durante 3 minutos. Re-
tirar del fuego y dejar reposar durante 30 minutos.
Después colar a una botella y queda listo para ser
aplicado.

Uso:
El tratamiento consiste en aplicar en los senos unas
compresas empapadas en la tisana fría 2-3 veces

al día durante unos minutos. Estas compresas se aplican mañana, mediodía y noche. Si al llevar unos 8 o 10 días, no se observa endurecimiento, ni siquiera un poco, se deja el tratamiento.

> ### *Infusión de hojas de bolsa de pastor y ron para el endurecimiento del pecho*

Ingredientes:
· *1 l de agua hirviendo*
· *60 g de hojas frescas de bolsa de pastor o 30 g de las secas, troceadas*
· *50 ml de ron negro*

Elaboración:
Poner en un frasco las hojas y verter el agua hirviendo sobre ellas. Tapar y dejar enfriar. Después colar por prensado a una botella y agregar el ron. Agitar el frasco y queda listo para su uso.

Uso:
El tratamiento consiste en aplicar unas compresas empapadas durante unos minutos (10-15 minutos), haciendo a la vez unos suaves masajes sobre los senos. Estas compresas se aplican 2 veces al día, mañana y noche. Si a las 2 semanas no se observa endurecimiento, se deja.

Para las grietas del pecho

> *Pulpa de fresas contra las grietas de los pezones y piel circundante*

Ingredientes:
· *150 g de fresas limpias, con la piel quitada*

Elaboración:
Poner las fresas en una taza o frasco y machacarlas hasta hacer una pasta. Una vez hecha pasta, la pulpa queda lista para su uso.

Aplicación:
El tratamiento consiste en aplicar la pulpa sobre la piel afectada del pecho con suavidad, procurando que cubra bien toda la piel afectada por las grietas, durante unos 15 minutos. Después se limpia con agua tibia. También se puede hacer poniendo la fruta machacada sobre una tela o gasa y aplicándola sobre la piel agrietada. Este tratamiento se hace 2 veces al día, mañana y noche.

> *Pulpa de fresones y miel contra las grietas de los pezones y piel circundante*

Ingredientes:
· *150 g de fresones (9 fresones), limpios y sin hojas*
· *1 cucharadita de miel de milflores, diluida*

Elaboración:
Poner en una taza los fresones troceados y machacados hasta hacer con su pulpa una pasta. Acto seguido, se le agrega la miel y se mezcla bien, quedando lista para ser aplicada.

Aplicación:
El tratamiento consiste en aplicar sobre la piel del pecho con suavidad, procurando que la pulpa cubra bien toda la piel afectada por las grietas, durante unos 15 minutos. Después se limpia con agua tibia. Este tratamiento se aplica 2 veces al día, uno por la noche y otro por la mañana. Seguir con el tratamiento hasta que el mal se cure.

> ### > *Miel de espliego o de tomillo contra las grietas de los pezones y piel circundante*

Ingredientes:
· *250 g de miel de espliego o de tomillo*

Aplicación:
El tratamiento consiste en aplicar sobre la piel del pezón con suavidad, procurando que la pulpa cubra bien toda la piel afectada por las grietas, durante unos 20 minutos. Después se limpia con agua tibia. Este tratamiento se hace 2 veces al día, mañana y noche. Seguir con el tratamiento hasta que desaparezca el mal.

> *Aceite de almendra dulce contra las grietas de los pezones y piel circundante*

Ingredientes:
- *100 ml de aceite de almendra dulce*
- *30 gotas de esencia de espliego (opcional)*

Elaboración:
Poner en un botellín la mitad del aceite y agregar las gotas de la esencia de espliego. Por último, agregar la otra mitad del aceite, poner en una mesa a rodar sobre la palma de la mano como si fuese un rodillo para homogeneizar el aceite con la esencia. Una vez homogeneizada la mezcla, queda lista para su uso.

Aplicación:
El tratamiento consiste en aplicar el aceite sobre la piel del pecho con suavidad, procurando que cubra bien toda la piel afectada por las grietas, durante unos 15-25 minutos. Después se limpia con agua tibia. Este tratamiento se hace 2 veces al día, mañana y noche. Seguir con el tratamiento hasta que se cicatricen las grietas. También se puede aplicar el aceite de almendras solo sobre las grietas de los senos.

Infusiones para las grietas de los pezones y piel circundante

> *Infusión de llantén menor*

Ingredientes:

· *1 l de agua hirviendo*
· *30 g de hojas de llantén menor*

Elaboración:

Poner en un frasco las hojas del llantén menor y verter el agua hirviendo sobre ellas. Tapar y dejar reposar durante 30 minutos. Después colar a un frasco o botella y queda listo para su uso.

Uso:

El tratamiento consiste en aplicar 2-3 veces al día compresas humedecidas en la infusión sobre la piel afectada del pecho durante unos minutos. Se procura que las compresas estén bien humedecidas con el líquido. Se hace una vez por la mañana y otra por la noche. Y si se hace la tercera, por la tarde. Seguir con el tratamiento hasta que remita el mal.

> *Infusión de frambuesa con miel*

Ingredientes:

· *1 l de agua hirviendo*
· *20 g de hojas de frambuesa secas*
· *50 g (2 cucharadas) de miel de romero o eucalipto*

Elaboración:
Poner en un frasco las hojas de frambuesa y verter el agua sobre ellas. Tapar y dejar hasta que quede templado. Se cuela por expresión a una botella y se le agrega la miel. Se agita bien la botella y, una vez diluida la miel, queda lista para ser aplicada.

Aplicación:
El tratamiento consiste en aplicar 2 veces al día unas compresas de algodón embebidas en el líquido, que se aplican sobre la piel afectada del seno y se cambian 2 veces durante 2 minutos. Estas compresas se ponen una por la mañana y otra por la noche. Si se quiere poner otra, se pone por la tarde. Seguir con el tratamiento hasta que desaparezca el mal del pecho.

> **Infusión de parietaria con miel**
Ingredientes:
· *1 l de agua hirviendo*
· *100 g de hojas y tallos de las partes altas frescas de la parietaria*

Elaboración:
Poner en un frasco las hojas y los tallos, tapar y dejar reposar 30 minutos. Colar por expresión a una botella y agregar la miel. Diluir bien la miel, agitando la botella. Queda lista para su aplicación.

Aplicación:
El tratamiento consiste en aplicar 2-3 veces al día unas compresas de algodón embebidas en el líquido. Se aplican sobre la piel afectada del seno y se cambian 2 veces durante 2 minutos. Estas compresas se ponen una por la mañana y otra por la noche. Si se quiere poner otra, se pone por la tarde. Seguir con el tratamiento hasta que desaparezca el mal.

> **Fórmula para el tratamiento de los senos y para conservar su belleza**

Ingredientes:
· *2 rodajas frescas de piña*
· *6 cucharadas de harina de trigo candeal*

Elaboración:
En un plato, machacar las rodajas y mezclar con la harina. Se hace una masa y queda lista para su uso.

Aplicación:
Colocar la masa sobre los senos, untándolos bien, y cubrir con una toalla pequeña o servilleta durante unos 25 a 30 minutos. Después se lava con agua fresca. Estas aplicaciones se hacen 2-3 veces a la semana durante 2 semanas y después una vez a la semana. Da una gran vigorosidad. Es un buen tonificante de los pechos.

· OTROS REMEDIOS ·

> Tintura de algas para lavados de heridas y llagas

Ingredientes:
· 100 g de algas frescas, cortadas en trocitos
· 125 cc de alcohol de 96°

Elaboración:
Poner todo en un frasco y dejar macerar durante 9 días. Después filtrar en un frasco, quedando listo.

Uso:
Esta tintura se emplea para hacer lavados antisépticos en las heridas y llagas purulentas. En un vaso de agua (100 cl), que ha sido hervida antes, se añade una cucharadita de tintura, se disuelve y queda listo para hacer el lavado. Una vez lavada la herida, se puede dar ya la pomada correspondiente. Se emplean estos lavados mientras supuren las heridas.

> Fórmula para el tratamiento de durezas, sequedad y grietas de manos, codos y rodillas

Ingredientes:
· 100 ml de aceite de coco
· 30 gotas de esencia de rosas
· 30 gotas de esencia de espliego

Elaboración:

Poner en un frasquito el aceite de coco (si el lugar es fresco, de 20° a 23°, suele estar como si fuese manteca de cerco pero más diluido, pues su color es blanco). Se pone la mitad del aceite, se vuelve a remover bien y se envasa en un frasquito. Se cierra bien y se guarda en un lugar fresco, quedando listo para ser usado.

Aplicación:

El tratamiento consiste en aplicar un poquito de aceite sobre la zona afectada, dando un suave masaje hasta que se absorba. Estas aplicaciones se hacen 2 veces al día durante la primera semana; después, 1-2 veces a la semana. Es un aceite embellecedor de manos, codos, rodillas (especial para primavera y verano).

Nota:

Muchas mujeres se preocupan mucho de la belleza de su cara y se olvidan que también es bello llevar unas rodillas brillantes, sin durezas ni grietas. Muchas olvidan que también realzan su belleza unos codos bien cuidados, que sean suaves y brillantes. Este aceite preparado es muy bueno para el tratamiento de pieles secas, arrugas, grietas y durezas.

> *Remedio auxiliar para los que se tragan*
  una abeja o avispa (que por casualidad
  haya caído en el líquido o comida que está
  tomando, lo cual produce dolor de estómago)

Ingredientes:
· *1 cebolla blanca, limpia y troceada en rodajitas*
  finas

Uso:
Los dolores se calmarán comiendo la cebolla cru-
da, poco a poco. Una vez que se haya calmado, se
deja de comer. Es un buen remedio.

Nota:
También se emplea el vómito, lo cual se hace to-
mando una cucharada de ipecacuana y después se
toma agua tibia. O se provoca el vómito con los
dedos o con una pluma de ave, llegando a la gar-
ganta. También se puede hacer poniendo en un
vaso de agua 2 cucharaditas de sal y tomándolo,
1-2 veces.

> *Remedio contra las picaduras de abejas*
  y avispas

Ingredientes:
· *50 ml (medio vaso) de agua*
· *2 cucharadas de amoníaco*

Elaboración:
Poner en el agua el amoníaco, remover y queda listo para ser aplicado.

Uso:
Primero se extrae el aguijón de la abeja, que muchas veces queda clavado en la piel, y después de sacar el aguijón se aplica varias veces la mezcla del agua y el amoníaco, con una gasa o paño. Seguir con las aplicaciones. Lo mismo con la picadura de la avispa. Enseguida calmará los dolores.

Nota:
Hay otros dos remedios. En uno se hacen fricciones con dientes de ajo pelados y cortados en dos. El otro remedio es poner una cataplasma de cebolla cruda.

> **Remedio contra los picores del ano**
> **(prurito anal)**

Ingredientes:
· *100 ml de aceite de almendra o de girasol*
· *20 gotas de esencia de espliego*
· *20 gotas de esencia de rosa*

Elaboración:
Poner en un frasquito o botellín el aceite y agregar las esencias de espliego y de rosa. Cerrar bien y hacer un rodamiento en la mesa con la palma de la mano para que se homogeneicen bien las esencias.

Una vez que está bien hecha la mezcla, queda lista para su uso.

Uso:
Se aplica directamente sobre el ano con una gasa, lienzo o trozo de paño empapado en el aceite esencial, 3 veces al día. Seguir con el tratamiento hasta que remita el mal. Se puede decir que es una de las molestias que a veces a uno le coge en lugares donde debe guardar una buena compostura. De repente el picor rectal es insoportable y uno no lo puede controlar, y a la vez resulta embarazoso porque tiene que rascarse el ano.

Nota:
En alguna zonas de Asia y América emplean como remedio auxiliar para calmar el picor aplicarse 1-2 cucharadas de yogur natural, a poder ser que esté frío. Lo ponen en un trozo de tela o pañuelo y se lo aplican directamente sobre el ano. Al cabo de 10 minutos se repite la operación, y así hasta que logran reducir el picor anal.

> *Remedio contra las picaduras de arañas y otros insectos*
Ingredientes:
· *100 ml de agua*
· *100 ml de vinagre*
· *1 cucharadita de sal*

Elaboración:
Poner en un frasco el agua, el vinagre y la sal, disolver bien la sal y queda listo para ser aplicado.

Uso:
Lavarse enseguida con la solución compuesta de agua, sal y vinagre. Después se aplican unos fomentos con una gasa o paño embebido en la solución. Pero si la araña fuese de las grandes, venenosas, que pueden ocasionar serios problemas, entonces se hace un pequeño corte en cruz donde ha sido picado para extraer una prudente cantidad de sangre, y se aplica una cataplasma de cebolla.

> **Remedio preventivo a la imprudencia de beber bebidas frías cuando el estómago está vacío o se está sudando**

Ingredientes:
· *1 trozo de pan o de bizcocho*

Uso:
Una bebida helada que se toma sudando puede causar la muerte. Hay un hecho histórico, muy nombrado, que le pasó a Felipe el Hermoso, rey de Castilla y marido de Juana la Loca, hija de los Reyes Católicos, que murió a los 28 años por beber agua fría cuando estaba sudando, justo después de haber jugado un partido de pelota.

Todo el mundo debe saber que, al sudar, no se

debe beber agua helada. Como tampoco se deben tomar bebidas frías cuando el estómago está vacío, pues según la persona, puede producir diarreas o malestar estomacal fuerte. Cuando el estómago está vacío, se come un trozo de pan o de bizcocho, antes de tomar la bebida fría. Algunos dicen que lo mejor es tomar las bebidas frías después de las comidas, cuando empieza la digestión. Por eso, cuando uno está sudando, antes de beber el agua fría, debe mojar los brazos y la nuca con el agua para después beber el agua sin peligro.

> Remedio contra el hedor de la boca (halitosis)
Ingredientes:
· 500 ml de agua hirviendo
· 10 g de frutos de hinojo o de anís

Elaboración:
Poner en un recipiente los frutos de hinojo (si se aplastan es mejor) y verter sobre ellos el agua hirviendo, tapar y dejar reposar 30 minutos. Después se filtra a una botella y queda listo para usar.

Uso:
El tratamiento consiste en hacer 3 enjuagues y lavados de boca con la tisana. Estos enjuagues se hacen por la mañana, por el mediodía y por la noche. La duración de estos enjuagues será de 3-4 minutos cada vez. Los lavados de boca se hacen después

de cada comida. Se pasa un cepillo por la boca con la misma tisana.

Se recomienda también beber bebidas frescas, preparadas con piñas, mandarinas, limones, fresas o melón.

Nota:
Es también conveniente, al salir de casa, llevar frutos de anís o de hinojo para masticarlos de vez en cuando para que se note lo mínimo el mal olor de la boca.

> **Remedio contra los cardenales o manchas que quedan después de darse un golpe o haber sido golpeado**

Ingredientes:
· *250 ml de aguardiente (orujo)*
· *50 g de la pulpa fresca del aloe vera, troceada o rallada*

Elaboración:
Poner en un frasco el aguardiente con la pulpa, agitar bien el frasco y queda listo para ser aplicado (algunos, en vez de la pulpa, le ponen 2 cucharadas del jugo fresco de las hojas, desprovistas de la parte externa). Pero el jugo no es conveniente porque puede causar dermatitis de contacto en la piel.

> Remedio para las alteraciones nerviosas y crisis de nervios

Ingredientes:
· *500 ml de agua hirviendo*
· *10 g de hojas secas de melisa*
· *50 g (2 cucharadas) de miel o endulzar las tomas con azúcar moreno*

Elaboración:
Poner en un recipiente las hojas y verter sobre ellas el agua hirviendo. Tapar y dejar reposar 10 minutos. Después se filtra por expresión a una botella y se le agrega la miel. Diluir bien y queda listo para ser tomado.

Uso:
El tratamiento consiste en poner durante el día de crisis nerviosa o alteración nerviosa toda la tisana repartida en varias veces, tomándola en porciones pequeñas, poco a poco, y procurar que la última toma sea al acostarse por la noche. Se debe tomar hasta que remita la crisis nerviosa.

> Tratamiento contra los cardenales y manchas

Ingredientes:
· *250 ml de vinagre fuerte de vino*
· *50 g de melaza de caña de azúcar*

Elaboración:
Poner en un frasco el vinagre y agregar la melaza. Diluir bien y queda listo para ser aplicado.

Uso:
El tratamiento consiste en hacer varias aplicaciones durante el día, empapando unos pañitos pequeños en el vinagre con la melaza. Seguir con el remedio hasta que desaparezca el cardenal.

> **Cataplasma de patatas para bajar la inflamación de las varices**
Ingredientes:
· 1 patata mediana o grande, según necesidad, su fécula

Elaboración:
Pelar la patata y hacer con su fécula cruda una masa, la cual quedará lista para ser aplicada.

Uso:
La persona con varices debe poner la pierna enferma un poco en alto, para que la sangre no se recargue en la parte enferma. Después se aplicará sobre las varices una cataplasma con la fécula de patata y se sujetará con un paño. Esta operación debe realizarse por las noches, hasta que remita el mal. Da buen resultado.

> *Remedio contra la inflamación de ojos*
> *y párpados*

Ingredientes:
· *250 ml de agua hirviendo*
· *15 g de cabezuelas florales secas de manzanilla*
  común o romana, o 30 g de las frescas

Elaboración:
Poner en un frasco o taza las sumidades floridas y verter el agua hirviendo sobre ellas. Tapar y dejar reposar 20 minutos. Después filtrar a un frasco o botellín y queda listo para ser aplicado.

Uso:
El tratamiento es para la inflamación de los ojos (conjuntivitis). Consiste en lavar los ojos varias veces al día con la tisana templada (mañana, mediodía, tarde y noche como mínimo). Para la inflamación de los párpados (blefaritis), se hacen aplicaciones de lavados y compresas sobre los párpados, 4 veces al día como mínimo (mañana, mediodía, tarde y noche al acostarse). Lavar bien la zona con una gasa empapada en la tisana templada y después aplicar la compresa humedecida en la tisana sobre los párpados, teniéndola durante unos minutos, volviendo a renovar otra tanda. Seguir con los tratamientos hasta que remitan los males. Es un buen remedio.

> Tratamiento de la celulitis de mayo y junio con aceites de coco, limón y pomelo

Ingredientes:
- 150 ml de aceite de coco
- 50 ml de aceite de limón
- 50 ml de aceite de pomelo

Elaboración:
Poner todos los ingredientes en un frasco y mezclarlos bien. Una vez hecho esto, se envasa y queda listo para ser usado.

Uso:
Este compuesto de aceites es uno de los mejores que hay para combatir la celulitis, especialmente para los meses de mayo y junio, ya que durante este tiempo favorece la disolución de las grasas que se acumulan en los muslos y las nalgas de las mujeres (uno de los problemas que preocupan a las mujeres, por la fealdad que causan estas grasas en la piel, formando hoyuelos). Y el hecho de que se use entre la primavera y el verano es por la transformación que experimentan nuestros cuerpos por el cambio de las dietas fuertes a las más suaves.

Aplicación:
El tratamiento consiste en darse por lo menos durante un mes o mes y medio un masaje diario con dicho compuesto de aceite anticelulítico. Se comienza (tarde o noche) dándose un masaje seco,

con una manopla de fricción o con un cepillo, de forma rotatoria (esto hace activar la circulación sanguínea). Después aplicaremos el aceite sobre la zona, dando un masaje con movimiento circular, lo cual hace favorecer la disolución de las grasas.

Nota:
Mientras se haga este tratamiento, es conveniente llevar una dieta más sana, evitando los alimentos ricos en grasas, salazones (quesos curados, charcutería, especias, pescados ricos en grasas), y tomar frutas, verduras, legumbres, carnes limpias, etc.

> Remedio contra las durezas y callos de los pies y micosis
Ingredientes:
· 250 ml de vinagre de vino
· 10 hojas de hiedra fresca

Elaboración:
Poner en un frasco las hojas de la hiedra con el vinagre, cerrar el frasco y dejar macerar durante 24 horas, quedando listo para ser aplicado (por cada hoja que se saca se pone otra en el vinagre).

Uso:
El tratamiento consiste primero en aplicar una compresa humedecida en el vinagre como cataplasma sobre la dureza o callo, sujetándola con una gasa,

venda o esparadrapo. Se pone esta por la noche al acostarse. Al día siguiente se pone la compresa humedecida durante unos minutos, y después se puede ya andar. Hay otros que también ponen otra cataplasma por la mañana y salen a la calle con ella. En poco días notaremos que la dureza ya no duele. Estas cataplasmas ayudan mucho a quitarla. Para los hongos (micosis), se dan varias veces durante el día unos toques con el vinagre, o compresas humedecidas, sobre las zonas afectadas por los hongos y la última aplicación se hace al acostarse por la noche. Seguir con los remedios hasta que remitan los males. Es una de las mejores fórmulas que hay para estos males.

> **Remedio contra la excesiva transpiración de los pies**

Ingredientes:
· *100 g de polvo en talco*
· *25 g de tomillo en polvo, pulverizado fino*

Elaboración:
Mezclar bien el tomillo y el talco. Una vez hecho esto, se guarda en un frasco o polvera. Queda listo para ser aplicado.

Uso:
El tratamiento consiste en aplicar sobre los pies la mezcla del talco y tomillo 2 veces al día. Lo mejor es lavar primero bien el pie con agua y jabón, secar

bien y aplicar el polvo. El tomillo que lleva es para que no se formen malos olores y a la vez protege también contra los hongos.

> Remedio auxiliar contra los sabañones

Ingredientes:
· *1 cebolla roja pequeña, triturada fina*
· *100 g de miel de milflores o de romero clarificada*

Elaboración:
Poner en un frasco la cebolla triturada y la miel, remover bien hasta que se quede homogeneizada la masa y queda lista para ser empleada (se guarda en la nevera, si se quiere).

Uso:
El tratamiento consiste en aplicar la mezcla sobre los sabañones. Este remedio se hace 3-4 veces durante el día. Seguir con el tratamiento hasta que desaparezca el mal.

Nota:
Hay otra receta que consiste en mezclar 50 g de jugo de cebolla roja y 50 g de miel de romero o de milflores, más una cucharadita de café de sal fina. Mezclar todo muy bien y queda lista para ser aplicada 3-4 veces durante el día. Está también muy considerada en algunas zonas rurales de Europa.

· RECETAS ANTIGUAS DE COSMÉTICA ·

> *Abedul*

Uso medicinal casero para belleza: las hojas de este árbol se usan para curar las grietas de los labios debido a diversas causas, sobre todo al frío. El tratamiento es bueno y, además, no repercute nada en la piel. Este tratamiento se hacía antiguamente es este país, pero ya se ha olvidado y su uso apenas lo hace algún curandero. Es muy bueno para los labios, puesto que recuperan toda su suavidad y a la vez se cierran las grietas.

Fórmula para el tratamiento de las grietas de los labios:
Uso en infusión.

Poner en un cazo pequeño: 100 g de agua a hervir.
Poner en una taza o vaso: 2 g de hojas de abedul secas o 3 g de hojas frescas.
Añadirle además: 1 g de hojas secas de yezgo o saúco.

Una vez hervida el agua, se vierte sobre la taza donde se hallan las hojas de abedul y yezgo. Acto seguido se tapa y se deja en reposo unos 20 minutos. Después se cuela y se bebe. Las tomas serán 2 al día hasta que se curen las grietas; una toma será por la mañana, antes del desayuno, y la otra por la noche, al irse a la cama. Este tratamiento da resultados óptimos, pues a una mujer muy bella le quita mucha belleza el tener los labios agrietados. Esta tisana le ayudará a recobrar la piel labial.

> Alcachofera

Uso medicinal casero para belleza: esta planta se usa para el tratamiento de los sarpullidos y granitos de la cara. Al mismo tiempo le da a la piel una ligera flexibilidad, sobre todo cuando la piel es dura y seca.

Fórmula para el tratamiento de los sarpullidos y granos de la piel:

Uso en emplastos o cataplasmas, así como en compresas.

Coger unas hojas frescas y cortarlas en pequeños trozos. Después ponerlas en un cazo y añadirle un poco de agua (un vasito pequeño). Se deja este con la hoja triturada como una hora y después se coloca en una tela fina y se estruja hasta sacar todo el jugo. Con una gasa untada en el zumo se darán 3 toques diarios. Se hará media hora antes de acostarse, pero las otras 2 compresas se aplicarán una por la mañana y otra a mediodía, y su duración será solo de 10 minutos. Este tratamiento se llevará durante el período que duren los sarpullidos o granos de la piel. El zumo que se extrae vale solo para un día. Da buenos resultados y su uso no causa molestia alguna en el cuerpo.

> Alubia blanca

Uso medicinal casero para belleza: la semilla de esta planta, la que nosotros llamamos alubia, es la que se usa para quitar los granos y manchas de la cara. Es un remedio viejo que merece la pena saberlo, pues muchas mujeres y sobre todo las muchachas jóvenes a veces sufren de granos o manchas en la piel de la cara, y este remedio es bueno para tratar este mal.

Fórmula para el tratamiento de granos y manchas, así como algunas pecas:
Uso en maceración.

Poner en un utensilio de barro o de cristal: 1/2 l de vinagre puro de vino.
Añadirle: 1/2 kg de alubias blancas (las mejores son las llamadas asturianas).

Una vez todo junto, se deja en maceración durante todo el tiempo que necesiten para quitarse la piel o la suelten. Una vez quitada la piel, estas alubias se ponen a secar en un lugar donde no les dé la luz solar. Una vez que estén bien secas, se hace harina con ellas, bien triturándolas en un mortero o bien en un molinillo eléctrico. Esta harina se guardará en bolsas o tarros. Su uso es el siguiente: coger un huevo y separar la clara batida a punto de nieve. Después se mezcla un par de cucharadas de esta clara a punto de nieve con una cucharada de polvo o harina de alubia. Esta mezcla también se puede hacer primero cogiendo 2 cucharadas de la harina de alubia y añadiéndole una cucharada de agua. Una vez hecha la pasta, se mezcla con 2 cucharadas de clara de huevo a punto de nieve. Una vez mezclado todo, se aplica directamente sobre los granos, manchas o pecas con un paño bien seco. Este tratamiento se hará uno por la mañana al levantarse de la cama y otro por la noche al irse a la cama. Este tratamiento se podrá seguir durante cierto tiempo, pero las mujeres que tengan el período menstrual durante esos días dejarán de aplicarse el tratamiento; una vez pasado el período, se volverá al tratamiento, el cual da buenos resultados.

> Apio caballar

Uso medicinal para la belleza: esta planta herbácea es más fuerte que el apio cultivado. Se emplea en algunas zonas rurales como champú contra la caspa, y en algunos casos da buenos resultados, pero también es bueno si se hace con hojas de romero. Se puede hacer también esta misma fórmula con apio cultivado, pero es mejor usar apio caballar.

Fórmula de champú de apio caballar para el tratamiento de la caspa:
Uso en cocción.

Poner en un recipiente: 1 l de agua.
Agregarle: 100 g de tallos y hojas frescas troceadas de apio caballar.
Poner a parte: 4 cucharadas soperas de jabón duro (Chimbo rallado, o bien un jabón neutro).

Una vez todo junto, ponerlo a hervir durante 20 minutos. Después se retira del fuego y se cuela a un frasco. Se le agrega el jabón y se va removiendo con una cuchara de madera o palo hasta que el jabón se haya disuelto, quedando así untuoso y cremoso. Se cierra bien el frasco o se envasa en una botella (también se le pueden agregar 20 gotas de esencia de romero o, en su lugar, un poco de esencia de milenrama).

El tratamiento consiste en aplicar directamente sobre el cuero cabelludo varias veces en loción. Se fricciona muy bien con la yema de los dedos de la mano, procurando que todo el champú cubra bien. Estas lociones capilares se hacen 1-2 veces a la semana. Una vez aplicada la loción, después de unos minutos, se lava bien la cabeza, con abundante agua tibia, hasta que se haya quitado toda la caspa.

> Apio cultivado

Uso medicinal casero para belleza: esta planta se solía usar para curar los sabañones. Es un remedio antiguo que aún tiene validez, pues los sabañones afean mucho la belleza de la mujer, ya que si sus manos o pies sufren sabañones, estos hacen enrojecer la piel y esto afea, así como la hinchazón que produce, que además es molesta. Creo que esta fórmula es una de las tantas que se oyen decir o que se aplican en el país. Esta es la más inocua para la piel, pero deben abstenerse las mujeres embarazadas.

Fórmula para el tratamiento de los sabañones:
Uso en cocción.

Poner en un recipiente: 1 l de agua.
Añadirle: 80 g de apio fresco o, en su lugar, 40 g de apio seco.

Una vez todo junto, ponerlo a hervir durante 10 minutos. Pasado dicho tiempo, sacarlo y dejarlo reposar hasta que se enfríe. Después se cuela a una botella. El tratamiento consiste en poner en un cacharro 2-3 l de agua templada y añadirle 250 g de líquido de apio. Estos baños de pies se tomarán 2 al día. El agua de este baño se guarda para otros baños; dura unos 6 días. Estos baños se toman uno por la mañana y otro por la tarde o noche, hasta que desaparezcan los sabañones.

> Avellano

Uso medicinal casero para belleza: las hojas de este arbolito se usan desde muy antiguo para el tratamiento de las arrugas de la cara, pero su uso es cada vez menor en el país. Se puede asegurar que este tratamiento le hace bien al cutis, pues da una tonalidad de salud a la piel que pocas cremas de belleza pueden igualar.

Fórmula para el tratamiento de las arrugas de la cara así como de la piel:
Uso en cocción.

Poner en un recipiente: 1 l de agua.
Añadirle: 25 o 30 g de hojas secas de avellano o, en su lugar, 50 g de hojas frescas.

Una vez todo junto, ponerlo a hervir durante 10 minutos. Después se saca del fuego y se filtra a una botella, quedando así listo para su uso. El tratamiento será el siguiente: poner en un pequeño cacharro un poco del líquido. Empapar una gasa o algodón en el líquido y humedecer toda la piel de la cara, dejando que esta absorba la loción. Este tratamiento se hará 1-2 veces al día durante un par de meses. Después se descansa 6-12 días y se vuelve a hacer otra vez durante un mes. En ese tiempo, el rostro recupera bastante su tonalidad natural y las arrugas suelen remitir. Se hace durante unas 3 a 4 semanas. Este tratamiento es bueno para las mujeres de 35 a 50 años. Y además, es sencillo y barato.

> Bardana

Uso medicinal casero para belleza: esta planta se usaba no hace muchos años para rejuvenecer la piel, así como para quitar las arrugas y granos de la cara. Su uso se abandonó debido a que la nueva cosmética era más fácil de dar, pero me parece que los resultados eran mejores que los de la cosmética, y por lo pronto es más barato y también más sano que ciertos cosméticos.

Fórmula para el rejuvenecimiento de la piel, así como para curar granos y arrugas:
Uso en cocción.
Poner en un recipiente: 1 l de agua a hervir.
Añadirle: 40 g de raíz seca de bardana o, en su lugar, 60 g de la raíz fresca que esté bien picada.
Agregarle: 20 g de hojas de llantén frescas, o 10 g de las secas.

Una vez todo junto, ponerlo a hervir durante 10 minutos. Después sacar del fuego y dejar reposar unos 15 minutos. Se cuela a una botella, quedando listo para su uso. El tratamiento consiste en lavarse la cara 2 veces al día, una por la mañana y otra por la tarde, o mejor al irse a la cama. Este tratamiento se hace hasta que desaparezcan dichos granos. El líquido suele durar unos diez días; entonces se le añade un vaso pequeño de alcohol con un poco de esencia de colonia. Este tratamiento es bueno para las mujeres de edades comprendidas entre 30 y 45 años. Es también bueno para las jóvenes que en la primavera les salen granos en el cutis, pues ayuda a quitarlos sin dañar la piel.

> Berenjena

Uso medicinal casero para belleza: el fruto de esta planta se emplea para aliviar la piel del cutis de las irritaciones producidas por el sol o por los vientos fríos. Muchas veces se ve cómo la piel de la cara está irritada debido al tiempo, bien por el sol o los vientos. Este remedio es un calmante de la piel, pues hace que esa irritación desaparezca. Su uso es muy sencillo y no perjudica la piel.

Fórmula contra la irritación de la piel o el cutis:
Uso al natural.

Coger una berenjena que esté madura y hacer unas rodajas muy finas. Después aplicar directamente sobre el cutis estas rodajas. Una vez colocadas, se dejan unos 20 minutos. Se hará 2 veces al día, por la noche antes de irse a la cama y por la mañana o por la tarde. Cuando se termina de hacer estas aplicaciones, se suele lavar la cara bien con agua de azahar o bien con agua tibia en la que se echa un poco de limón. El tratamiento dura unos días, como máximo una semana. Es un remedio ideal para las muchachas que suelen tomar mucho el sol.

> Berro

Uso medicinal casero para belleza: el berro se usaba y aún se usa para el fortalecimiento del pelo. Muchas mujeres sufren de debilidad del cabello. Una de las mejores plantas para este fortalecimiento es el berro; su fórmula es bien sencilla.

Fórmula para el fortalecimiento del cabello:
Uso: triturado de la planta.

Coger un puñado de berros y ponerlos en un recipiente donde haya un poco de agua caliente. Se limpian y se sacan del agua. Después se trituran bien y se hacen unas fricciones con la pasta del berro por todo el cuero cabelludo. Estas frotaciones se hacen al mismo tiempo que se da un masaje al cuero cabelludo de unos 5 a 10 minutos. Este tratamiento se hace de 1-2 veces al día por la mañana y por la noche al irse para la cama, durante unos días, 1-2 por semana. Fortalece el pelo.

> Calabacín

Uso medicinal casero para belleza: el fruto de esta planta se usaba antiguamente para embellecer el cutis. Este tratamiento fue usado por cientos de mujeres, pero al llegar los tiempos de la cosmética moderna, se abandonó su uso. Se puede decir que es una fórmula muy buena y económica, con la ventaja de que su uso da un gran alivio a la piel cuando está seca por haber tomado baños de sol o por sequedad debido a vientos fríos.

Fórmula para embellecer la tez o el cutis (piel de la cara):
Uso en emplasto.

Coger un pequeño calabacín verde, sin que su carne haya madurado. Se cortan varias lonchas finas y se colocan sobre la piel de la cara, teniéndolo así durante 30 minutos. Este tratamiento se hará durante la noche, al irse la cama, así como también, si se quiere, se hará otro tratamiento de 10 minutos por la mañana. Este tratamiento se hará durante 15 días, para descansar 4 días, y se volverá a empezar otros diez días. Yo solamente aconsejo que se haga un tratamiento de un emplasto diario durante este tiempo. Se verá cómo la piel de la cara se vuelve más fina y brillante. Este remedio es muy bueno para las mujeres cuando toman mucho el sol. Es a la vez refrescante y ayuda a que la piel vuelva a recobrar su fineza, pues tomar el sol hace que la piel vuelva a arrugarse. Este tratamiento debería ser usado otra vez por las mujeres. Es de lo más sano para el cutis.

Uso medicinal casero para belleza: el fruto de este árbol se usa para tonificar la piel de la cara. Es un tonificante de la piel muy bueno y, además, su uso es muy simple. Este remedio es ideal para las muchachas de piel débil y enfermiza, pues si se tiene el cutis enfermizo hace que la belleza de la cara baje muchos puntos.

Fórmula para el fortalecimiento de la piel de la cara:
Uso mediante trituración de la pulpa.

Coger un par de caquis y quitarles la piel. Después ponerlos en un mortero y machacarlos muy bien hasta que se haga una pasta. Después coger un huevo y separar la yema; mezclar esta con la pasta hecha del caqui, quedando listo para su uso. Se suele guardar en la nevera, donde se guarda la verdura. El tratamiento consiste en aplicar directamente sobre la cara, cubriéndola toda con la pasta, como si fuese una mascarilla. Después se tumba y se queda relajado durante 30 minutos. Después se lava la cara con agua de azahar, que se vende en farmacias y demás tiendas de cosmética, y si no se tiene agua de azahar a mano, se limpia la cara con agua hervida con peladuras de limón. Esto es mejor hacerlo por la noche. Se pueden hacer 2 tratamientos diarios durante una semana, o si se hace uno, durante 15 días. Vigoriza la piel de la cara y le da una tonalidad brillante.

> Cola de caballo

Uso medicinal casero para belleza: esta planta se usa mucho para combatir la celulitis, pues no hay peor gordura que la que produce la celulitis en la mujer. Es uno de los tratamientos más completos.

Fórmula para el tratamiento de la celulitis:
Uso en infusión.

Poner en un cazo pequeño: 125 g de agua a hervir.
Poner en una taza: 1 g de la planta seca, partida en pedacitos.

Una vez hervida el agua, se vierte sobre la taza donde se halla la planta. Se tapa la taza y se deja en reposo durante unos 10 minutos. Después se cuela y se toma. Este tratamiento se hace por la noche, 20 minutos antes de acostarse en la cama. El tratamiento se hace durante 21 días, se descansan 2 días y se vuelve a tomar otros 21 días. Se tendrá cuidado de que no cause debilidad. Por regla general, en 30 días se suele lograr hacer desaparecer parte de la molesta celulitis. Algunas mujeres suelen tomar 2 tazas diarias, tomando la otra por la mañana en ayunas, pero con tomar una vez al día vale para poner a punto el cuerpo con respecto a la celulitis. Cuando se hace este tratamiento, se debe vigilar el mineral potásico que se pierde. Tomar cada 2 días una pastilla de sal potásica.

> Cola de caballo menor

Uso medicinal casero para belleza: esta pequeña planta se usa para la eliminación de las toxinas o, mejor dicho, para curas primaverales de depuración de la sangre. Qué mujer joven no desea que los granos que salen en primavera en la cara desaparezcan pronto. Este es un tratamiento bueno para ello.

Fórmula para el tratamiento de los granos de la cara, así como para depurar la sangre:
Uso en infusión.

Poner en un cazo: 125 g de agua a hervir.
Poner en una taza: 2 g de cola de caballo menor seca.

Una vez hervida el agua, se vierte sobre la taza donde se halla la planta seca y acto seguido se tapa, dejándolo reposar unos 15 minutos. Después se cuela y queda listo para ser tomado. El tratamiento consiste en tomar 2 tazas al día, una a mediodía, antes de la comida, y la otra por la noche, antes de la cena, o 2 horas después de haber cenado. Esto se mantendrá durante 15 días. Esta es la llamada cura depurativa de sangre. Da buenos resultados, sobre todo en las mujeres un poco obesas.

> Castaño de indias

Uso medicinal casero para belleza: la semilla del castaño de Indias se usa para curar las varices y da resultados muy óptimos. Se suele hacer de varias formas. Aquí pondré una de las mejores, pues muchas de las mujeres sufren este mal y, como las varices afean bastante la figura de una mujer, es uno de los males que más suelen temer algunas mujeres.

Fórmula para el tratamiento de las varices:
Uso en cocción.

Poner en un recipiente: 1 l de agua.
Añadirle: 50 g de castañas peladas.

Una vez todo junto, ponerlo a hervir durante treinta minutos. Después sacarlo del fuego y dejarlo reposar hasta que quede el líquido templado. Se sacan las castañas y se machacan bien, hasta dejarlo hecho una pulpa. Se pone directamente sobre las venas inflamadas. Después se cubre con una venda y se deja unas 8 a 12 horas. Este tratamiento se hace por la noche al irse a la cama. Algunas mujeres lo hacen durante el día también (entonces las cataplasmas son 2 diarias). Es conveniente que con el agua de las castañas cocidas se limpie uno la zona afectada por la variz. Por eso el agua se guarda en una botella y se usa para limpiar el hinchazón de la vena. Es uno de los remedios más buenos. Otros tratamiento con otras plantas son menos efectivos que este.

> *Diente de león*

Uso medicinal casero para belleza: de esta planta se usan solo las hojas para el tratamiento de las pecas y manchitas de la piel. Este remedio es muy antiguo y su uso creo que se ha olvidado. Se puede asegurar que no hace mal alguno a la piel. Es bueno para las muchachas jóvenes a las que les salen algunas pecas en la cara, así como para las mujeres de edades entre los 30 a 45 años.

Fórmula para el tratamiento de las pecas de la cara: Uso en cocción.

Poner en un recipiente: 1 l de agua.
Añadirle: 50 g de hojas de diente de león frescas, cortadas en trozos.

Una vez todo junto, ponerlo a hervir durante 15 minutos. Pasado dicho tiempo, se deja reposar hasta que se enfríe. Una vez frío, se cuela a una botella y queda listo para ser usado. El tratamiento consiste en dar 3-4 lavados o aplicaciones de líquido sobre el cutis, durante un mes. Es un remedio que da algunos resultados. Los lavados serán uno por la mañana, otro al mediodía y otro por la noche, y si se hace un cuarto, se hará por la tarde.

> *Enebro*

Uso medicinal casero para belleza: el fruto del enebro se usa mucho para la inflamación de la vejiga (cistitis), así como para el tratamiento de la alopecia, enfermedad del cuero cabelludo en la que se forman calvas en la cabeza. Estos dos tratamientos son muy importantes en la belleza de la mujer, pues en una mujer que sufra retención de orina, esta se refleja en la cara, y no digamos nada de las calvas producidas por la alopecia. Estas dos fórmulas son dignas de ser tenidas en cuenta.

Fórmula para el tratamiento de la inflamación de la vejiga (cistitis):
Uso en maceración.

Poner en un frasco grande o recipiente: 1 l de vino blanco seco o un buen vino blanco.
Añadirle: 50 g de bayas secas o 75 g de las frescas.

Una vez todo junto, ponerlo en maceración o reposo durante 8 días. Después colar el vino a una botella, quedando así listo para su uso. El tratamiento a seguir es tomar 2 pequeños vasitos de este vino al día hasta que desaparezca el mal. Deberá abstenerse quien sufra una enfermedad del riñón. Da buenos resultados.

Fórmula para el tratamiento de la alopecia:
Uso en maceración.

Poner en un frasco: 100 g de ácido acético.
Añadirle: 100 g de ramas frescas bien picadas.

Una vez todo junto, dejarlo macerar durante 4 días. Pasado dicho tiempo, colarlo a un frasquito. Esto se aplica dando al día una loción sobre la calva producida por el virus. Este tratamiento se dará 3 días seguidos y se dejará uno de descanso, así hasta que desaparezca el mal.

Uso medicinal casero para belleza: esta planta se usa para curar las espinillas y limpiar la piel del cutis de las grasas y manchas. Este tratamiento es muy antiguo, pero da buenos resultados. Muchas jóvenes suelen tener espinillas y ello les hace rabiar mucho, pues no hay cosa que más afee a la cara que estos granillos llamados espinillas o acné.

Fórmula para el tratamiento de las espinillas y la piel del cutis:
Uso en cocción.

Poner en un recipiente: Medio litro o un litro de leche. Añadirle: 250 g de hojas de espinaca fresca.

Una vez todo junto, ponerlo a hervir durante 20 minutos. Pasado dicho tiempo, sacarlo del fuego y dejarlo reposar hasta que se enfríe. Una vez frío, se cuela la leche a una botella, y con las hojas de espinaca se hace una pequeña pasta. Queda listo para su uso. El tratamiento es el siguiente: se limpia la cara con la leche y después se aplica la pasta de espinaca sobre la cara; se deja unos 20-30 minutos, como si fuese una mascarilla. Este tratamiento se hace por la noche al irse a la cama. Por la mañana se lava la cara con un poco de leche de las espinacas y después de 5 minutos se limpia la cara con agua natural. Da buenos resultados y no es muy complicado, pues algunas este mismo tratamiento lo hacen 2 veces al día, por la mañana y por la noche. El tratamiento se deja de dar una vez hayan desaparecido las espinillas. Si se ha hecho para limpiar la piel de la cara, con un par de días de darse este remedio ya vale.

Fórmula para el tratamiento de la sequedad de la piel, debido al frío o al sol:
Uso en cocimiento.

Poner en un recipiente: 250 g de leche con su grasa. Añadir: 10 hojas medianas (tamaño).

Una vez todo junto, hervir suavemente 3 minutos. Sacar del fuego y retirar las hojas a un platillo. La leche pasa a un frasco. El tratamiento consiste en aplicar las hojas de la espinaca en la cara (piel seca) y más zonas, como puede ser el cuello. Cuando se trata de quemaduras solares, se deben colocar estas hojas cuando están algo templadas. Se deben tener media hora puestas, por lo cual se procura estar ese tiempo recostado y relajado. Después se quitan y se limpia con la leche del cocimiento. Se seca dando golpecitos. Algunos suelen aplicar después una crema tonificante de las que se venden en los comercios. Da buen resultado. Este remedio debe efectuarse durante 7-14 días. Se hace una vez al día y, a poder ser, al acostarse. Es compatible con la medicina moderna.

> Espliego

Uso medicinal casero para belleza: esta planta se usa aún como remedio para las jaquecas, pues ya saben las mujeres que, cuando padecen jaquecas, estas se reflejan en su cutis. Muchas veces las pastillas o los medicamentos que usan muchas mujeres cuando se ven atacadas por el dolor de cabeza constante, debido a estas jaquecas, utilizan estos remedios que luego se reflejan en su piel y que da buenos resultados en bastantes mujeres. Es una fórmula vieja pero digna de recordarla y usarla.

Fórmula para el tratamiento de quitar la jaqueca:
Uso en maceración.

Poner en una botella: 1 l de vinagre puro de vino (para mí es mejor el vinagre de vino blanco, pero también se usa el vinagre de vino tinto puro).
Añadirle: 60 g de sumidades floridas frescas o 30 g de las secas.

Una vez todo junto, ponerlo a macerar durante 8 días. Después filtrarlo y pasarlo a una botella. Este vinagre puede conservarse unos 15 meses. El tratamiento consiste en darse unas compresas sobre la frente cuando se siente la jaqueca. Estas compresas se ponen según el dolor que se siente. También hay otra fórmula que se hace con aceite de oliva puro.

Fórmula para el tratamiento de la jaqueca, hecha con aceite de oliva (también es buena para los vértigos):
Uso en maceración.

Poner en un frasco grande: 1 l de aceite de oliva.
Añadirle: 60 g de sumidades floridas frescas.

Una vez todo junto, se deja el frasco bien cerrado en maceración durante 24 días. Pasado dicho tiempo, se filtra por una tela a otro frasco. Una vez filtrado, queda listo para su uso. Este aceite dura un año. El tratamiento para la jaqueca consiste en tomar 10 gotas cada vez del aceite de lavanda cinco veces al día. Este tratamiento se sigue hasta que desaparezca la jaqueca. Cuando se trata de vértigos, se toman 5 gotas del aceite de lavanda 2-3 veces al día hasta que desaparezca el vértigo. Estas gotas se suelen tomar con una cucharada de agua templada.

> Fresal

Uso medicinal casero para belleza: Las hojas del fresal se usan para el fortalecimiento de las encías, pues bien se sabe que si las encías están mal, la belleza de la cara no es completa. Estas irritaciones o inflamaciones de las encías se deben muchas veces al mal manejo de los cepillos de dientes. Por eso es conveniente muchas veces usar remedios caseros muy simples que no hacen daño alguno a la boca, pues solamente atacan el mal. Esta fórmula es muy sencilla y, además, resulta barata.

Fórmula para el tratamiento de las encías:
Uso en cocción.

Poner en un recipiente : 1 l de vino tinto que sea bueno.
Añadirle: 60 g de hojas y tallos frescos de fresal, o 35 g de hojas y tallos secos.

Una vez todo junto, ponerlo a hervir durante 10 minutos. Pasado dicho tiempo, se saca del fuego y se cuela a una botella, quedando listo para su uso. El tratamiento a seguir es templar una taza o vaso y hacer unos enjuagues; estos se harán 4-5 veces al día. La duración de los enjuagues será de 3 minutos. Estos enjuagues se harán después de las comidas y al irse a la cama, hasta que se curen las encías.

> *Fresa*

Fórmula para el tratamiento hidratante de las pieles secas debido a los vientos fríos, al sol y otros elementos:
Uso en maceración.

Poner en un frasco: 30 g de fresas bien limpias, licuarlas o aplastar bien hasta convertirlas en pulpa fina.
Añadir: 130 g de leche fresca con todas sus grasas.

Una vez todo junto, dejar bien cerrado el frasco y poner a macerar durante una hora en un lugar fresco, remover bien y guardar en la nevera, quedando listo para ser usado. El tratamiento consiste en hacer 2-3 limpiezas del cutis al día, una por la mañana, otra al mediodía y la otra por la noche, dando unos toques con la leche de fresas por el cutis y dejando un rato que se seque solo. Después se aclara con agua de rosa o de azahar; también se aclara con agua tibia normal. Se debe seguir este remedio hasta que desaparezca la sequedad de la piel.

> Fumaria

Uso medicinal casero para belleza: esta planta se usaba para el tratamiento de la piel enfermiza, eczemas y dermatosis. Se usaba mucho para curar los granillos de la dermatosis producidos bien por elementos químicos o por las alergias. Este tratamiento que pongo creo que está olvidado, pero merece la pena saberlo, pues aún es válido para muchas alergias que sufren bastantes mujeres.

Fórmula para el tratamiento de la piel, eczemas y dermatosis:
Uso en infusión.

Poner en un recipiente: 1 l de agua a hervir.
Poner en otro recipiente: 50 g de la planta seca: flores, hojas y tallos.

Una vez hervida el agua, se vierte en un recipiente donde se hallan las plantas. Acto seguido se tapa y se deja reposar 20 minutos. Después se filtra a una botella, quedando listo para su uso. El tratamiento a seguir es aplicarse unas compresas sobre la zona afectada por el mal. Estas se hacen con un paño o algodón, 3-4 veces diarias hasta que desaparezca el mal. Este remedio es bueno y da resultados en los eczemas llamados crónicos.

> Haba

Uso medicinal casero para belleza: la semilla de esta planta es un buen remedio para las quemaduras del sol, así como para las que se produce uno con el agua hirviendo. Es un remedio que muchas mujeres deberían saber, pues no cuesta mucho tener guardado un paquete de esta harina para cuando haga falta. Pero donde más se nota es en las quemaduras producidas por el sol, por haber estado demasiado tiempo expuestos.

Fórmula para el tratamiento de las quemaduras del sol y por agua hirviendo:
Uso en trituración de la simiente hasta hacer la harina.

Coger un puñado de habas secas y triturarlas hasta hacer la harina, o bien se puede comprar esta harina en mercados de cereales. Una vez hecha la harina, se pasa por toda la piel quemada, dando un suave masaje durante unos minutos. Después se coge un poco de aceite de oliva, se hace una pequeña pasta con un poco de harina de las habas y se aplica como compresa sobre la zona quemada por el sol. Estas curas se harán 2-3 veces diarias, hasta que desaparezcan las molestias de las quemaduras solares. Es un tratamiento que da resultados, pero puede suceder que a la persona que usa dicho tratamiento le salgan unos pequeños granitos en la piel como si fuese una urticaria. Entonces se para el tratamiento y se limpia la piel con un poco de leche. Este tratamiento es muy viejo y creo que hoy en día ya nadie lo usa, pero se puede decir que es bueno, pues antiguamente se usó en algunos países de Asia Central.

Uso medicinal casero para belleza: este helecho, que mucha gente confunde con el helecho macho, es una de las plantas que se suelen usar para quitar los moratones e hinchazones debido a las caídas y golpes. Muchas veces las mujeres reciben en su trabajo algunos golpes, que les hacen un feo moratón en la piel, sobre todo cuando es en la cara. Este tratamiento es bastante bueno para estos moratones, así como para cuando se tiene el ojo o los párpados hinchados. Es una fórmula no muy vieja, pero cuyo uso ya se ha olvidado.

Fórmula para el tratamiento de los moratones e hinchazones de la piel por golpes o caídas:
Uso en maceración.

Poner en un frasco grande: 250 g de alcohol de 90 a 96°.
Añadirle: 200 g de hojas de helecho frescas que se trituran (antes mezclarlo con el alcohol y se harán una pasta bien apretada).

Una vez todo junto, se cierra el frasco muy bien y se coloca boca abajo, expuesto durante 9 días a la luz solar. Pasado dicho tiempo, se cuela a un frasco y se guarda, quedando así listo para su uso. El tratamiento a seguir es darse 3-4 toques diarios con dicha tintura de helecho. Se moja en un poco de algodón y se dan unas fricciones sobre la zona del moratón o hinchazón. Las fricciones se harán en forma de rotación circular. Se dejará de dar estas frotaciones cuando desaparezca el moratón o hinchazón. Este tratamiento es bueno y se tendrá cuidado de que el líquido no lo beban los niños.

> *Hiedra*

Uso medicinal casero para belleza: usado como curativo de los granos que salen en la cara.

Fórmula para el tratamiento de los granos que salen en la cara:
Uso en cocción.

Poner en un recipiente: 250 g de agua.
Añadirle: 15 g de hojas frescas de hiedra.

Una vez todo junto, se pone a hervir durante 10 minutos. Después se saca y se deja reposar unos 15 minutos. Se cuela y se deja enfriar. El tratamiento es el siguiente: se coge una porción de algodón o gasa, se moja en dicho líquido y se aplica esta compresa directamente sobre los granos. Se ponen 3-4 veces al día, una vez sobre todo al acostarse. Este remedio suele durar unos 7 días y a veces menos, pero también pueden ser más. Se da hasta que desaparezcan los granos de la cara. Este tratamiento es muy bueno para las jóvenes, sobre todo al llegar la primavera.

Recogida de hojas: estas se recogen solo para ser usadas en fresco.

> Hinojo

Uso medicinal casero para belleza: esta planta tiene una gran cualidad: es muy buena para las personas que sufren estreñimiento. En la belleza de la mujer, el estreñimiento supone mucho, pues si anda mal del vientre, como se suele decir, también andará mal de la piel, y si la piel falla, adiós a la belleza del cutis. Por eso una de las bases más importantes para la belleza de la piel es corregir el estreñimiento, pues si no se corrige, no se consigue nada. Esta fórmula ya era usada por las mujeres antiguamente y esta planta nunca faltaba en ninguna casa por humilde que fuera. ¿Por qué la cosmética moderna la abandonó? Pues bien sencillo, porque si no se sufre estreñimiento, pocas cremas y demás potingues le hacen falta a la piel para dar toda su belleza, y como esta planta no cuesta mucho, por eso se abandonó su uso. Pero yo aconsejo que toda mujer que sufra estreñimiento use esta planta medicinal y se verá compensada con uno por mil, pues su uso es totalmente inofensivo para los demás órganos del cuerpo.

Fórmula para el tratamiento del estreñimiento:
Uso en cocción.

Poner en un recipiente: 1 l de agua.
Añadirle: 10 g de semilla seca de hinojo.

Una vez todo junto, ponerlo a hervir durante 10 minutos. Pasado dicho tiempo, colarlo a una botella, quedando listo para ser usado. Este tratamiento se hará durante 30 días. Se tomará un vaso por la mañana y otro por la noche, lo mismo da antes o después de las comidas, y si el estreñimiento fuese pequeño, se tomará solo un vaso al día. Este tratamiento regula los intestinos o, mejor dicho, la flora intestinal. Es muy bueno para las muchachas jóvenes que padecen también malas digestiones.

Fórmula para el tratamiento de la halitosis (mal olor de boca):
Uso en maceración.

Poner en una botella o frasco: 1 l de vino blanco.
Añadirle: 50 g de hojas frescas de hinojo.
Agregarle: Una rama de canela.

Una vez todo junto, cerrar bien el frasco y ponerlo boca abajo un rato. Después de ver que no pierde, se pone en maceración o reposo durante 9 días. Pasado dicho tiempo, se cuela a una botella y queda listo para ser usado. El tratamiento es hacer varios enjuagues diarios hasta que desaparezca. El enjuague se hará suavemente, se tendrá un rato en la boca. A veces en poco tiempo desaparece el mal olor, otras veces cuesta un poco más de tiempo, pero se puede asegurar que mientras se hagan estos enjuagues, no se nota apenas el mal aliento. Es un tratamiento viejo pero que da buenos resultados.

> Hipérico

Uso medicinal casero para belleza: esta planta es una de las mejores que hay para el tratamiento de la piel por quemaduras del sol, por estar el cuerpo expuesto más de lo debido.

Fórmula para el tratamiento de la piel quemada por el sol:
Uso en maceración.

Poner en frasco: 500 g de aceite puro de oliva.
Añadirle: 300 g de flores frescas de hipérico (se macha-
carán).

Una vez introducidas las flores en la botella de aceite, se cerrará y se dejará en maceración o reposo durante 21 días. Se filtra a otra botella el aceite, que ya tendrá un color rojizo, se cierra herméticamente la botella y queda listo para ser usado. El tratamiento consiste en darse 2-3 lociones diarias sobre la zona quemada. Es uno de los mejores y más antiguos que se conocen y que las mujeres debieran volver a usar, pues es quizás el mejor de todos los remedios caseros que hay para el tratamiento de las quemaduras solares de la piel.

Nota:
Precaución: las zonas friccionadas no deben exponerse al sol, pues eso puede provocar fenómenos de fotosensibilización (eritemas, úlceras, quemaduras) en algunas personas hipersensibles.

Uso medicinal casero para belleza: este junco muy común embellece a la mujer, pues hoy en día la mujer fuma mucho y ello hace que su garganta se vea irritada. El junco hace que la irritación de la garganta se calme y, además, hace que la voz se haga más fina. Yo sé que muchas mujeres, y sobre todo las muchachas jóvenes que fuman mucho, se ven muchas mañanas con la garganta totalmente irritada y a veces hasta con dolor. Haciendo unas simples gárgaras por la mañana al levantarse, en pocos días se notará una mejoría que hace renacer de nuevo la alegría de la muchacha.

Fórmula para el tratamiento de la irritación de garganta debido al exceso de tabaco:
Uso en cocción.

Poner en un recipiente: 1 l de agua.
Añadirle: 50 g de junco fresco o 25 g de junco seco; también se puede usar la raíz (20 g de raíz fresca o 10 g de la seca).

Una vez todo junto, ponerlo a hervir durante diez minutos. Pasado dicho tiempo, se saca y se cuela a una botella, quedando listo para ser usado. El tratamiento consiste en hacer 2-3 veces diarias gárgaras durante 3 minutos, siempre con el líquido templado (por la mañana nada más levantarse, a mediodía después de la comida y por la noche al irse a la cama). Este tratamiento se usará durante el período que duren las molestias de la irritación. Lo mismo puede ser también que en 3-4 días desaparezcan los males o bien que se tenga que seguir el tratamiento durante unas semanas, pero se puede asegurar que los resultados son buenos y, además, no hace mal alguno al cuerpo. Este junco debería ser una de las plantas que más apreciaran las mujeres fumadoras.

> Lechuga

Uso medicinal casero para belleza: la lechuga se ha usado desde muy antiguo para la belleza de la mujer. Hoy en día creo que pocas la usan, pues dichas fórmulas fueron perdiéndose con el tiempo, pero se puede hablar de una fórmula que da buenos resultados en ciertos cutis irritados debido a diversas causas, así como para dar vigor a la piel. Es un tratamiento muy bueno para las muchachas y también para los hombres, pero debe aplicarse con fe, pues no hay cosa más importante en el tratamiento con plantas que tener fe en ellas.

Fórmula para el tratamiento de las irritaciones de la piel del cutis, así como para vigorizar la piel:
Uso en cocción.

Coger: 1-2 lechugas y separar todas las hojas verdes (este tratamiento se hará con las hojas más verdes de la lechuga).
Poner en un recipiente: 250 ml de agua.

Una vez todo junto, ponerlo a hervir durante 20 minutos. Después sacarlo del fuego y separar la lechuga del agua hirviendo. Estas hojas se ponen un poco a escurrir y una vez que hayan escurrido, se aplican sobre la piel de la cara. Estas hojas estarán lo más caliente que pueda aguantar la piel de la cara. Una vez puestas las hojas de lechuga en la cara, se tienen hasta que se enfríen, después se limpia la cara uno bien con agua de azahar o bien con agua tibia, pasando la cara con un paño mojado en dicha agua. Este tratamiento se hará durante 10 días. Se podrán hacer 2 tratamientos diarios, uno por la mañana y otro por la noche, pero para mí con un tratamiento vale. Da resultados buenos en las pieles con poco brillo natural.

> Llantén mayor

Uso medicinal casero para belleza: esta hierba está considerada una de las mejores para los tratamientos de algunas enfermedades de la piel (eczema, herpes, psoriasis, quemaduras). Es bastante buena para el tratamiento de las inflamaciones de la piel, así como para la deshidratación cutánea, sobre todo la de la cara. Aún se sigue empleando esta receta cosmética casera, para la inflamación, irritación y deshidratación de la piel.

Fórmula para el tratamiento de la deshidratación e inflamación de la piel:
Uso en cocción.

Poner en un recipiente: 1 l de agua.
Agregarle: 60 g de hojas frescas de llantén mayor, troceadas, o 30 g de las secas.

Poner a hervir durante 2 minutos, retirar del fuego y dejar reposar unas 8 horas. Después se filtra por prensado a una botella y queda listo para ser aplicado. El tratamiento consiste en aplicar 3 veces al día unas compresas humedecidas en el líquido sobre las partes de la piel afectadas por el mal. Estas compresas se aplican durante unos minutos, suavemente, y se dejan actuar durante 10 minutos. Después se lava la cara con agua tibia o agua de rosas. Seguir con el remedio hasta que remita el mal.

> Malva

Uso medicinal casero para belleza: esta planta es poco conocida por la mujer, pero se puede decir que es muy buena para tomar baños contra los sarpullidos y granos de la piel, aunque para esto se le añade un poco de romero. Estos baños son bastantes buenos para las jovencitas, que suelen sufrir por los granos que les salen en el cuerpo.

Fórmula para el tratamiento de los granos en el cuerpo y sarpullidos, así como ciertas manchas que salen en la piel:
Uso en cocción.

Poner en un recipiente grande: 3 l de agua.
Añadirle: 250 g de hojas y flores frescas de malva o 100 g de hojas y flores secas.
Añadirle además: 50 g de romero, tanto hojas como ramas frescas, o 30 g de hojas y ramas secas.

Una vez todo junto, ponerlo a hervir durante 15 minutos. Mientras tanto se prepara el baño con agua fría o algo templada. Este agua deberá estar limpia. Una vez hervida y pasado el tiempo de cocción, de la planta, se saca y se vierte este agua sobre la bañera donde se tiene el agua. Algunos suelen echarlo con la planta y todo, y otros lo suelen colar y solo echan el líquido. Yo soy partidario de echar todo el líquido y la planta en la bañera. Una vez preparado el baño, se mete uno dentro y se está unos 20 minutos en completo relax. Estos baños suelen ser buenos antes de irse a la cama. Se suele cubrir todo el cuerpo menos la cabeza. Algunos suelen meter también la cabeza. Este baño se tomará 2-3 horas después de haber cenado. También se puede tomar por la tarde, después de 3-4 horas de haber comido. Se toman 2-3 baños a la semana, hasta que desaparezcan los granos o sarpullidos. Podría suceder que alguna persona sufriese algún tipo de reacción a este baño. Entonces se dejará de tomar. Es uno de los tratamientos más fáciles y de buenos resultados, sobre todo para las mujeres jóvenes.

> *Malva silvestre*

Fórmula para el tratamiento de la irritación de ojos, heridas y granos purulentos:
Uso en cocción.

Poner en un recipiente: 1 l de agua.
Añadirle: 25 g de flores secas de malva silvestre o 50 g de las frescas.

Una vez todo junto, poner a hervir durante 3 minutos. Sacar del fuego y dejar reposar hasta que se enfríe, colar a una botella y queda listo para ser usado. El tratamiento para la irritación de ojos consiste en aplicar durante el día 2-3 compresas o más empapadas en el líquido, y a la vez se aplica una loción sobre los ojos. Se debe seguir con este remedio hasta que desaparezcan las molestias. Para las heridas y granos, aplicar varias compresas sobre las zonas afectadas durante el día; seguir esta cura hasta que sanen. Es compatible con la medicina moderna.

> *Manzanilla fina*

Uso medicinal casero para belleza: esta planta, así como las demás manzanillas, se suele usar para dar tonos brillantes al cabello rubio o castaño. Este remedio es quizás uno de los tintes más seguros para el pelo. Es un tratamiento corto y barato, con una fórmula cómoda y sencilla. Para mí, esta es la mejor manzanilla para este tratamiento.

Fórmula para dar reflejos y tonalidades brillantes al pelo:
Uso en infusión.

Poner en un recipiente pequeño: 125 ml de agua a hervir.
Poner en una taza: 2 g de manzanilla seca.

Una vez hervida el agua, se vierte sobre la taza donde se halla la manzanilla y se tapa, dejándolo reposar hasta que se enfríe. Después se cuela y queda listo para ser usado. El tratamiento consiste en darse una loción o lavado por la mañana o bien por la tarde. Este tratamiento se hará durante 20 días. Después de ese período, se hará de vez en cuando una loción para darse en el pelo, por las mañanas. Este tratamiento da resultados buenos para estos cabellos rubios. Cuando se seque la cabeza, no es necesario que se haga con el secador, es mucho mejor secarlo con una toalla.

> Milenrama

Fórmula 1

Uso medicinal casero para belleza: esta hierba medicinal es una de las más apropiadas para descongestionar la piel del cutis y a la vez calmar la irritación, así como para curar las grietas cutáneas. Está muy indicada para los meses de invierno y primavera, cuando la piel necesita ser reforzada para activar las células cutáneas de la cara o cuello.

Fórmula para el tratamiento de la congestión cutánea, la irritación y las grietas, de la piel:
Uso en infusión.

Poner en un recipiente: 1 l de agua a hervir.
Poner en un frasco (recipiente): 20 g de sumidades floridas secas de milenrama o 50 g de las frescas.
Añadirle: 10 gotas de esencia de rosa.

Una vez hervida el agua, se vierte sobre el frasco donde se hallan las flores, se tapa y se deja reposar 15 minutos. Después se filtra a una botella y se le agregan las gotas de esencia. Se agita bien y queda lista para ser aplicada. La aplicación se hace empapando unas compresas de algodón en el líquido, 3 veces al día, mañana, mediodía y noche. Estas aplicaciones se hacen durante unos 5 minutos cada vez sobre las zonas afectadas de la piel, y se dejan actuar durante unos 10 minutos. Después se procura que no se lave la cara ni el cuello con jabones no neutros. Seguir con el tratamiento hasta que remita el mal.

> Milenrama

Fórmula 2

Uso medicinal casero para belleza: esta planta se usaba antiguamente para fortalecer los pechos de las mujeres, pues endurece los senos. Esta receta no tiene ninguna complicación sobre la piel. Es un remedio muy bueno para las muchachas jóvenes que padecen flacidez de los senos. También es un remedio para las demás mujeres que quieren conservar sus pechos con cierta dureza.

Fórmula para el tratamiento de los pechos (endurecimiento):
Uso en infusión.

Poner en un recipiente: 1 l de agua a hervir.
Poner en otro recipiente: 40 g de sumidades floridas secas de milenrama y también las hojas.

Una vez hervida el agua, se vierte sobre el cacharro donde se hallan las hojas y flores. Acto seguido se tapa y se deja reposar hasta que se enfríe. Una vez frío, se cuela a una botella, quedando listo para su uso. El tratamiento consiste en hacer 1-2 compresas diarias, por la mañana y por la noche con el líquido un poco caliente. Se cogerá un pedazo de algodón y se mojará en el líquido después se aplicará sobre los senos varias veces durante unos 10 a 20 minutos. Después, según si solo se hace 1-2 veces, el tratamiento se hará solo durante 30 días. Después se deja de hacer unos 10 días y se vuelve a repetir. A algunas muchachas, en poco tiempo se les ponen los senos más firmes. También se puede dejar el tratamiento cuando una ve que ya le ha fortalecido los senos. Este tratamiento es muy bueno y sano, por eso no se debe olvidar dicha fórmula.

> *Naranjo dulce*

Uso medicinal casero para belleza: se usa la cáscara del fruto para calmar los nervios de las personas que sufren insomnio debido a los mismos. Este tratamiento es muy sencillo y da unos resultados buenos para la conservación de la belleza, pues si se sufre de los nervios, la belleza de la cara experimenta muchos cambios y por muchas cremas y polvos que se den no se logra darle esa belleza normal a la piel del cutis. Por eso no extraña que la naranja esté entre los remedios para corregir los efectos producidos por los nervios en la tez. Este remedio es muy bueno para las muchachas jóvenes que sufren crisis nerviosas.

Fórmula para el tratamiento de las crisis nerviosas:
Uso en infusión.

Poner en un recipiente pequeño: 100 ml de agua a hervir.
Poner en una taza: 2 g de corteza seca de naranjo dulce bien picado.
Añadirle si se quiere: 1 g de menta (da resultado más sedante).

Una vez hervida el agua, se vierte sobre la taza donde se hallan las cortezas de naranja. Acto seguido se tapa y se deja en reposo unos 10 minutos. Después se cuela, se le añade una cucharada de azúcar y se toma. Estas tomas serán por la noche antes de irse a dormir. Este tratamiento da buenos resultados. Cuando la crisis nerviosa no es violenta, este tratamiento se deja cuando desaparece el estado de crisis.

> Nogal

Uso medicinal casero para belleza: las hojas de este gran árbol se usan para curar el herpes, una de las enfermedades que también causa grandes perjuicios a la belleza de la mujer, sobre todo si sale en la cara o en los brazos. Entonces el sufrimiento de la mujer es mayor debido a este hecho que al picor o dolor que le cause el herpes. Es un remedio viejo muy usado por la zona del Mediterráneo, que da buenos resultados.

Fórmula para el tratamiento del herpes:
Uso en cocción.

Poner en un recipiente: 1 l de agua.
Añadirle: 70 g de hojas de nogal frescas o 50 g de las
secas.

Una vez todo junto, ponerlo a hervir durante 30 minutos. Pasado dicho tiempo, se saca del fuego y se cuela a una botella, quedando listo para su uso. El tratamiento consiste en aplicar 3-4 veces al día unas compresas (estas se hacen con una gasa o algodón) directamente sobre la zona afectada por el herpes. Estas compresas se tendrán durante unos 30 minutos. Se hará por la mañana, a mediodía, por la tarde y la última al irse a la cama. Este tratamiento da buenos resultados. Hay que seguirlo hasta que desaparezca el mal. Algunos, en vez de darse estas compresas, se suelen dar varios toques al día con un trocito de algodón; el resultado suele ser algo parecido. Este tratamiento produce un gran alivio.

Fórmula para el tratamiento de las irritaciones de
piel, eczemas, dermatitis y sarpullidos:
Uso en cocimiento.

Poner en un recipiente: 250 ml de agua.
Añadirle: 15 g de hojas secas de nogal o 25 g de las
frescas.

Una vez todo junto, poner a hervir durante 15 minutos. Después, dejar enfriar y colar, quedando listo para ser usado. El tratamiento consiste en hacer durante el día 3 lavados sobre las zonas afectadas de la piel, con un algodón empapado en el líquido (se puede hacer lo mismo en frío que templado). Se debe seguir con este remedio hasta la cura o, como máximo, un mes. Suele dar buen resultado. Algunos suelen añadir 5 g de ácido bórico al líquido.

> Olivo

Fórmula 1

Uso medicinal casero para belleza: del fruto de este árbol se saca el aceite de oliva, que se usaba mucho antiguamente para el fortalecimiento de las uñas de las manos. Este remedio me lo enseñó un guitarrista aficionado, el cual me dijo que para tener fuertes las uñas se ponía unas compresas de aceite de oliva, este aceite, según me dijo, era mejor si tenía unos 2 grados de acidez. Estas compresas se hacen por la noche. El aceite de oliva fortalece las uñas débiles y también da un brillo más homogéneo a las uñas. Este tratamiento es muy bueno para las muchachas a las que les guste llevar las uñas largas y fuertes.

Fórmula para el fortalecimiento de las uñas de manos y de pies:
Uso en compresas.

Verter en una taza pequeña: 50 ml de aceite de oliva puro, que tenga 1-2° de acidez.

Coger un poco de algodón y untarlo en aceite. Después se coloca el algodón empapado en el aceite sobre las uñas de las manos o las de los pies. Una vez envueltos los dedos en las compresas de aceite, se colocan unos guantes de lana o bien otra cosa que evite mancharse. Este tratamiento se hará al irse a la cama por la noche. Se hará durante unos 20-30 días. Durante este tratamiento no se darán lacas ni pinturas en las uñas. Este tratamiento es muy bueno para las uñas y se debe volver a usar otra vez, pues encima de que es barato, hace que las uñas cojan brillo natural, y así embellece más las manos de la mujer.

> Olivo

Fórmula 2

Uso medicinal casero para belleza: el aceite sacado de sus frutos tiene varias aplicaciones en la belleza femenina, pues su uso es muy corriente. Voy a explicar unas cuantas fórmulas de uso femenino.

1. Para el tratamiento del cabello seco, darse unas lociones de aceite puro de oliva en el cabello y para quitar el olor del aceite de oliva se da después una pequeña fricción capilar de vinagre puro de vino. Este tratamiento se deja cuando se cree que ya está bien el pelo.

2. Para tener el pelo negro brillante y que no se noten mucho las canas, darse una pequeña fricción de aceite frito con un pedacito de pan. Estas fricciones se darán 3 veces a la semana durante el tiem-

po que uno crea conveniente. Este aceite frito con pan no da olor.

3. Para quemaduras solares, según la zona de la piel afectada, se preparan 3 cucharadas de aceite y otras 3 de agua, se remueve muy bien y se aplica directamente sobre las quemaduras solares. Estas aplicaciones de aceite se harán 3-4 veces al día, hasta que desaparezca el malestar producido por las quemaduras solares.

4. Otro remedio también muy bueno para las quemaduras solares consiste en poner en un cacharro 3 cucharadas de aceite de oliva, añadir una clara de huevo (batirlo muy bien) y aplicar la pasta hecha sobre la zona afectada por las quemaduras solares. Es un buen remedio. Estas aplicaciones se harán 2-3 veces al día. El tratamiento se hace hasta que se hayan curado las quemaduras, según se van curando, se da este bálsamo solo una vez.

5. Para fortalecer las pestañas y conservar su color con todo su brillo natural, darse unos toques de aceite de oliva puro sobre las pestañas durante cierto tiempo, da buen resultado también en las cejas.

> *Ortiga blanca*

Uso medicinal casero para belleza: esta planta se usó como curativa de la seborrea, una enfermedad de la piel muy molesta para la belleza de la mujer. Este tratamiento es igual de bueno para tomar baños que para aplicar compresas locales sobre la zona de la piel (más fuerte).

Fórmula para el tratamiento de la seborrea:
Uso en infusión.

Poner en un recipiente: 1 l de agua a hervir.
Poner en otro recipiente: 50 g de flores secas de ortiga
blanca.

Una vez hervida el agua, se vierte sobre el cacharro donde se hallan las flores secas. Acto seguido se tapa y se deja reposar durante 30 minutos. Pasado dicho tiempo, se cuela a una botella. El tratamiento a seguir es darse unas fricciones con un paño mojado en el líquido sobre la piel. Estas fricciones se darán 2 veces al día, y si se trata de baños, se tomará un baño de agua caliente, echándole 250 ml del líquido al agua caliente preparada en la bañera. Una vez hecho esto, se meterá en el baño y estará 15 minutos. Este baño será mejor tomarlo por la noche, aunque también se puede tomar por la mañana. Se tomarán 2 baños a la semana para después, al cabo de un mes, tomarse un baño a la semana. Cuando se vea que desaparece la seborrea, se dejan las compresas o baños. Este tratamiento da buenos resultados en ciertas mujeres que sufren mucho de seborrea.

> Ortiga mayor

Uso medicinal casero para belleza: esta ortiga se usa como remedio para la caída del cabello, así como para quitar la caspa del cuero cabelludo, pues muchas mujeres sufren hoy en día caída del pelo. Se puede decir que esta caída produce en las mujeres efectos tan malos que muchas de ellas se vuelven hasta enfermas de crisis nerviosas. Este remedio es muy antiguo, pero aún está vigente su uso, y a veces resulta que allí donde ha fallado la medicina moderna llega esta planta y triunfa.

Fórmula para el tratamiento de la caída del cabello, seborrea y caspa:
Uso en cocción.

Poner en un recipiente: 250 ml de vinagre puro de vino.
Añadirle: 250 ml de agua.
Añadirle además: 200 g de raíces frescas de ortiga mayor, algunos suelen poner 250 g de raíces.

Una vez todo junto, ponerlo a hervir durante 20 minutos. Pasado dicho tiempo, se saca y se deja en reposo hasta que se enfríe. Una vez frío, se filtra a una botella, quedando listo para ser usado. El tratamiento consiste en darse al día una loción de líquido, por la mañana o por la noche. Cuando se den las lociones, se dará un pequeño masaje capilar de una duración de 5 a 10 minutos. Este tratamiento se realizará 2-3 días a la semana. Se lava la cabeza una vez a la semana con jabón corriente, nada de champú ni otras cremas; solo hay que limpiar con agua y jabón corriente. Este remedio suele ser bueno también hacerlo un mes cada 3-6 meses, ya que el cabello se fortalece, a la vez que desaparecen la caspa y la seborrea.

Fórmula para el tratamiento del cabello:
Uso en infusión.

Poner en un recipiente: 1 l de agua a hervir.
Añadirle: 200 g de raíz fresca de ortiga troceada.
Agregarale: 50 gotas de esencia de romero.

Se saca del fuego y se deja enfriar. Se filtra a una botella y se le agregan 50 gotas de esencia de romero. Se hacen 1-2 lociones diarias, según sea la caída del cabello. Si aún no se ha caído, lo vigoriza y hace que cobre vitalidad. Se hará siempre por la mañana, procurando lavarse con jabón común, nada de champús ni otras lociones de cabello. Cuando se aplique el agua de ortiga, se dará también un masaje capilar. Se hará según vea uno, pero sin control de días, lo mismo un mes que cuatro, y según uno note cómo le va.

> Ortiga

Fórmula para el tratamiento de la caída del cabello:
Uso en cocimiento.

Poner en un recipiente: 700 ml de agua.
Añadirle: 350 ml de vinagre puro de vino.
Agregarle: 200 g de la raíz fresca de ortiga.

Una vez todo junto, ponerlo a hervir durante 10 minutos. Se saca y se deja reposar hasta que se enfríe y se cuela a una botella, quedando listo para ser usado. El tratamiento consiste en hacer un lavado o 2 diarios, aplicándose en frío y dándose a la vez unas fricciones sobre el cuero cabelludo (5 o 10 minutos) durante 60 días. Después, se da una loción 2 días a la semana durante largo tiempo, usándose solamente jabón común, como por ejemplo el Chimbo o el Lagarto, evitándose los champús y secándose al natural; si se viese que el pelo queda algo seco, se podrá dar una pequeña loción de aceite de oliva frito con un trocito de pan. Este aceite da un brillo oscuro al pelo y es una buena fórmula, sobre todo en las recuperaciones del cabello debido a las enfermedades.

> Parietaria

Uso medicinal casero para belleza: esta planta tan común en el país da buen resultado en la belleza femenina, pues antiguamente se usaba como embellecedor del cutis.

Fórmula para el embellecimiento del cutis (piel de la cara):
Uso en maceración.

Poner en un recipiente con: 1 l de agua.
Añadirle: 80 g de la planta fresca de la parietaria, bien picada.

Una vez todo junto, dejarlo reposar unas 8-12 horas. Pasado dicho tiempo, se cuela el agua y se estruja muy bien la planta, quedando dicha agua lista para el tratamiento. El tratamiento a seguir es el siguiente: lavarse la cara 2 veces al día durante 30 días. En dicho tiempo se notará una mejora en la piel, pues esta se pondrá más brillante y a la vez se embellecerá la piel de la cara. Este tratamiento se hará un mes sí y otro no durante 3 meses. Es un tratamiento bueno, sobre todo para mujeres que abusen mucho de cosméticos y demás productos de belleza que se usan también. Se puede usar el tratamiento un mes por cada 3 meses de descanso. Este tratamiento es bueno para mujeres de una edad aproximada de 30 a 45 años.

Fórmula para el tratamiento de los granos de la cara, sarpullidos:
Uso en maceración.

Poner en un recipiente: 1/2 l de agua.
Añadirle: un puñado de la planta entera fresca.
Agregarle: 30 gotas de aceite esencial de espliego o 10 gotas de esencia de rosa.

Una vez todo junto, dejar en reposo o en maceración toda la noche. Al día siguiente, colar el agua estrujando las plantas y añadir 30 gotas de aceite esencial de espliego o 10 gotas de esencia de rosa. Queda listo para su uso. El tratamiento consiste en hacer 2 lavados de cutis al día durante 30 días. Es uno de los mejores remedios que hay para el prurito que sale en la cara, así como para los sarpullidos. Es compatible con la medicina moderna.

> *Patata*

Uso medicinal casero para belleza: la patata es un buen remedio para bajar las venas hinchadas debido a las varices. Qué cosa más fea es ver a una mujer joven con varices. Se usó hace ya bastantes años y luego se dejó en el olvido, pero creo que merece la pena incluir dicha fórmula curativa o aliviadora de las varices.

Fórmula para el tratamiento de las varices, o al menos para su alivio:
Uso en cataplasmas.

Coger una patata grande y pelarla, después rallarla y hacer una pasta con la pulpa de la patata. Esta se aplicará directamente sobre la variz, después se venda la zona afectada y se deja hasta el día siguiente. Estas cataplasmas se aplican por la noche al irse a la cama. Este tratamiento se usa durante bastante tiempo. Suele dar buen resultado, pues hay mujeres a las que en poco tiempo les desaparecen los malestares. Otras, en cambio, suelen tardar más y en otras suelen fracasar, pero esto es fácil de saber, pues si a los 15 días no se nota mejoría, es que no da resultado y es mejor dejar el tratamiento para recurrir a otro.

Fórmula para el tratamiento del cutis (piel seca, sucia, sequedad por el frío y el sol):
Uso en cocimiento.

Poner en un recipiente: 1/2 l de agua.
Añadirle: 1/2 kg de patatas blancas con piel, cortadas en trocitos.

Una vez todo junto, poner a cocer unos 20 minutos. Después sacar del fuego y hacer una pasta. Sacar 100 g de líquido del cocimiento. A estos 100 g de líquido se le añaden 200 g de leche cuando el líquido de las patatas esté frío. Se disuelve bien y se guarda en un frasco en la nevera. El tratamiento consiste en limpiar el cutis o la piel de la zona afectada 3 veces al día. Seguir este remedio hasta que la piel coja brillo debido a la leche hidratante de patata. Da buen resultado y es muy práctico para la piel seca producida por el frío (viento).

Fórmula para el tratamiento de las quemaduras que solo han enrojecido la piel (quemaduras de primer grado):

Uso en cataplasmas.

Coger una patata mediana, según la zona que hay que cubrir de la piel quemada. Pelar la patata y después rallar con un rallador. Una vez esté hecha la pulpa, se le añade aceite de oliva puro de primera presión en frío de menos de 1° de acidez. Se hace una masa bien espesa y queda lista para ser aplicada. Se coge la parte de la masa que haga falta para cubrir la quemadura. Esta cataplasma se coloca directamente sobre ella. Después se cubre con una venda. Renovar la cataplasma 3 veces al día. Este tratamiento suele dar buen resultado. Sobre todo se ha de tener cuidado de no mojar la quemadura para que la cura resulte más rápida. Es un tratamiento que da resultado en quemaduras de primer grado, por ser un remedio sencillo y muy fácil de hacer.

> Pepino

Uso medicinal casero para belleza: el pepino o pepinillo se usaba antiguamente para vitalizar la piel, para arrugas y para dar brillo natural al cutis. Este tratamiento se usa también hoy en día, pero es conveniente saber que es uno de los mejores que hay para fortalecer la piel y evitar las arrugas en mucho tiempo. Este tratamiento es idóneo para las mujeres de 30 a 40 años. Da buenos resultados.

Fórmula para vigorizar la piel y evitar las arrugas:
Uso al natural.

Coger un pepino que esté más verde que maduro y cortarlo por la mitad. Una vez cortado, se hacen rodajas muy finas y se aplican directamente en la cara. Se tienen unos 20 minutos, después se quitan las rodajas de pepino y se lava bien la cara con agua de azahar o agua fría. El agua de azahar se tendrá fría para lavar la cara. Este tratamiento se hará durante 10 días. Se pueden hacer 2 veces al día. También vale con una vez al día. Cuando se hagan 2 lavados, se hará uno por la mañana y otro por la noche. Se notará una tonalidad nueva en el cutis. Este tratamiento es conveniente hacerlo cada 6 meses, pues da una vitalidad nueva a la piel. También se puede hacer una semana de tratamiento cada 3 meses. Es un tratamiento barato y no tiene ninguna contraindicación sobre la piel. Es uno de los más idóneos para cutis enfermizos y para las arrugas que suelen aparecer con los años.

> Perejil

Uso medicinal casero para belleza: esta planta se usaba antiguamente para el embellecimiento de los pechos. Hoy en día, su uso está olvidado, pero es bueno para las muchachas jóvenes. Esta fórmula se usaba en Francia.

Fórmula para el fortalecimiento y endurecimiento de los pechos:
Uso mediante trituración de la planta.

Poner en un recipiente: 60 g de perejil fresco, muy bien triturado (en una trituradora de frutas se hace muy bien).
Una vez triturado: se pone en un frasco o taza el perejil triturado muy fino.
Añadirle: 40 g de mantequilla.

Una vez todo junto, removerlo muy bien. Una vez hecha la pasta, se guarda en frigorífico, donde se suelen tener las verduras, o sea en la parte baja. El tratamiento a seguir es hacer durante 2 meses, o bien en un mes, unas fricciones en los senos con dicha pomada de mantequilla y perejil. Estas fricciones se hacen cogiendo un pequeño trozo y calentándolo, o mejor dicho templándolo, cuando se tienen también grietas en los pechos, pero si no se tienen entonces se hace según está. Las fricciones se harán durante 10 minutos, una vez por la mañana y otra por la noche, al irse a la cama. Después se deja actuar durante 15 minutos y se lavan con agua tibia los senos. Siempre se harán fricciones en círculo. Da buen resultado y su uso no es perjudicial para la piel.

Uso medicinal casero para belleza: esta planta es casi desconocida en el país, pero abunda bastante. Es un buen remedio para el tratamiento de la piel. Es una planta usada en Italia como remedio infalible para quitar las espinillas, granitos y eczema; por lo tanto, es una planta ideal para las muchachas que suelen sufrir mucho por estas espinillas que les salen en la cara, pues nada le da más rabia a la mujer que le salgan estas espinillas o granitos. Por eso es conveniente que se dé esta vieja fórmula de buenos resultados.

Fórmula para el tratamiento de espinillas, granitos y eczemas:
Uso en decocción.

Poner en un recipiente: 1 l de agua.
Añadirle: 75 g de hojas frescas de pervinca, o 45 g de secas.

Una vez todo junto, ponerlo a hervir durante 10 minutos. Pasado dicho tiempo, se saca del fuego y se deja reposar hasta que se enfríe. Una vez frío, se cuela en una botella, quedando así listo para ser usado. El tratamiento consiste en darse varias lociones del líquido sobre las zonas de la piel afectada. Después de estos lavados, se aplica una compresa hecha con un trozo de algodón o paño sobre la piel afectada por la enfermedad. Estas compresas se tendrán durante 5 minutos. El tratamiento será hacer al día 3-4 lavados y compresas, con el líquido frío. Se seguirá haciendo hasta que hayan desaparecido las espinillas, granos o eczemas. Este tratamiento es bueno y se debe volver a usar.

> Polipodio

Uso medicinal casero para belleza: esta planta se puede usar como aliviador de las tristezas y melancolías que suelen tener las mujeres, pues es bien sabido que una mujer triste o melancólica pierde más del 30% de sus encantos.

Fórmula para el tratamiento de la melancolía o la tristeza:
Uso en cocción.

Poner en un recipiente: 500 ml de agua.
Añadirle: 10 g de raíz y rizosa seca de la planta.
Agregarle: 50 g de planta seca de melisa o menta.

Una vez todo junto, se pone a hervir durante 15 minutos. Pasado dicho tiempo, se le añade un poco de melisa o menta. Acto seguido se saca del fuego y se deja reposar hasta que se enfríe. Una vez frío, se cuela y se le añaden 3 cucharaditas de azúcar, quedando listo para su uso. El tratamiento consistirá en tomar 2-3 tazas al día durante el tiempo que dure dicha melancolía o tristeza. A veces solo hace falta tomar 1-2 días y desaparece dicha crisis de tristeza. Es un buen remedio para las mujeres de entre 30 y 45 años.

> Potentilla

Uso medicinal casero para belleza: esta planta es una de las mejores que hay para curar las infecciones de las encías, así como de la boca y garganta cuando se tienen sarpullidos y calenturas. Su uso es muy bueno. Esta gran planta es otra de las olvidadas para este tratamiento, muy bueno para las muchachas jóvenes que suelen sufrir mucho de la boca por la inflamación de las encías. Es una fórmula muy sencilla y barata, pues es una de las plantas que más fortalecen las encías.

Fórmula para el tratamiento de las encías inflamadas o sangrantes:
Uso en decocción.

Poner en un recipiente: 1 l de agua.
Añadirle: 70 g de hojas, tallos y flores frescas de potentilla, o 40 g de la planta seca.

Una vez todo junto, ponerlo a hervir durante 10 minutos. Pasado dicho tiempo, se filtra en una botella, quedando listo para su uso. El tratamiento es el siguiente: hacer cuatro o cinco enjuagues diarios hasta que desaparezca el mal, y si es para fortalecer las encías, por la noche al acostarse, durante 10 días. Los enjuagues se harán con el líquido en frío. Da muy buen resultado. Si se tiene la boca bien, también se gana en la belleza de la cara.

> Romero

Uso medicinal casero para belleza: esta planta es muy buena para el afinamiento de la piel, sobre todo para tensar un poco la piel cuando comienzan a verse algunas arrugas.

Fórmula para el tratamiento del cutis y para dar brillo a la piel:
Uso en infusión.

Poner en un recipiente: 500 ml de agua hirviendo.
Añadirle: 20 g de hojas y ramas secas.

Una vez hervida el agua, se vierte sobre el cacharro donde se hallan las hojas secas del romero y acto seguido se tapa, dejándolo reposar unos 20 minutos. Después se cuela a una botella. El tratamiento a seguir consiste en aplicar 3 veces al día unas compresas sobre la piel del cutis. Una vez se hará por la mañana, otra por la tarde y la otra al irse a la cama. Estas aplicaciones se harán mojando en el líquido una gasa, algodón o paño, y se aplicará durante unos minutos la compresa sobre la piel. Este tratamiento se realizará durante 20 días, se descansarán otros 10 días, y se volverá a aplicar otros 20 días. Da luminosidad a la piel y, además, hace que quede tensa. Este tratamiento embellece mucho el cutis de la cara. Es muy idóneo para las mujeres que tienen un cutis un poco rugoso y sin brillo.

Fórmula para el tratamiento del cabello (caída), de-bilidad del cuero cabelludo y fortalecimiento del pelo débil:
Uso en cocimiento.

Poner en un recipiente: 1 l de agua.
Añadir: 25-30 g de hojas secas y sumidades floridas de romero.

Una vez todo junto, poner a hervir durante 10 minu-tos, sacar del fuego y dejar reposar 30 minutos. Colar a una botella y añadir una copa o vasito de ron, quedan-do listo para ser usado. El tratamiento consiste en ha-cer 1-2 fricciones capilares al día con el líquido. Se debe dejar secar solo o bien con una toalla, nunca con seca-dor. Mientras se esté con este tratamiento no se debe la-var la cabeza con champú sino con jabón común. Se debe seguir durante 1-2 meses por lo menos; después 2 veces a la semana durante un largo tiempo, haciendo a la vez un buen masaje capilar del cuero cabelludo. Da buen resultado y a la vez fortalece el cabello.

> Rosal rojo

Uso medicinal casero para belleza: este rosal rojo aromático (los hay que no tienen apenas aroma). Se considera uno de los mejores para las pieles enfermi-zas y faltas de vigor. Es útil para cualquier tipo de piel, siendo calmante y beneficioso contra las inflamaciones cutáneas. Hay diversas fórmulas, pero hay una compues-ta con manzanilla común que da muy buenos resultados en la piel seca y con picores, reduciendo la inflamación.

Fórmula para el tratamiento de las inflamaciones de la piel y los picores:
Uso en infusión.

Poner en un recipiente: 1 l de agua a hervir.
Añadir: 25 g de pétalos secos de rosa o 50 g de los frescos.
Agregar: 20 g de capítulos florales secos de la manzanilla común.

Una vez todo junto, poner los pétalos de rosa y las flores de la manzanilla en un recipiente. Se vierte el agua hervida sobre las flores, se tapa y se deja reposar durante 15 minutos. Después se cuela por expresión a una botella y queda lista para ser aplicada. El tratamiento consiste en aplicar 2-3 veces al día unas compresas de algodón humedecido en la tisana sobre las partes afectadas de la piel de la cara y el cuello, durante unos minutos, suavemente. Se procura que se humedezca bien toda la piel afectada. Se deja actuar unos 10 minutos, después se lava con agua tibia o agua de rosas.

> Rosal silvestre

Uso medicinal casero para belleza: las flores de esta planta se usan aún en la belleza femenina, pero hay una cosa que pocos saben. Esta flor se usaba antiguamente para curar la urticaria, pues una de las cosas que más pueden afear a una mujer es sufrir esta enfermedad producida por comer pescado en malas condiciones o también debido a ciertas alergias. Esta fórmula es conocida por bastantes mujeres ya de cierta edad, por eso lo pongo para que algunas mujeres jóvenes sepan que ciertas fórmulas no se pueden olvidar. Esta fórmula tiene resultados óptimos y, según la aldeana que me la dio, a ella le daba un resultado muy bueno.

Fórmula para el tratamiento de la urticaria por haber comido pescado o marisco en malas condiciones, así como también debido a ciertas alergias:
Uso en maceración.

Poner en un recipiente: 1 l de vinagre puro de vino a punto de hervir.
Poner en un frasco grande o botella: 50 g de flores frescas de rosa roja o silvestre.

Una vez listo el vinagre, se vierte sobre el frasco o botella donde se hallan las flores. Acto seguido se tapa y se deja en maceración durante 20 días, a la luz solar. Pasado dicho tiempo, se filtra en otra botella y queda listo el vinagre de rosas. El tratamiento a seguir es aplicar unas compresas de paño o algodón, mojadas en vinagre de rosas, sobre la zona afectada por la urticaria. Estas aplicaciones se harán varias veces al día. Hay que seguir con el tratamiento hasta que desaparezca la urticaria.

Uso medicinal casero para belleza:
Las hojas de rosal silvestre se emplean para el tratamiento de la piel enfermiza como tónico y refrescante y a la vez antidescongestionante.

Fórmula para el tratamiento tónico descongestoinante y refrescante de la piel:
Uso en infusión.

Poner en un recipiente: 1 l de agua a hervir.
Poner en otro recipiente: 30 g de las hojas y flores secas o 60 g de las frescas del rosal silvestre.

Una vez hervida el agua, se vierte sobre el frasco donde se hallan las hojas y flores del rosal silvestre, se tapa y se deja reposar 10 minutos. Después se filtra en una botella y queda lista para ser aplicada (también se le agrega a veces 50 ml de ginebra). El tratamiento consiste en aplicar 3 veces al día unas compresas de algodón empapadas en la tisana sobre las partes de la piel afectadas de la cara y el cuello. Se hacen estas aplicaciones suavemente durante unos 5 minutos. Se deja actuar unos 10 minutos cada vez.

> *Ruda*

Uso medicinal casero para belleza: esta planta es tóxica, pero tiene una propiedad que es la de fortalecer la vista. Deben tener cuidado con ella las mujeres embarazadas, que se abstendrán de tratarse con esta planta. Esta fórmula es muy buena para las mujeres que sufren mucho el cansancio de la vista debido a su trabajo.

Fórmula para vigorizar la vista:
Uso en cocción.

Poner en un recipiente: 500 ml de agua.

Añadirle: 10 g de ruda fresca o 5 g de la planta seca, cuando se trate de vigorizar la vista, pero cuando se trate de dar más fuerza, se pondrá otra dosis, que será esta:

Poner en un recipiente: 400 ml de agua.

Añadirle: 70 g de ruda fresca o 35 g de la planta seca.

Una vez todo junto, ponerlo a hervir durante unos 6 minutos. Después se saca del fuego y se deja reposar unos 20 minutos. Después se cuela a una botella, quedando listo para su uso. El tratamiento consiste en hacerse unos lavados (unos 3 al día). Se suelen hacer unas compresas con un paño o algodón y se aplican sobre la frente. Este tratamiento se realizará durante 15 días. Es un tratamiento que da buen resultado.

> Sauce llorón

Uso medicinal casero para belleza: Este sauce es uno de los que más se debe cuidar. Es un buen aliado para mantener el cabello fuerte y limpio. Si muchas mujeres supieran que este árbol tiene en sus hojas y en sus ramas un gran tónico para los cabellos enfermos lo usarían, pues yo lo llevo usando años y sus resultados son muy buenos. Qué triste se queda una joven cuando ve que el cabello se le cae y que por más que haga ve cómo su larga cabellera poco a poco va desapareciendo. Merece la pena que se den cuenta de esta planta, pues les puede evitar el problema de la caída del cabello, así como el exceso de caspa y grasa del cuero cabelludo.

Por eso voy a poner esta fórmula, que es lo más sencillo que hay.

Fórmula para evitar la caída del cabello y fortalecer el cabello, así como para evitar la caspa:
Uso de cocción.

Poner en un recipiente: 1 l de agua.
Añadirle: 50-60 g de hojas y ramitas frescas bien cortadas, o 30-25 g de hojas y ramitas secas.

Una vez todo junto, se pone a hervir durante 15 minutos. Después se saca del fuego y se deja reposar hasta que se enfríe. Una vez frío, se filtra a una botella, a la cual se añade una copa de ron o alcohol, o bien se le hecha un poco de colonia, o vodka, quedando lista para su uso. El tratamiento consiste en mojarse la cabeza con el líquido después hacerse un pequeño masaje capilar de una duración de 10 minutos. Este tratamiento se hará por la mañana solamente; cuando se lava la cabeza una vez a la semana, será con jabón corriente. Cuando se dan las lociones del líquido, tampoco se debería secar con el secador. El tratamiento dura 2 meses y después se descansan otros 2, así durante medio año. Esto para los que sufran mucho la caída del cabello, pero cuando se trata de quitar la caspa o tonificar el cabello, el tratamiento será de 30 días para descansar unos 3 meses y después volver, si se quiere, o también cada 2 días a la semana hacerse el tratamiento da buen resultado. Verán muchas de las mujeres que se hacen este tratamiento que el cabello en pocos días se pone más recio y fuerte, además de que, cosa curiosa, parece como si el pelo llevase laca, pues el pelo queda totalmente fijo. Puedo asegurar que este remedio es uno de los mejores que hay hoy en día entre los vegetales.

> Saúco

Uso medicinal casero para belleza: Uno de los buenos usos para la belleza del cuerpo femenino que se hace con esta planta es el tratamiento de rebajar la temperatura corporal, lo cual permite una buena sudoración.

Fórmula para el tratamiento de la sudoración en la mujer:
Uso en infusión.

Poner en un recipiente: 150 g de agua a hervir.
Poner en un vaso o taza: 2 g de flores secas de saúco.

Una vez hervida el agua, se vierte sobre la taza donde se halla la flor de saúco, y acto seguido se tapa y se deja reposar unos 10 minutos. Después se cuela y se le añade una cucharada de miel y se toma el líquido. Este tratamiento se hará una vez al día, bien por la mañana en ayunas o bien por la noche al irse a la cama, durante 10 días. Después se deja y se vuelve a hacer otro tratamiento parecido a los 10 o 20 días. Con este tratamiento se logra una buena sudoración del cuerpo en la mujer. Es un remedio que da muy buenos resultados y ayuda mucho a que se desaparezca bastante el olor a sudor.

Uso medicinal casero para belleza: las hojas y flores de este árbol se usaron como tratamiento para el agotamiento y desfallecimiento debidos a los estados de crisis nerviosas. Este baño es muy bueno para las mujeres que tienen excesos de crisis nerviosas, así como aquellas que ocupan puestos de gran responsabilidad y sufren graves, o al menos fuertes, períodos de crisis nerviosas. Bien saben las mujeres que con la crisis nerviosa sufre mucho la piel, sobre todo la del rostro, pues en ella se refleja que no está bien. Estos baños son muy apropiados y, además, relajan mucho. Estos baños es conveniente tomarlos por la noche o por la mañana al levantarse.

Fórmula para el tratamiento de las crisis nerviosas:
Uso en cocción.

Poner en un recipiente: 2 l de agua.
Añadirle: 200 g de hojas y ramitas, así como la flor de tilo, frescas, o 100 g de hojas y flores secas, pero si no se tuviesen flores, lo mismo valen las hojas secas.

Una vez todo junto, ponerlo a hervir durante 15 minutos. Pasado un tiempo, sacarlo y colocarlo en un cacharro o botella. El tratamiento consiste en preparar la bañera con agua caliente y añadirle unos 100 g de sal, después verter el contenido del líquido preparado. Después se remueve un poco y se mete uno dentro de la bañera. Este baño debe durar unos 30 minutos, y de vez en cuando se mojará uno la cabeza; se toma por la mañana o por la noche, 3 veces a la semana, durante 2 semanas. Algunas mujeres suelen quedar totalmente relajadas con la toma de 2 baños y se les pasa la crisis nerviosa en poco tiempo. Es un tratamiento bueno y sencillo que muchas mujeres deberían usar, pues verían cómo en poco tiempo se les va las crisis nerviosas que tanto les hacen sufrir. Además, este baño es muy bueno para poder dormir bien.

> Tomillo

Uso medicinal casero para belleza: esta planta arbustiva se usa para desengrasar la piel grasienta. Para las personas que tienen grasienta la piel en exceso, estos baños son bastante buenos. Este remedio aún se usa, pues el tomillo da al cuerpo una sensación de recuperación y desgasta la grasa. Hay algunas personas que toman baños de cuerpo entero y otras solo lo usan para la grasa del cutis de la cara. Este tratamiento es muy bueno para las muchachas obesas, así como las mujeres que tengan exceso de peso y grasa. Una de las tantas fórmulas que circulan por el país es esta, que creo que será la más sencilla y al mismo tiempo la más barata.

Fórmula para el tratamiento de la grasa de la piel:
Uso en cocción

Poner en un recipiente grande o pequeño: 1 o 3 l de agua.
Añadir a los 3 l : 300 g de ramas y tallos de tomillo frescos o 100 g de ramas y tallos secos.

Añadir a 1 l : 100 g de ramas y tallos de tomillo frescos o 40 g de ramas y tallos secos.

Una vez todo junto, ponerlo a hervir durante 20 minutos. Después sacarlo y verterlo sobre el baño donde se habrá puesto agua templada. Acto seguido se mete uno en el baño y se está en relax unos 20 minutos. Estos baños se tomarán por la tarde o por la noche, y se harán 2 veces a la semana durante 2 meses. Es un tratamiento bueno. Para darse baños en la cara se harán 2-3 baños o lavados de cara con el líquido templado. Estos lavados se harán uno por la mañana, otro por la tarde y otro por la noche durante 30 días. El lavado consistirá en mojar un paño bien y pasarlo por toda la cara con el líquido, y dejarlo unos cinco minutos, sin secar. Este tratamiento se puede realizar durante varios meses, pero tiene que haber un descanso de 10 días por cada mes de tratamiento.

> *Verbena*

Uso medicinal casero para belleza: las flores de esta planta se usaban antiguamente para endurecer los senos de las mujeres. ¡Cuántas mujeres desean tener los pechos duros y erguidos! Creo que esta vieja fórmula de los antiguos aún vale.

Fórmula para el tratamiento de la esbeltez y el endurecimiento de los pechos:
Uso en maceración.

Poner en un frasco grande: 1 l de vinagre puro de vino blanco.

Añadirle : 250 a 300 g de flores con sus sumidades en estado fresco, pero si se usan en estado seco, serán 100 g.

Una vez todo junto, dejarlo en maceración durante 4 días si son las flores frescas, pero si son secas, entonces durante 8 días. Pasado dicho tiempo, se filtra a un botella, quedando así listo para su uso. El tratamiento consiste en darse unas fricciones en el pecho con un algodón mojado en el líquido. Estas fricciones se harán 3 veces al día, una por la mañana, otra a mediodía y otra por la noche. Se pueden dar durante 20-30 días. Después se descansa durante un mes y se vuelven a dar otra vez las fricciones. Estas se suelen dar durante cuatro meses. Es un tratamiento que da resultado. Las fricciones durarán cada una de 5 a 10 minutos. Da buenos resultados en las muchachas jóvenes de pechos flácidos.

> Yezgo

Uso medicinal casero para belleza: las flores de esta planta se usan para mitigar los dolores de los pies cansados o hinchados por el trabajo o por el agotamiento físico. Este tratamiento es muy bueno para las mujeres mayores, que suelen sufrir hinchazón de pies. Es un remedio viejo, pero aún tiene actualidad, pues su preparación es barata y fácil.

Fórmula para el tratamiento de las hinchazones de pies y agotamiento:

Uso en cocción.

Poner es un recipiente: 2 l de agua.
Añadirle: 200 g de flor de yezgo fresco u 80 g de flor seca.

Una vez todo junto, ponerlo a hervir durante 50 minutos. Pasado dicho tiempo, se saca del fuego y se deja reposar hasta que se enfríe. Una vez frío, se filtra a una botella grande o 2 pequeñas. El tratamiento consiste en tomar un baño de pie con el líquido templado durante 30 minutos. Estos baños se tomarán 2 al día, uno por la mañana y otro por la tarde. El líquido del baño se guarda para más veces, y cada vez que se toma dicho baño se templa un poco el líquido. Este vale para unos 4 días. Estos baños también se toman hasta que haya desaparecido la hinchazón o el cansancio. También se hacen unas compresas con algodón mojado en el líquido y se aplica directamente sobre los pies hinchados. Después se venda y se tienen estas compresas durante 30 minutos. Ambos tratamientos dan buen resultado.

> Zanahoria

Uso medicinal casero para belleza: la raíz de esta planta se usa desde muy antiguo para la belleza de la mujer y hoy en día aún se usa. Su máxima aplicación es para quitar las arrugas de la cara, usándolo en emplasto o cataplasmas, así como en cocimiento.

Fórmula para el tratamiento de las arrugas de la piel:
Uso en emplasto.

Coger una zanahoria o dos y rallar bien hasta hacer una pasta. Con dicha pasta se cubrirá la piel de la cara y se dejará sobre esta unos 15 minutos. Después se pone otro emplasto. Este tratamiento se hace al irse a la cama. Se seguirá con el tratamiento durante 21 días, pues no es conveniente más días. Se descansará unos 10 días y se volverá a hacer un nuevo tratamiento durante 14 días. Este emplasto se hace como las mascarillas de belleza que usan las mujeres. Es también bueno para curar los granos de la cara que suelen salir a los jóvenes en primavera, por el cambio de sangre, como se dice en el país. Este tratamiento va muy bien para las mujeres de 35 a 50 años. Hay varias fórmulas de esta planta para la cura, pero esta es una de las mejores. No se debe abusar de las plantas. Por eso pongo que en pocos días estos tratamientos dan buenos resultados. Después de cierto tiempo de descanso se vuelve a aplicar este tratamiento. Después de la aplicación del emplasto y pasados 15 minutos, se lava la zona afectada de la piel con agua tibia.

> Zarzamora

Uso medicinal casero para belleza: esta gran zarza se emplea para las infecciones de garganta, así como para aclarar la voz, pues no hay cosa más fea en una mujer que tener la voz tomada o tener ronquera, lo que le hace pasar un mal rato.

Fórmula para el tratamiento de la ronquera por el tabaco u otras causas:

Uso en decocción.

Poner en un recipiente: 1 l de agua.
Añadirle: 100 g de hojas frescas.

Una vez todo junto, ponerlo a hervir durante 10 minutos. Pasado dicho tiempo, se saca del fuego y se cuela a una botella, donde se le añadirán 100 g de miel. El tratamiento se hace 3 veces al día después de las comidas y antes de meterse en la cama por las noches. Se hacen 3 gargarismos con el líquido templado o caliente durante 3 minutos cada uno. El tratamiento es muy bueno para las muchachas jóvenes que fuman mucho y se suelen levantar por las mañanas con sensación de ronquera. También resulta para las que cantan mucho o bien tienen que hablar constantemente debido a su oficio. Este remedio es muy bueno y, además, no perjudica nada el organismo.

· APÉNDICES ·

APPENDIX

Plantas

Plantas con efecto antibiótico, antiinflamatorio y analgésico

ANTIBIÓTICOS
Ajo
Berro
Capuchina
Cardo santo
Drosera

ANALGÉSICOS
Argentina
Bardana mayor
Enebro
Espino albar
Lúpulo
Manzanilla
Matricaria
Menta piperita
Primavera
Orégano
Romero
Sauce
Saúco
Tilo
Tomillo

Trébol acuático
Ulmaria

ANTIINFLAMATORIOS
Acanto
Agrimonia
Alholva
Aloe
Angélica
Árnica
Artemisa
Azucena
Bardana menor
Borraja
Brecina
Caña
Castaño de indias
Cebolla
Centinodia
Cerezo
Cilantro
Cola de caballo menor
Cuajaleches
Culantrillo de pozo

Espliego
Eucalipto
Gatuña
Gayuba
Girasol
Gordolobo
Grama
Grama de las boticas
Grosellero negro
Hepática
Hierba de los cantores
(erísimo)
Higuera
Hipérico
Laurel
Limonero
Lino
Llantén mayor
Llantén menor
Maíz
Malva silvestre
Malvavisco

Manzanilla romana
Mejorana
Meliloto
Melisa
Milenrama
Naranjo (azahar)
Naranjo
Olivo
Ortiga mayor
Parietaria
Perejil
Pino silvestre (pino albar)
Pulmonaria
Roble
Rosal
Rosal silvestre (escaramujo)
Rusco (brusco)
Salvia
Té (té negro)
Tormentilla (potentilla)
Vara de oro
Verbena

Árboles, arbustos, arbustillos y hierbas medicinales

ÁRBOLES
Abedul
Canela
Castaño de indias
Cerezo
Ciprés
Eucalipto
Fresno
Laurel

Naranjo (azahar)
Sauce

ARBUSTOS
Avellano americano
(hamamelis)
Endrino
Enebro
Espino albar

Hierba luisa
Romero
Rosal silvestre (escaramujo)
Saúco

ARBUSTILLOS
Arándano
Brecina
Espliego
Gayuba
Salvia
Tomillo

HIERBAS
Acanto
Achicoria
Agrimonia
Ajo
Albahaca
Alcachofera
Amapola
Anís (anís verde)
Apio
Avena
Bardana menor
Berro
Betónica
Bolsa de pastor
Borraja
Caléndula
Cebolla
Centinodia
Cola de caballo menor

Diente de león
Girasol
Gordolobo
Hierba buena
Hierba del riñón (lepidio)
Hierba de los cantores (erísimo)
Hinojo
Hipérico
Lúpulo
Llantén menor
Maíz
Malva silvestre
Malvavisco
Manzanilla común
Manzanilla romana
Meliloto
Melisa
Menta piperita
Milenrama (milenaria)
Orégano
Ortiga mayor
Parietaria
Perejil
Perpetua (helicriso)
Poleo-menta (poleo)
Polentilla
Regaliz
Ulmaria
Verbena
Violeta
Zanahoria

Vitaminas

Frutas frescas

(contenido aproximado de vitaminas por cada 100 g)

VITAMINA A (mg)		VITAMINA B (mg)	
Mango	380	Lima	3
Albaricoque	290	Pomelo	3
Caqui	240		
Níspero japonés	150	**VITAMINA B (mg)**	
Papaya	120	Manzana	14
Melón	100	Higo	10
Guayaba	78	Breva	10
Melocotón	72	Naranja	0,09
Sandía	57	Piña	0,08
Mandarina	56	Aguacate	0,07
Cereza	54	Ciruela	0,06
Mora	52	Limón	0,05
Plátano	40	Melón	0,05
Ciruela	36	Plátano	0,05
Arándano	28	Pomelo	0,05
Grosella negra	24	Sandía	0,05
Kiwi	17	Uva	0,05
Naranja	16	Albaricoque	0,04
Fresa	14	Grosella negra	0,04
Aguacate	12	Grosella roja	0,04
Piña	9	Fresa	0,03
Higo	8	Frambuesa	0,03
Breva	8	Melocotón	0,03
Manzana	8	Membrillo	0,03
Frambuesa	7	Mora	0,03
Grosella roja	7	Papaya	0,03
Membrillo	6	Pera	0,03
Uva	5	Arándano	0,02
Limón	4	Caqui	0,02

VITAMINA C (mg)

Mango	380
Guayaba	180
Grosella negra	180
Kiwi	100
Papaya	70
Fresa	62
Limón	53
Lima	50
Naranja	50
Pomelo	41
Grosella roja	36
Mandarina	33
Frambuesa	26
Melón	25
Piña	22
Mora	19
Caqui	16
Membrillo	14
Aguacate	12
Cereza	11
Manzana	10
Plátano	10
Albaricoque	10
Melocotón	10
Sandía	10
Granada	8
Arándano	6
Pera	5
Ciruela	5
Uva	4
Higo	3
Breva	3

Nota: Esta lista preparada con las frutas más importantes con respecto al contenido vitamínico es para el acompañamiento dietético, cuando se están realizando las curas y preparados cosméticos.

Ejemplo: Si se pone que para la caída del cabello es bueno, acompañar el tratamiento con una dieta auxiliar de la que más les guste. Si dice que tiene que llevar alimentos ricos en vitaminas A, B y F, por ejemplo, entonces puede elegir el más apropiado para su gusto.

Hortalizas

(contenido de vitaminas por cada 100 g)

VITAMINA A (mg)

Zanahoria	1.200
Boniato	1.100
Puerro (hojas)	335
Tomate	135
Calabaza	100
Pimiento verde	100
Calabacín	55
Espárrago	50
Espárrago silvestre	50
Cebolla	35
Pepino	28
Alcachofa	17
Berenjena	5
Apionabo	3
Patata	2
Rabanito	0,8

VITAMINA B (mg)

Berenjena	0,15
Alcachofa	0,14
Espárrago	0,14
Espárrago silvestre	0,14
Puerro	0,12
Patata	0,10
Pimiento verde	0,07
Boniato	0,06
Zanahoria	0,06
Tomate	0,06
Achicoria	0,05
Calabaza	0,05
Calabacín	0,05
Apionabo	0,04
Nabo	0,04
Cebolla	0,03
Rabanito	0,03
Remolacha	0,03
Pepino	0,02

VITAMINA C (mg)

Pimiento verde	145
Boniato	30
Rabanito	29
Espárrago	27
Espárrago silvestre	27
Nabo	25
Puerro	25
Tomate	24
Patata	22
Calabacín	16
Cebolla	10
Remolacha	10
Alcachofa	8
Pepino	8
Zanahoria	8
Apionabo	5
Berenjena	5
Calabacín	0,05

Verduras de hojas verdes

(contenido de vitaminas por cada 100 g)

VITAMINA A (mg)

Diente de león	1.350
Apio	950
Col	833
Coliflor	780
Espinacas	810
Canónigos	640
Acelgas	580
Berro	450
Acedera	400
Endivia	330
Brécol	315
Achicoria	215
Escarola	180
Lechuga	150
Col de Bruselas (cocida)	70

VITAMINA B (mg)

Diente de león	0,20
Acelga	0,10
Col	0,10
Col de Bruselas	0,10
Coliflor	0,10
Espinacas	0,10
Berro	0,07
Canónigo	0,07
Endivia	0,06
Escarola	0,06
Lechuga	0,06
Apio	0,05
Brécol	0,05

VITAMINA C (mg)

Brécol	140
Col	110
Col de Bruselas	105
Coliflor	62
Berros	60
Espinacas	50
Acedera	45
Acelga	40
Canónigo	35
Diente de león	30
Achicoria	10
Escarola	10
Endivia	10
Lechuga	10
Apio	8

Frutos y semillas secas

(contenido de vitaminas por cada 100 g)

VITAMINA A (mg)

Albaricoque	740
Ciruelas	110
Melocotón	84
Pistacho	68
Anacardo	30
Almendra dulce	24
Nuez	10
Piñones	8
Dátiles	6
Uvas pasas	5
Avellana	4

VITAMINA B (mg)

Piñones	1,28
Pistachos	0,62
Anacardo	0,60
Avellana	0,40

Nueces	0,35
Almendra dulce	0,25
Ciruelas	0,15
Uvas pasas	0,10
Dátiles	0,8
Albaricoque	0,01
Melocotón	0,01

VITAMINA C (mg)

Melocotón	17
Albaricoque	11
Pistacho	6
Ciruela	4
Almendra dulce	3
Avellana	3
Nuez	3
Dátil	2
Uvas pasas	1

Vitaminas de los productos dietéticos más importantes

Auxiliares para las pieles enfermas: secas, arrugadas, grasas, agrietadas, inflamadas y envejecidas, y para las afecciones capilares

ALOPECIA SEBORREICA:
B1 (tiamina), B2 (riboflavina), B3 (niacina), B6 (piridoxina), A (retinol), E (tocoferol), C (ácido ascórbico).

CABELLOS DÉBILES:
A (retinol), B1 (tiamina), F (ácido linoleico, se encuentra en los aceites vegetales de girasol, maíz y oliva).

CABELLOS ENFERMOS:
A (retinol), B1 (tiamina), F (ácido linoleico), B3 (niacina).

CABELLOS GRASOS:
B (ácido ascórbico), F (ácido linoleico).

CABELLOS SECOS:
B1 (tiamina), B2 (riboflavina), B3 (niacina).

CAÍDA DEL CABELLO:
B1 (tiamina), B2 (riboflavina), B (niacina).

CASPA:
A (retinol), B2 (riboflavina).

INFLAMACIÓN DE LOS LABIOS:
B2(riboflavina), A (retinol).

INFLAMACIONES DE LA PIEL:
B2 (riboflavina), F (ácido linolico).

IRRITACIÓN Y PICOR DE LOS OJOS:
B2 (riboflavina), A (retinol).

PIEL AGRIETADA:
B2 (riboflavina).

PIEL DÉBIL:
A (retinol), C (ácido ascórbico), B3 (niacina), D (en los aceites de pescado, hígado de bacalao, halibut y salmón; también en los huevos y en la mantequilla, pero en menor cantidad).

PIEL ENFERMIZA:

A (retinol), C (ácido ascórbico), F (ácido linoleico), B3 (niacina), E (tocoferol).

PIEL GRASA:

A (retinol), B2 (riboflavina), B3 (niacina).

PIEL HÚMEDA:

A (retinol), C (ácido ascórbico), D (aceites de pescado, pimiento verde, leche, mantequilla, nata, yema de huevo, así como baños de sol).

PIEL RUGOSA (ARRUGAS):

B3 (niacina), A (retinol), C (ácido ascórbico), B2 (riboflavina), D (aceites de pescado, pimiento verde, leche, mantequilla, nata, yema de huevo, así como baños de sol).

PIEL SECA:

A (retinol), B3 (niacina), D (en aceites de pescado, hígado de bacalao, halibut y salmón; también en huevos y mantequilla, pero en menor cantidad).

UÑAS DÉBILES Y ENFERMIZAS:

A (retinol), C (ácido ascórbico), B3 (niacina) B2 (riboflavina), B6 (piridoxina).

NOTA: En esta lista están las vitaminas más importantes de los alimentos dietéticos para los tratamientos cosméticos de las pieles secas, arrugadas, enfermizas, agrietadas, grasas, húmedas, y para las afecciones capilares. Por ejemplo, para la piel débil es muy bueno beber un zumo de naranja en ayunas y estar una hora sin tomar nada. Algunos suelen estar sólo media hora, pero es mejor una hora. Los zumos se toman dos o tres horas antes de comer algo.

Alimentos dietéticos

Lista de alimentos dietéticos para las enfermedades de la piel y del cabello

ACEITES
Girasol
Maíz
Oliva
Soja

AVES
Codorniz
Ganso
Oca
Paloma
Pato
Pavo
Pintada
Pollo

CARNES MAGRAS
Buey
Cerdo
Cordero
Ternera

CEREALES
Arroz
Avena
Cebada
Centeno
Germen de trigo
Levadura de cerveza
Maíz
Mijo

FRUTAS FRESCAS
Aguacate
Albaricoque
Arándano
Breva
Caqui
Cereza
Chirimoya
Ciruela
Frambuesa
Fresa
Fresón
Granada
Grosella negra
Grosella roja
Guayaba
Higo
Kiwi
Lima
Limón
Mandarina
Mango
Manzana

FRUTAS FRESCAS
Melocotón
Melón
Membrillo
Mora
Naranja
Níspero japonés

Papaya
Pera
Piña
Plátano
Pomelo
Sandía
Uva

FRUTOS Y SEMILLAS SECAS
Albaricoque
Almendra dulce
Anacardo
Ciruela
Dátil
Melocotón
Nuez
Piñón
Pipas de calabaza
Pipas de girasol
Pistacho
Plátano
Uva pasa

HÍGADO DE AVES
Ganso
Oca
Paloma
Pato
Pavo
Pintada
Pollo

HÍGADOS
Buey
Cerdo
Cordero
Ternera

HORTALIZAS
Alcachofa
Apionabo
Berenjena
Boniato
Calabacín
Calabaza
Cebolla
Espárrago
Espárrago silvestre
Nabo
Patata
Pepino
Pimiento rojo
Pimiento verde
Puerro
Rabanito
Remolacha
Tomate
Zanahoria

LÁCTEOS
Kéfir
Leche
Mantequilla
Nata
Queso
Yogur

LEGUMBRES
Alubia blanca
Brotes de alfalfa
Brotes de soja
Cacahuete
Garbanzos
Guisantes
Habas

Habas frescas
Lentejas
Soja

MARGARINAS
Girasol
Maíz
Oliva

MARISCOS EN CONSERVA
Buey
Calamar
Cangrejo de mar
Mejillón
Muergo (naranja)
Pulpo
Vieira

MARISCOS Y AFINES
Almeja
Berberecho
Bogavante
Buey
Calamar
Cangrejo de mar
Cangrejo de río
Centollo
Cigala
Erizo de mar
Gamba
Langosta
Langostino
Mejillón
Muergo (navaja)
Nécora
Ostra

Percebe
Pulpo
Quisquillón
Vieira

OTROS PRODUCTOS
Huevo
Pan integral
Miel
Azúcar morena
Melaza
Polen

PESCADOS AHUMADOS
Anguila
Arenque
Caballa
Halibut
Salmón
Trucha

PESCADOS DE MAR
Abadejo
Arenque
Atún
Bacalao
Besugo
Bonito
Caballa
Cabracho
Congrio
Dorada
Faneca
Halibut
Lenguado
Liba
Lirio

Lubina
Merluza
Mujarra
Pescadilla
Rape
Rodaballo
Salmón
Sardinas
Solla
Zapatero

PESCADOS DE RÍO
Anguila
Barbo
Carpa
Perca
Salmón
Tenca
Trucha

PESCADOS EN CONSERVA
Atún
Bonito
Caballa
Chicharro
Sardina
Salmón

PESCADOS SECOS
Bacalao
Sardina gallega

RIÑONES
Buey
Cerdo
Cordero
Ternera

VERDURAS DE HOJAS VERDES
Acedera
Acelga
Achicoria
Apio
Berros
Borraja
Brécol
Canónigos
Cardo
Col
Col de Bruselas
Coliflor
Diente de león
Endivia
Escarola
Espinaca
Lechuga

Dietas

Las dietas más importantes

ARRUGAS DE LA PIEL

Dieta rica en vitaminas A (retinol) y C (ácido ascórbico).

Carne magra de ternera, cerdo, conejo, pollo, pavo y pescados, huevos, quesos, hortalizas, verduras, frutas frescas, germen de cereales, levadura de cerveza, huevos y leche.

Evitar el tabaco, el alcohol y las especias.

CABELLO ENFERMIZO

Dieta rica en vitaminas A (retinol), B2 (riboflavina) y F.

Hígado de buey de ternera y de cerdo, pollo, pavo, faisán, paloma, menudillos de pollo, aves, pescados grasos, sardinas, salmón, trucha, anguila, besugo, chicharro, congrio, mantequilla, margarina, huevos, leche natural, yogur, germen de trigo, levadura, derivados lácteos (quesos, natas), hortalizas, verduras, frutas (sobre todo zumos de naranja, mandarina y piña), aguacate, quayaquil, mango, papaya, plátano, germen de trigo, brotes de soja, nueces, aceites de girasol, de oliva, de maíz y de cacahuete, pipas de girasol.

CABELLO GRASO

Dieta rica en vitaminas B2 (riboflavina) y B3 (niacina).

Carne magra de ternera, cerdo y conejo, pollo, pavo, perdiz, hígado, huevos, queso blando, leche descremada, yogur, hortalizas (patatas, boniato), frutos secos (nueces, almendras, avellanas), cacahuetes, semillas de girasol, aceitunas, frutas (tomar sobre todo zumos de naranja, mandarina, piña, uva, melocotón, melón y sandía), cerezas, ciruelas, pera, manzana, níspero, etc.

Es muy importante tomar verduras de hoja verde, sobre todo en ensaladas (acelgas, alcachofas, cardos, berros, col, coliflor, apio, endivia, escarola, lechuga), levadura de cerveza y germen de trigo y de soja.

Reducir los alimentos que contengan mucha fécula, así como los productos grasos; es conveniente reducir el consumo de embutidos, pescados grasos, carnes grasas y quesos curados. Poco tabaco y licores.

CABELLO SECO

Dieta rica en vitamina B1 (tiamina) y E (tocoferol).

Carne magra, hígado, riñones, carne magra de cerdo, pechuga de pollo, menudillos de aves, jamón curado, yema de huevo, aceites (oliva, maíz), productos lácteos (leche, mantequilla, nata, queso, yogur). Hortalizas, alcachofas, boniatos, espárragos, apionabo, rabanitos, pimientos rojos y verdes, tomates, calabaza, calabacín, pepino, zanahoria, verduras de hoja verde (acelgas, cardos, apio, berros, brécol, col, coliflor, col de Bruselas, endivia, escarola, lechuga, frutos frescos y secos.

Es importante tomar un zumo de naranja o de piña en ayunas por la mañana.

CAÍDA DEL CABELLO

Dieta rica en vitamina B1 (tiamina) y pobre en grasas.

Carnes magras (buey, ternera), pescados (caballa, salmón, trucha, sardinas, anchoas, atún, bonito, merluza, pescadilla, verdel, chicharro, bacalao, salmonete), aves (pollo, pavo), aceites de oliva, girasol y maíz. Legumbres (soja, alubias, garbanzos, lentejas, habas, guisantes), verduras (acelgas, berros, canónigos, endivia, lechuga,

col, brécol, espinacas), hortalizas (berenjena, alcachofa, espárrago, puerro, patata, pimiento verde, boniato, zanahoria y tomate), cereales (avena, cebada, centeno, arroz, germen de trigo seco) y productos integrales de trigo. Frutas frescas de temporada (manzana, higos, naranja, piña, mandarina, limón, melón, plátano, sandía, pomelo, uva) y yema de huevo fresco.

Los más ricos en vitamina B: levadura de cerveza, hígado (pollo, pavo, ganso, cerdo, buey, ternera).

CASPA

Rica en vitaminas A (tocoferol) y B2 (riboflavina).

Se debe llevar una alimentación rica en vitaminas A y B2, y carne con moderación.

Carne magra (buey, ternera, cerdo), aves (pollo, pavo), hígado (pollo, cerdo, buey, ternera), huevos de pollo y codorniz, pescados blancos (merluza, pescadilla, libas, gallos, halibut, fanecas, lubina), marisco (chirlas, caracolillos, almejas, ostras), aceites (girasol, maíz, oliva), legumbres (cacahuete tostado, soja, alubia, judía verde, guisantes, garbanzos, lentejas), cereales (germen de trigo, maíz dulce), verduras de hoja verde (acelga, apio, diente de león, berro, brécol, canónigo, col, col de Bruselas, escarola, endivia, espinaca, lechuga), hortalizas (zanahoria, boniato, puerro, tomate, calabaza, pimiento verde, calabacín, espárrago), frutas frescas del tiempo (mango, albaricoque, caqui, níspero japonés, papaya, melón, guayaba, melocotón, sandía, cereza, mora, plátano, ciruela) y leche.

FLOJEDAD-FLACIDEZ DE LOS SENOS

Se debe llevar una alimentación rica en vitaminas A (retinol), B1 (tiamina) y C (acido ascórbico).

Carnes (ternera, cerdo), aves (pollo, pavo, pintada), hígado (ternera, pollo), pescados (atún, bonito, salmón, trucha, sardina, anchoa, besugo, verdel, chicharro), conservas (sardinas en aceite, atún, bonito, salmón, salmón ahumado, trucha ahumada), verduras (ensaladas), hortalizas (tomate, calabaza, patata, boniato, pimientos verdes y rojos, zanahoria, remolacha), legumbres (lentejas, judías blancas, habas frescas, guisantes frescos, garbanzos), cereales (avena, cebada, arroz, germen de trigo; levadura de cerveza, tomar una cucharada al día),

frutas de temporada (manzana, plátano, papaya, mango, aguacate, guayaba, piña, mandarina, naranja, albaricoque, melocotón), frutos secos (almendra, avellana nueces, pistachos, piñones, dátiles) y zumos (mandarina, tomate, zanahoria, uva, manzana).

GRANOS Y SARPULLIDOS DE LA PIEL

Se debe llevar durante unos días una alimentación muy sobria y muy vitaminada y, a la vez, reducir el consumo de carnes grasas, embutidos, pescados azules, grasas animales, quesos curados, mantequillas, huevos, chocolates, azucares, féculas, pan y sal.

Esta dieta debe ser rica en vitamina A, así como en verduras (acelgas, apio, berros, brécol, canónigos, col, coliflor, col de Bruselas, endivia, escarola, espinacas, lechuga), hortalizas (tomate, calabaza, pimiento verde, calabacín, berenjena, espárragos, puerros, cebolla), legumbres (judías frescas, guisantes frescos, habas frescas, soja, lentejas) cereales (arroz integral, avena integral, cebada integral, germen de trigo, levadura de cerveza) y frutos frescos del tiempo (todos).

NOTA: Esta dieta también vale para las enfermedades de la piel como la psoriasis, eczemas y zoster. Antiguamente solía hacerse primero una cura de ayuno que duraba una semana, a base solo de zumos, verduras, hortalizas y frutas, acompañado a veces con un poco de pollo (pechuga) y carne magra de ternera. En poco tiempo se veía que los granos y sarpullidos de la piel desaparecían, a veces sin ninguna crema.

PIEL ENVEJECIDA

La dieta alimentaria debe de ser rica en vitaminas A (tocoferol) y C.

Buey, ternera, cerdo, aves (pollo, pavo), pescados (salmón, trucha, bacalao, bonito, atún, sardinas, anchoas, chicharro, verdel), huevos, leche, quesos, legumbres (soja, alubias, garbanzos, habas, guisantes, lentejas), cereales (germen de trigo), levadura de cerveza, verduras de hoja verde (acelga, acedera, diente de león, apio, berro, canónigo, brécol, col, col de Bruselas, lombarda, coliflor, endivia, escarola, espinaca, lechuga), hortalizas (zanahoria, puerro, boniato, tomate, calabaza, pimiento verde y rojo, calabacín, espárrago, cebolla).

Frutas frescas, especialmente los zumos de limón, lima, pomelo, naranja, mandarina, mango, grosella negra, papaya, kiwi, fresa, melón, piña, uva y frambuesa. Se debe tomar dos veces al día, variando cada dos semanas el zumo; por ejemplo, dos semanas zumo de naranja y otras dos semanas zumo de piña o kiwi. Los frutos deben ser de temporada y, a poder ser, lo más frescos posible: los mejores frutos para comer son mango, guayaba, grosella negra, kiwi, papaya, fresa, naranja, mandarina, pomelo, grosella roja, frambuesa, melón, piña, mora, caqui, aguacate, manzana, plátano.

PIEL GRASA

Se procurará llevar una alimentación pobre en grasas, féculas y pan. Esta dieta debe ser siempre rica en vitaminas B2 y B3 (riboflavina y niacina).

Carnes magras (buey, ternera), carnes (buey, ternera, cerdo y pollo), legumbres (soja, guisantes, habas, lentejas), cereales (arroz integral, avena, cebada, germen de trigo, brotes de soja; levadura de cerveza, tomar de una a dos cucharadas al día), derivados lácteos (queso fresco, requesón, leche desnatada), miel, pan integral, frutos frescos (albaricoque, melocotón, manzana, pera, ciruela, cerezas, fresas, papaya, mango, piña), frutos secos (almendras, avellanas, nueces, piñones, pistachos), frutas secas (ciruelas, uvas pasas, orejones de albaricoque y melocotón).

ZUMOS ANTIOXIDANTES COMO AUXILIARES DIETÉTICOS EN LOS TRATAMIENTOS COSMÉTICOS

Estos zumos se emplean como antioxidantes contra los radicales libres (que oxidan y envejecen las células, neutralizando y dañando los tejidos), los cuales neutralizan la oxidación y el envejecimiento de las células.

Constituyen un auxiliar más para los tratamientos de las pieles enfermizas.

Es muy importante tomar un vaso de zumo por la mañana en ayunas, degustándolo suavemente, y estar después por lo menos media hora sin tomar nada. Para algunos es mejor estar una hora sin tomar nada y después desayunar (queso blando, membrillo, etc.).

La toma de estos zumos será entre 200-250 ml por vaso (para algunos es bueno añadir por zumo de dos a tres cucharadas soperas de agua). Cuando se trata de tomar zumo de limón o de lima, es importante por lo menos tomar tres partes del zumo por una de agua, pero es mejor tomar mitad del zumo, mezclado con la otra mitad de agua; se puede endulzar con miel. Mientras se está en tratamiento cosmético, es bueno que la toma de zumos se haga variando de zumos cada semana.

Entre los principales zumos eficaces como antioxidantes, los siguientes son los más degustados: limón, lima, kiwi, mandarina, manzana, naranja, piña, pomelo, grosella negra, grosella roja, mango, frambuesa, fresa, tomate y zanahoria.

También se suelen preparar zumos de frutas con leche, a partes iguales. Este zumo se toma más por la noche que por el día. Para algunas personas es un buen reconstituyente; se debe tomar, casi como estimulante del organismo, procurando siempre que no se haya comido nada por lo menos en dos o tres horas.

Una buena combinación consiste en preparar 100 ml de zumo de albaricoque y 100 ml de leche desnatada o semidesnatada. También se puede hacer combinando 60 ml (6 cucharadas soperas) de zumo de melocotón, 60 ml (6 cucharadas soperas) de zumo de albaricoque y 80 ml (8 cucharadas soperas) de leche desnatada o semidesnatada; es un buen reconstituyente para las pieles secas y envejecidas.

ZUMOS Y SU APLICACIÓN

Aguacate: Piel vieja, seca y escamosa, flacidez de senos.

Albaricoque: Piel seca, arrugas, estrías, flacidez de senos.

Coco: Piel seca, arrugas.

Frambuesa: Piel envejecida o enfermiza.

Fresa: Piel grasa.

Grosella negra: Piel envejecida.

Grosella roja: Piel enfermiza o envejecida.

Guayaquil: Sarpullidos de la piel, granos, piel enfermiza.

Kiwi: Piel envejecida o enfermiza, caída del cabello.

Lima: Depurativo de la sangre, piel envejecida.

Limón: Piel envejecida o enfermiza.

Mandarina: Piel envejecida, caída del cabello, cabellos enfermizos.

Mango: Caspa, piel envejecida, piel grasa, granos, sarpullidos.

Manzana: Caída del cabello, piel enfermiza, piel grasa, flacidez de senos.

Melocotón: Piel grasa, flacidez de senos, caspa.

Melón: Cabellos grasos, caída del cabello, piel envejecida.

Mora: Piel envejecida o enfermiza.

Naranja: Piel envejecida, caída del cabello, caspa, cabellos secos.

Nísperos: Granos, sarpullidos de la piel, caspa.

Papaya: Piel envejecida o seca, arrugas.

Pera: Piel envejecida, arrugas, piel grasa.

Piña: Piel envejecida o seca, arrugas, caída del cabello, flacidez de senos.

Pomelo: Piel envejecida, cabellos grasos.

Tomate: Flacidez de senos, sarpullidos de piel, granos, caída del cabello, caspa, piel envejecida, arrugas, cabellos enfermizos, cabellos secos, piel seca.

Zanahoria: Cabellos secos, flacidez de senos, caída del cabello, piel envejecida, piel enfermiza.

NOTA: Hay otros zumos que se preparan también con las verduras de hoja verde, así como de otras hortalizas, que también van bien a los tratamientos de la piel en cosmética, pero los zumos más agradables y que a la vez dan muy buen resultado son los de frutas y algunas hortalizas como la zanahoria, el tomate y la remolacha. En los tratamientos hay que procurar que estos a la vez que sean buenos sean también agradables, para seguir el tratamiento, sin renunciar a tomar dichos zumos. En los remedios con zumos de verduras y algunas hortalizas, más del 90% de las personas que los toman desisten a los pocos días de tomarlos; en cambio, en los tratamientos con zumos de frutas y alguna hortaliza, las dietas se siguen aproximadamente al 90%.

OTROS TÍTULOS DE LA COLECCIÓN

Mujeres del reino

ALFONSO USSÍA

Con el genial estilo que lo caracteriza, Alfonso Ussía nos presenta una serie de perfiles femeninos que ha ido publicando en la revista *Tiempo*, y que son un fiel reflejo de la sociedad española en sus diferentes facetas, de la política (Carme Chacón, Rita Barberá, María San Gil), la moda (Agatha Ruiz de la Prada, Bimba Bosé), la cocina (Carme Ruscalleda), el cine y la televisión (Emma Suárez, Penélope Cruz), a la farándula (Massiel, Isabel Pantoja), el deporte (Edurne Pasaban, Arantxa Sánchez Vicario), la danza (Sara Baras) y el periodismo (María Antonia Iglesias, María Teresa Campos), entre otros.